Katrin Biber

SeelenSport

Katrin Biber

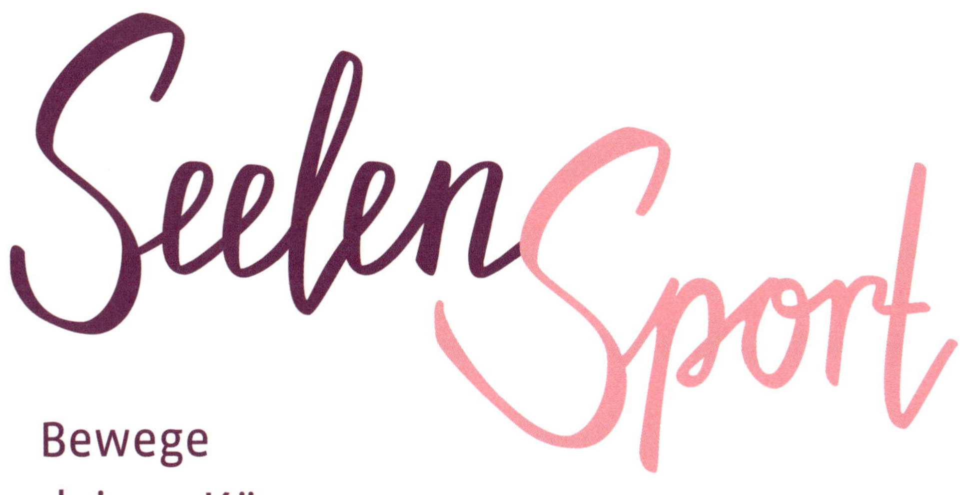

Bewege
deinen Körper
und stärke deine Seele

Mit 145 farbigen Abbildungen

PIPER

Mehr über unsere Autorinnen, Autoren und Bücher:
www.piper.de

Von Katrin Biber liegen im Piper Verlag vor:
SeelenSport
Larissas Vermächtnis

Die Autorin wird von *Skinfit* ausgestattet.

Inhalte fremder Webseiten, auf die in diesem Buch (etwa durch Links) hingewiesen wird, macht sich der Verlag nicht zu eigen. Eine Haftung dafür übernimmt der Verlag nicht.

ISBN 978-3-492-06207-7

Fotografien: Peter Koren, Innsbruck
Satz: Tobias Wantzen, Bremen
Gesetzt aus der Dolly
Litho: Lorenz & Zeller, Inning am Ammersee
Druck und Bindung: Pustet, Regensburg
Printed in Germany

Inhalt

Vorwort 9

Warum es SeelenSport gibt 13

Eine Katastrophe nach der anderen 13
Ein sportlicher Anfang 15
Der Weg zum SeelenSport 17
Warum ein eigener Sport, und was macht den SeelenSport aus? 22

Teil 1
Wissenswertes

Gefühle 27

Die Angst vor der eigenen Gefühlswelt 27
Emotionen oder Gefühle? 28
Wie entsteht ein Gefühl? 29
»Grundloses« Fühlen 31
Sind Gefühle noch erlaubt? 32
Welche Worte brauchen deine Gefühle? 34
Sinn und Nutzen deiner Gefühle 37
Gefühle und ihre Wirkung im Körper 42
Körperliche Wahrnehmung einzelner Gefühle 44
Psychosomatische Folgen langfristig unterdrückter Gefühle 51

Bewegung und Psyche 62

Warum Bewegung körperlich wichtig ist 62
Wie sich Bewegung auf deine psychische Verfassung auswirkt 65
Sport als Medizin 70

Die Kraft der Gedanken: Wie Geschichten und Affirmationen unser Leben beeinflussen können 73

Du bist immer die positive Ausnahme 73
Affirmationen und Gedanken 76
Wie uns Geschichten beeinflussen können 78

Achtsamkeit 80

Achtsamkeit und Gefühle 81
Achtsamkeit und SeelenSport 82

Teil 2

Die Gefühle in Bewegung bringen

SeelenSport-Training 87

Ablauf eines Trainings 89
Die SeelenSport-Community 90

Vor dem Training 92

Deine Motivation zur Bewegung 92
Was du benötigst 97
Der richtige Zeitpunkt für das Training 97
Aufwärmen und einstimmen 99

Gefühle ausdrücken 103

Liebe und Sehnsucht, Traurigkeit und Schmerz 103
- *Sextant* 109
- *Wassermensch* 115
- *Haar der Berenike* 117
- *Pendeluhr* 119

Wut, Zorn und Ärger 121
- *Fliege* 125
- *Kleiner Bär* 127
- *Großer Bär* 129

Freude und Dankbarkeit 133
- *Paradiesvogel* 137
- *Pfau* 139
- *Füllen* 141

Ängste, Hilflosigkeit und Schuldgefühle 145
- *Netz* 149
- *Bärenhüter* 152
- *Widder* 154
- *Dreieck* 156

Gefühle erzeugen 159

Selbstfürsorge, Selbstliebe und Selbstschutz 159
- *Schütze* 162
- *Zirkel* 165
- *Bärenhüter* 167

Selbstvertrauen: innere Stärke, Anerkennung und Mut 167
- *Herkules* 170
- *Kleiner Löwe* 173

Aushalten und annehmen können, Zielstrebigkeit 176
- *Einhorn* 182
- *Surfergirl/Surferboy* 184
- *Steinbock und Dori* 187

Emotionales Gleichgewicht und Balance **190**
- *Schiffskiel* **191**
- *Waage* **193**
- *Kompass* **200**

Nach dem Training **202**

Trainingsplanung **204**

Aufbau des Plans **205**

Aufbau der einzelnen Workouts **206**
- *Traurigkeits-Workout* **207**
- *Wut-Workout* **209**
- *Freude-Workout* **211**
- *Angst-Workout* **212**
- *Bunter Mix* **214**
- *Mut-Workout* **216**

Alles Gute! **218**

Hilfsangebote **219**

Links und Literatur **220**

Vorwort

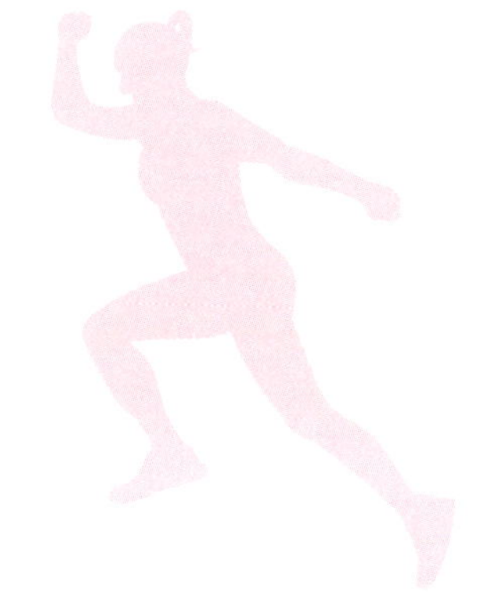

Gefühle – sie begegnen dir jeden Tag, bei deinen Mitmenschen und bei dir selbst. Die meisten von ihnen nimmst du nicht bewusst wahr, und doch sind sie immer da. Angst, Freude, Wut, Scham, Traurigkeit, Liebe, Mut, Stolz, Verachtung und viele mehr bestimmen unser Verhalten, unsere Reaktionen und Handlungen, lenken unsere Beziehungen. Sie steuern so ziemlich alles in deinem Alltag. Manchmal sind sie fast nicht zu bemerken, an anderen Tagen spürst du sie ganz deutlich.

Im Normalfall brodeln sie nur kurz in dir auf, du reagierst, und die Gefühlslage beruhigt sich wieder. Aber dann gibt es diese außergewöhnlichen Zeiten im Leben – Verluste, Krisen, Schicksale, aber auch Errungenschaften und positive Veränderungen. Die Gefühle beginnen dich einzunehmen, zu kontrollieren. Da ist nicht mehr nur ein kurzer Moment des Ärgers, ein Aufflackern von Furcht, ein Tränchen aus Traurigkeit oder ein Luftsprung vor Freude. Stattdessen bist du rasend und kaum zu bremsen, verfällst bei alltäglichen Handlungen in Angst, fühlst dich verunsichert und eingeschüchtert und glaubst, ein Tennisball stecke in deinem Hals, der Wasserfälle aus deinen Augen drücken könnte. Oder du möchtest den ganzen Tag tanzen und schwebst wie auf Wolken. Bitte mehr von diesen glücklichen Dauerzuständen, denn sie schenken uns Kraft und fühlen sich gut an! Das Leben ist jedoch kein Wunschkonzert. In Wahrheit beschäftigen uns die belastenden Gefühle viel mehr, wenn sie zu einem Dauerzustand werden und die Freude Urlaub macht auf einem weit entfernten Planeten. Wohin also mit den schweren Gefühlen, die dich erdrücken und nicht von dir weichen wollen? Runterschlucken, wegessen, wegtrinken, ignorieren und verdrängen, dich davon ablenken? Das tun die meisten, vielleicht auch du. Und auch ich habe es viel zu lange so gemacht. Bis ich eines Tages einen Weg entdeckt habe, anders damit umzugehen.

Stell dir vor, du lernst deine Gefühle kennen wie bei einem Date, du erforschst sie und verstehst sie nach und nach. Du näherst dich ihnen an, magst sie langsam sogar irgendwie, auch die unangenehmeren, weil du erkennst, dass sie im Grunde wie ein geliebter Partner sind, der dich durch dein Leben begleitet. Manchmal streitest du mit ihnen, willst auf Abstand gehen, ein anderes Mal hörst du ihnen zu und gehst auf sie ein. Und wie bei einer guten Beziehung gilt auch im Umgang mit deinen Gefühlen: Hauptsache ist, du bleibst im Austausch, im Gespräch mit ihnen und ignorierst sie nicht zu lange. Das haben sie nicht gerne.

Stell dir vor, du könntest all diese Gefühle in Bewegung bringen, deinen Körper dafür nutzen, um ihnen Ausdruck zu verleihen, und ihn gleichzeitig kräftigen. Bist du bereit, die Kraft deiner Gefühle kennenzulernen, sie in dein Leben zu integrieren, statt sie zu ignorieren?

Trainieren nach Gefühlen klingt komisch, ergibt aber viel Sinn. Denn deine Gefühle sind das wundervollste Geschenk, das du jemals bekommen hast. Sie machen dich lebendig, dein Leben bunt und, wenn du sie gut kennst, auch stark und unabhängig. Wenn du sie zulässt und willkommen heißt, zeigen sie dir, was du gerade brauchst und was dir guttut.

Die Geschichten, Erfahrungen und Hilfestellungen in diesem Buch gehen zurück auf meine eigene Schicksalsgeschichte und meine vielen Begegnungen mit anderen Menschen und deren Gefühlswelten. Menschen, die Verluste erlebt haben und mit denen ich trainiert habe. Menschen wie du und ich, die im Alltag von ihren Gefühlen überfordert waren und deren Körper dadurch stark beansprucht wurde. Wenn ich von diesen Menschen spreche, meine ich fast ausschließlich Frauen. In 95 Prozent der Fälle sind sie es, die den SeelenSport in Anspruch nehmen. Deshalb spreche ich immer von »meinen SeelenSportlerinnen«. Obwohl Männern mein Konzept genauso helfen kann, weiß ich, dass sie sich eher Hilfe von anderen Männern holen. Warum das so ist, kannst du in dem Buch *Männer trauern anders* von Thomas Achenbach nachlesen. Deshalb freut es mich besonders, dass es auch männliche SeelenSport-Trainer gibt! Alle Trainer*innen findest du auf meiner Webseite seelensport.at/trainerinnen.

Ich bin also keine Gefühlsforscherin, ich bin auch keine Ärztin oder Psychologin. Ich bin eine stinknormale Frau, die sich nach einem heftigen Schicksalsschlag der menschlichen Gefühlswelt gewidmet hat und diese in ein körperliches Training integriert hat. Ich bin hingefallen und wieder aufgestanden, und das nicht nur ein Mal. Und jedes Mal wieder hat mich die Auseinandersetzung mit meinen Gefühlen motiviert und bestärkt.

Du wirst hier also nicht nur Wissenschaftliches finden, sondern auch Geschichten aus dem Alltag, in denen du dich sicher selbst wiedererkennen kannst. Dieses Buch soll dich nicht verwirrt zurücklassen, mit Tausenden von Begriffen, deren Namen man kaum aussprechen kann. Stattdessen soll es dir eine Orientierung geben, wie dich deine Gefühlswelt beeinflusst und wie du die Zügel wieder in die Hand nehmen kannst. Im hinteren Teil dieses Buches erwartet dich deshalb ein Training voller Gefühle. Für weiterführende Informationen findest du ganz am Ende Fachliteratur zu jedem Kapitel.

Zuletzt noch ein wichtiger Hinweis: Das von mir entwickelte Konzept des SeelenSports ist auf gesunde Menschen ausgerichtet. Das bedeutet wohlgemerkt nicht »glückliche, zufriedene, vor Freude sprühende Menschen« – denn auch wenn du nach einem schweren Verlust in ein tiefes Loch gefallen bist, bist du nicht zwangsläufig krank. Aber wenn du dir unsicher bist, ob deine Trauer und dein Schmerz die Grenzen des »normalen« Leids nicht vielleicht überschreiten, solltest du dir professionelle Hilfe suchen. Am Ende des Buches findest du einen Überblick über entsprechende Hilfsangebote. Denn SeelenSport ersetzt keine Psychotherapie – auch wenn sie in Verbindung damit sehr gute Erfolge erzielen kann.

Warum es SeelenSport gibt

Eine Katastrophe nach der anderen

Ich habe als Kind und Jugendliche, wie jeder und jede andere, die ganze Palette der Gefühle kennengelernt. Wie ich damit umgehen sollte, lernte ich nicht explizit. Niemand von uns tut das, denn im Grunde können wir instinktiv auf unsere Gefühle reagieren und sie handhaben. Nur verlernen wir das mit zunehmendem Alter durch Anpassung an unsere Gesellschaft.

Als ich zu studieren begann, wurde mein Leben – wie das so vieler Menschen – spannungsgeladener. Beziehungskonflikte, Streitigkeiten und Ärger mit meinen Eltern, Stress in der Universität. Alles zusammen brachte neue Gefühle hervor. Da waren Ängste vor dem Versagen und viel Traurigkeit und Überforderung, Mutlosigkeit und Einsamkeit, aber auch Wut und Zorn. Ich verdrängte und ignorierte sie, beschäftigte mich nicht weiter mit ihnen. Sie waren wie ein lästiger Kaugummi, der an meinen Schuhen klebte und nicht abgehen wollte. Immer wieder rüttelte ich dran, manches fiel ab, doch Reste blieben weiter kleben.

Dann wurde bei meiner Mutter 2011 ein Augentumor diagnostiziert. Ich spürte erstmals, dass es schwieriger wurde, meine Emotionen weiter zu ignorieren. Am Kaugummi blieb viel anderer Müll vom Boden kleben, und der Klumpen an meinem Fuß wurde größer. Trotzdem schüttelte und streifte ich weiter ab, nur mit etwas mehr Kraftaufwand. Ein Jahr später hatte ich eine Myokarditis, eine Herzmuskelentzündung, an der ich beinahe gestorben wäre. Ich war damals auf Interrail-Tour durch Frankreich, Spanien und Portugal, als ich plötzlich Magen-Darm-Probleme bekam, die mit jedem Tag schlimmer wurden. Offenbar ein Virus, durch Essen oder Getränke verursacht. Tage später in Lissabon spürte ich vermehrt Druck auf meiner Brust und hatte

Atemprobleme. Ich kam in die Notaufnahme. Kurze Zeit später erhielt ich die Diagnose. Ich war zehn Tage in der portugiesischen Klinik, bis ich wieder mit dem Flieger nach Hause durfte. Es dauerte Monate, bis ich mich vollständig davon erholt hatte.

Woher kam diese Krankheit so plötzlich? Ja, von einem Virus. Aber ich hatte ein schlimmes Jahr hinter mir, mit vielen Gefühlen, die ich unterdrückt hatte. Der kleine Kaugummi war ein Klotz am Bein geworden, der sich kaum mehr ignorieren ließ. Ich funktionierte und arbeitete in dieser Zeit, um mich abzulenken. Mein Körper war jedoch geschwächt und besonders anfällig. Das wusste ich und ignorierte es gekonnt weiter. *Vielleicht sollte ich endlich besser auf mich schauen, hinschauen, was meine Gefühle mir sagen möchten*, kam es mir immer öfter in den Sinn. Doch wieder wusste ich nicht, wie – also ignorieren, weitermachen, funktionieren.

Monate später, Anfang 2013, hatte ich einen schweren Skiunfall. Die Folge: Kreuzbandriss. Ich wurde operiert und bekam eine Beinvenenthrombose. Wieder in großer Gefahr, war ich gezwungen, nach Hause zu meiner Mutter zu ziehen und nichts zu tun. Erstmals hatte ich Zeit, um über mein Leben und die Schicksalsschläge darin nachzudenken. In mir keimte der Gedanke auf, dass ich Hilfe im Umgang mit Krisen brauchen könnte.

Während einer dreiwöchigen orthopädischen Reha in diesem Sommer beschloss ich, meine Gefühle und Probleme anzugehen, sobald ich wieder zu Hause wäre. Ich kann mich noch erinnern, wie motiviert ich bei der Heimreise war und meiner Schwester Larissa davon erzählte. Doch es sollte anders kommen.

In der Nacht vom 13. auf den 14. September verschwand Larissa ganz plötzlich. Mit meinen Eltern und meinen beiden anderen jüngeren Schwestern zusammen begann eine zwei Wochen andauernde Suche. Am 27. September erreichte uns schließlich die Nachricht, dass Larissa von ihrem Freund ermordet und anschließend im Inn, dem Stadtfluss in Innsbruck, »entsorgt« worden war.

Alle früheren Krisen erschienen mir plötzlich so klein und unwichtig. Eine Explosion der schmerzvollsten Gefühle überrollte mich. Die Monate danach beherrschten diese Gefühle jede Faser meines Körpers. Ich wusste nicht, wohin damit. Im Alltag waren sie in dieser extremen Form nicht erlaubt und stießen auf Gegenwind und Unverständnis. Es ging nur noch darum zu überleben. Jedes einzelne Gefühl schluckte ich hinunter, versuchte, es mit Alkohol zu betäuben. Doch sie fanden alle ihren Weg. In meinen Magen, in mein Herz, in meine Haarwurzeln, meine Haut und meinen Hormonhaushalt. Meine psychosomatischen Beschwerden waren der Ausdruck dieser alles durchdringenden Gefühle. Damit war klar: Wenn ich jetzt nicht etwas änderte und daran arbeitete, würde ich das nicht überleben!

Ein sportlicher Anfang

Ziemlich schnell nach Larissas Tod ging ich regelmäßig zur Psychotherapie, wo ich lernte, meinen Gefühlen mithilfe von Worten Ausdruck zu verleihen. Sie half mir, mich zu sortieren und vieles aus einer anderen Perspektive zu betrachten. Dennoch spürte ich, wie die schmerzlichen Emotionen in meinem Körper festsaßen. Nach jeder Sitzung fühlte ich mich noch zerschlagener als zuvor. Mein Körper schrie nach Beachtung und vor allem nach Bewegung. Jedes Mal, wenn ich weinend die Praxis verließ, von oben bis unten zitternd, spürte ich einen Drang in meinen Beinen und Armen. Ich wollte losrennen, um mich schlagen, laut schreien. Besonders schlimm war es, wenn die Wut mich im Griff hatte. Doch ich schluckte sie runter, drängte die Gefühle zurück, *ver*drängte, ging nach Hause und trank stattdessen ein paar Schlucke Alkohol oder aß Ungesundes, um den emotionalen Hunger zu stillen.

Bis zum Frühjahr 2014, als sich mein Leben noch einmal grundlegend veränderte.

Es war März, als ich aufgrund meines Kreuzbandrisses eine Nachuntersuchung bei meinem Operateur hatte. Noch heute kann ich seine Worte hören: »Katrin, ich weiß, dass es derzeit mehr als schwer für dich ist, aber du musst langsam wirklich deine Muskulatur aufbauen. Sonst wird sich dein Zustand nie verbessern, und es könnten vielleicht noch weitere Probleme dazukommen. Schlimmstenfalls kannst du dann nicht mehr wirklich wandern oder joggen gehen. Sport und Bewegung tun gut, probiere es doch einfach mal aus.«

Meine Schwester Larissa war in unserer Familie immer die Sportliche gewesen. Ich war eher diejenige, die nur etwas tat, um das schlechte Gewissen zu beruhigen. Der Satz meines Arztes wirkte in mir nach. Dennoch fragte ich mich, wie ich denn damit anfangen sollte, wenn ich kaum fähig war, meinen Alltag zu bestreiten. Doch der Gedanke an meine sportliche Schwester ließ mich nicht los, und ich beschloss, für sie einen Versuch zu wagen.

Ich begann, ein Fitnessstudio zu besuchen – mit wenig Erfolg. Alles war hier auf Oberflächlichkeiten, auf pralle Muskeln, auf die perfekte Figur hin ausgerichtet. Ich fühlte mich hilflos und weinte viel. Nach dem gescheiterten Versuch fehlte mir die Kraft, um es woanders noch einmal zu probieren. Ich gab auf und fühlte mich nun auch noch wie eine Versagerin.

Eines Nachmittags kam mein Mitbewohner auf mich zu. »Du musst in kein Studio gehen, um Sport zu machen, Katrin. Hier hast du ein paar Übungen, die du ganz einfach daheim machen kannst. Versuch es einfach!«, ermutigte er mich und drückte mir einen Trainingsplan in die Hand, der unterschiedliche Workouts mit dem eigenen Körpergewicht beinhaltete, das sogenannte Bodyweight-Training. Ein Hype, der 2014 auch bei uns in Österreich angelangt war und kräftig boomte. Angebote – vor allem, aber nicht nur in App-Form – wie Mark Lauren, 7 Minuten, Runtastic, Freeletics oder Madbarz erreichten jeden Tag mehr Menschen und wurden zum Trend.

Ich nahm den Plan dankbar an und fühlte mich sofort motiviert. Dass ich keine Ahnung von Ausführung und Intensität, von Fitness allgemein hatte, ignorierte ich gekonnt und versuchte, selbstständig an die Sache heranzugehen. Ich startete mit dem ersten Training in meinem Zimmer, das mit seinen 25 Quadratmetern genug Platz bot.

Ohne mich besonders aufzuwärmen, legte ich los und merkte schnell, dass mir die Luft ausging. »Unfassbar, wie unfit ich bin«, japste ich. Ich konzentrierte mich darauf, eine Übung nach der anderen zu schaffen. Je mehr es wurden, desto mehr drehte sich mir der Kopf. Ich schwitzte, und mein Körper zitterte. Nach und nach drängten sich während der kurzen Verschnaufpausen Gedanken in meinen Kopf: *Warum muss das so anstrengend sein? Warum muss ich diese Scheiße nur erleben? Warum ist das alles mir passiert?*

Mit jeder weiteren Übung platzten zornige Schreie aus mir heraus. Hitze stieg mir in den Kopf und in meine Fäuste. Der Drang, all den Schmerz über den Mord an meiner Schwester, über meinen unfassbaren Verlust sofort rauszulassen, war zu groß. Meine glühende Faust knallte voller Wucht gegen den Kleiderschrank: »Du verdammtes Arschloch. Ich hasse dich! Warum hast du das nur getan!« Ich hämmerte noch einige Male fest gegen den Schrank, bevor ich unter Tränen auf den Boden sank.

Einen Moment später atmete ich tief durch, stand wieder auf und beendete das Workout mit den letzten Wiederholungen. Erschöpft sank ich auf meine Matte und blieb dort liegen. Ein wildes Gefühlschaos breitete sich in mir aus. Unerwartet lachte ich lauthals los. Es war ein erleichterndes Lachen. Ich fühlte mich das erste Mal seit dem Tod von Larissa einfach frei. Mein ganzer Körper bebte, die Muskeln zuckten, und ich war glücklich, mich selbst so intensiv zu spüren. *Ich lebe*, schoss es mir durch den Kopf. Wut und Zorn waren wie weggeblasen, und all der Ballast fühlte sich für einen Moment ganz leicht an.

Von diesem Tag an war das Training ein fester Bestandteil meines Alltags. Ich verlagerte es nach draußen, um meine Möbel zu schonen. Bereits nach wenigen Wochen veränderten sich sowohl mein seelischer als auch mein körperlicher Zustand grundlegend. Ich wurde fitter, konzentrierter, konnte wieder schlafen, spürte meinen Körper auf positive Art und Weise. Meine Wut, meine Ängste und meine Traurigkeit bekamen einen Ort und eine Zeit, um sich vollends entladen zu können. Dadurch beherrschten sie mich für den Rest des Tages weniger intensiv.

Der Weg zum SeelenSport

Im Sommer 2014 begann ich vermehrt, einzelne Übungen mit meiner Gefühlswelt zu verbinden. Ich beobachtete meine Gefühle, spürte hinein, was sie gerade brauchten, und wandelte manche Übungen in ihren Bewegungsabläufen ab, um besser auf meine Bedürfnisse eingehen zu können. An wütenden Tagen wollte ich um mich schlagen, mich schnell bewegen, an schweren, traurigen hingegen sehnte ich mich nach ruhigen Abläufen. Jede Übung verknüpfte ich nach und nach mit speziellen Gedanken und Geschichten, die mit der Bewegung einhergingen und mir Kraft schenkten. Als ich Kniebeugen machen sollte, kam mir sofort der Gedanke: *Egal, wie schmerzvoll mein Leben manchmal ist, ich drücke mich immer wieder nach oben und werde mich irgendwann auch wieder freuen können.* Ähnliche Gedanken entstanden nach und nach bei vielen anderen Übungen.

Im Frühjahr 2015 zog ich nach Wien, nachdem ich mein Geschichtsstudium erfolgreich abgeschlossen hatte. Larissas und mein großer Traum war es gewesen, gemeinsam dorthin zu ziehen, damit ich Archivwissenschaften studieren konnte, während sie sich für Technische

Physik interessierte. Nun ging ich allein und war weit davon entfernt, in ein Archiv zu gehen. Stattdessen brannte in mir der Wunsch, im Sportbereich zu arbeiten. Mit dem Geschichtszertifikat in der Hand marschierte ich voller Tatendrang in den Arbeitsmarktservice Wien. Als der Mitarbeiter dort mir vorschlug, mich in einem Museum zu bewerben, verneinte ich und machte deutlich: »Ich möchte im Fitnessbereich arbeiten.« Der Mann machte große Augen und sah in seinen Computer: »Aber Sie haben doch keine Ausbildungen in diesem Bereich, oder? Sie sind doch Historikerin?« Ja, die hatte ich nicht, und ich hatte auch keinen blassen Schimmer von der Fitnessbranche. Aber ich liebte es zu trainieren und wusste, dass ich nur das tun wollte.

Naiv, wie ich war, suchte ich selbst nach einem Job in der Fitnessbranche und wurde tatsächlich fündig. Eine Fitnesskette für Frauen stellte mich trotz fehlender Vorkenntnisse ein. Die Arbeit erfüllte mich von Anfang an. Trotzdem merkte ich schnell, dass ich mehr wollte, als den Frauen nur zu zeigen, wie sie Kniebeugen richtig machen mussten, um ihre Beine perfekt zu formen. Mir war wichtig, den Menschen klarzumachen, dass Training nicht nur dafür da sein kann, den Körper zu trainieren, sondern dass Sport helfen kann, mit Krisen klarzukommen, wenn wir unseren Gefühlen dabei Raum lassen.

Und einen Mangel an Gefühlen gab es bei uns in den Trainingsstunden nicht wirklich. Die Gruppengröße bei den einzelnen Trainings belief sich auf maximal sechs Personen, da sie an spezielle Geräte gebunden war. Dadurch entstand eine gewisse Intimität zwischen den Trainierenden. Sie erzählten einander Persönliches aus ihrem Alltag, teilten ihre Probleme miteinander. Der Altersdurchschnitt lag bei 50 Jahren. Ich stand zwischen den Trainierenden, gab Anweisungen und hörte die Gespräche mit. Es waren immer ähnliche Themen, die die Frauen beschäftigten. Trennungen, Scheidungen, Pflege der kranken alten Eltern oder Sorgen um ihre Kinder oder Jobprobleme, um hier nur einige zu nennen. Dahinter verbargen sich meist Verluste und immer jede Menge Gefühle, mit denen die Frauen überfordert zu sein schienen. Zu mir sagten sie: »Mei, du bist noch so jung, Katrin. Da ist das Leben noch leicht. Wart's ab, was noch alles auf dich zukommen wird.«

»Wahrscheinlich«, antwortete ich und dachte nur: *Wenn ihr wüsstet!*

Ich zog weiterhin meine Übungsvorgaben aus der Chefetage durch, obwohl immer wieder der Gedanke in mir aufblitzte, dass ich mit den Frauen doch mehr machen könnte, als nur zu trainieren. Es vergingen

Monate, bis ich mich schließlich überwinden konnte, Klartext zu reden. Mittlerweile kannte ich die Lebensläufe der einzelnen Kundinnen auswendig und beschloss, auch etwas von mir preiszugeben. Ich erzählte, wie Larissas Ermordung mein komplettes Leben auf den Kopf gestellt hatte und wie ich dadurch zum Sport gekommen war. Sie alle waren zuerst schockiert und drückten ihr Beileid aus. Dann aber passierte etwas, womit ich nicht gerechnet hatte: Sie berichteten von ihren eigenen Verlusten und den Menschen, die sie verloren hatten. Sie öffneten sich, und wir sprachen plötzlich auf einer viel tieferen Ebene miteinander.

Ich erzählte ihnen, wie ich in meiner Freizeit trainierte und die einzelnen Übungen mit stärkenden Gedanken verband, die mir im Alltag und bei der Bewältigung meiner Gefühle halfen. Sie waren sofort angetan und wollten mehr darüber wissen. Dabei hatte ich selbst noch keine konkrete Vorstellung davon, was genau ich da machte, ich wendete mein Gefühlstraining ja nur bei mir selbst an. Dennoch versuchte ich, ihnen etwas davon zu zeigen. Wir machten Kniebeugen und verbanden sie mit der Idee des Sich-selbst-Aufrichtens. So bekam diese einfache Übung einen tieferen Sinn, wodurch die Teilnehmerinnen sich plötzlich weniger beschwerten, wenn es mal anstrengender wurde. Sie waren motivierter und schienen mehr Spaß an der Sache zu haben. Diese neue Art, mit den Frauen zu trainieren, erfüllte mich nicht nur, sondern schenkte meinem Tun einen tiefen Sinn. Ich hatte plötzlich das Gefühl, meine Schwester Larissa würde in jeder von ihnen weiterleben.

Leider hielt dieser Zustand nur wenige Wochen an, denn ich war gezwungen zu kündigen. Die Entlohnung und die Arbeitsbedingungen waren nicht mehr auszuhalten. Meine Damen, wie ich sie immer nannte, waren traurig, aber sie verstanden meine Entscheidung. Sie versuchten, mich zu überreden, ein eigenes Studio zu eröffnen, sie würden mir folgen. Doch mir fehlte das nötige Kleingeld, und ich hatte im Grunde noch immer nicht viel mehr Ahnung, was das Training betraf. Obwohl ich einiges an Büchern dazu gelesen hatte, spürte ich, dass es an der Zeit war, mich fundiert weiterzubilden, wenn ich diese Vision weiterverfolgen wollte. Leider fehlte mir auch dafür das Geld. Also suchte ich mir einen Bürojob, der mir die Ausbildungen finanzieren sollte. Ich arbeitete in einer Versicherung. Das lange Sitzen belastete mich, und die Arbeit selbst machte mich nicht glücklich, aber sie erfüllte ihren Zweck. Ich sparte mir das nötige Geld zusammen und absolvierte eine Ausbildung nach der anderen. Von der Personaltrainerin über die Gesundheitstrainerin, die Functional-Trainerin, Pilatestrainerin, Yogatrainerin, Qigongtrainerin bis hin zur Basis-Fitnesstrainerin sog ich alles auf, was es am Markt gab, um einen möglichst guten Überblick über die einzelnen Sportarten zu erhalten und Ideen für mein eigenes Konzept zu finden. Ich kündigte meinen Bürojob ein Jahr später wieder, um mich vollends auf die Entwicklung des Konzeptes und die Ausbildungen zu konzentrieren. Ich erforschte Bewegungsabläufe und Gefühle und kam meinem ganz eigenen Konzept mit jeder Prüfung einen Schritt näher. Ein Name stand noch nicht fest, doch ich wusste, dass ich eine ganz bestimmte Zielgruppe damit bewegen wollte: trauernde Menschen, die Krisen erleben, Verluste durchstehen müssen, Herausforderungen im Alltag zu meistern haben und sich damit oft überfordert fühlen. Und ich wusste auch, dass ich ihnen mit meiner Art der Bewegung und meiner Sichtweise auf Sport helfen wollte, sich selbst und ihren Gefühlen gegenüber mutiger und hoffnungsvoller zu werden.

Nachdem ich meine Ausbildungen mit Auszeichnung bestanden hatte, besuchte ich Anfang 2017 eine sechswöchige Reha für seelische Gesundheit, um meiner eigenen Trauer noch mal bewusst Raum und Zeit zu geben. Bis dahin hatte ich immer nur gearbeitet und funktioniert. Ich wusste, dass ich mich selbstständig machen wollte. Deshalb war es umso wichtiger, hier noch einmal genau hinzuschauen. Während ich dort war, überlegte ich, welchen Namen ich meinem Konzept geben wollte. Nach einem intensiven Mindmapping war er plötzlich da. Der Name *SeelenSport* stand endlich fest.

Was ich persönlich mit dem Begriff der Seele verbinde? Für mich hat sie nichts Göttliches oder Spirituelles, sondern »Seele« steht für mein Wesen, meine Gefühlswelt, meine Erinnerungen. Sport bedeutet, sich ganzheitlich und zielgerichtet nach einem Plan zu bewegen. Wenn ich beides also verknüpfe, meine ich damit, den Körper in Zusammenhang mit der Gefühlswelt zielgerichtet und mit voller Absicht zu bewegen, um Veränderungen zu schaffen, körperlich wie auch seelisch.

Geplant hatte ich, mich im Herbst 2017 selbstständig zu machen. Dann sollten meine ersten offiziellen Trainings stattfinden. Doch das erste SeelenSport-Training war schon viel früher. Vollkommen inoffiziell, aber es stellt für mich den Ursprung dieses Trainings dar, denn es spiegelt seine »Wirkung« wider, und deshalb möchte ich es hier unbedingt erwähnen.

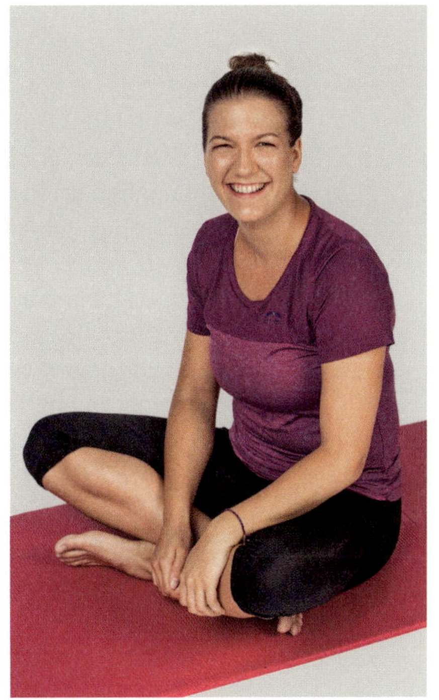

In der Reha gab es bei Tisch eine feste Sitzordnung. Mir gegenüber saß eine ältere, übergewichtige Dame, Monika. Man konnte ihr ansehen, dass sie traurig und frustriert war, und sie schien vollkommen gebrochen zu sein. Ihr Gang wirkte träge und schwer, und ihre Haltung war gebückt, die Mundwinkel nach unten gezogen.

Ich dachte zunächst, sie sei grimmig, und konnte mir nicht vorstellen, dass wir uns verstehen würden. Als wir ins Gespräch kamen, musste ich allerdings schnell feststellen, dass ich falschlag. Sie war ein sehr lieber Mensch und hatte eine sehr herzliche Art. Innerhalb weniger Tage wuchsen wir zusammen. Eine außergewöhnliche Freundschaft entstand.

Ich trainierte täglich hinter dem Rehagebäude auf einem kleinen Basketballplatz. Monika sprach mich beim Essen darauf an: »Sag mal, glaubst du nicht, ich könnte das auch irgendwie hinbekommen, so ein Training? Ich sehe dich immer auf diesem Platz hinten. Du machst das so toll, und ich bin neugierig. Außerdem muss mein Speck weg.« Sie lachte und klopfte sich auf den Bauch.

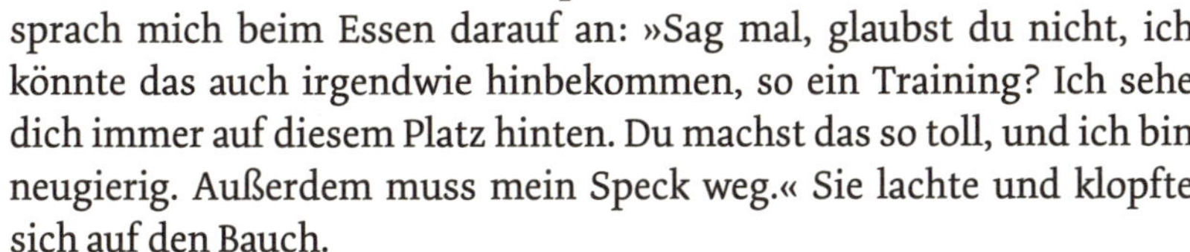

»Das würdest du auf jeden Fall schaffen. Ich kann dir gezielt Übungen für deinen Körper zeigen«, freute ich mich über ihren Vorschlag, und so war es beschlossene Sache.

Bei jedem Training verwendete ich Musik, je nach Gefühlslage, wonach mir gerade war. Ich fragte Monika, was sie gerne hören wolle. »Irgendetwas Indiemäßiges, bitte«, antwortete sie.

Ich staunte, legte eine Liste auf, und wir powerten uns ordentlich aus. Wir machten an ihr Körpergewicht angepasste Übungen, und mit jeder Wiederholung keuchte sie lauter, doch ihre Mundwinkel wanderten gleichzeitig weiter nach oben. Sie begann zu grinsen, während ihr die Schweißperlen über die Stirn liefen. Zwischendurch fluchte sie laut, ließ alles raus, was gerade auftauchte.

»Alles okay, lass es raus. Hier darf es sein«, ermutigte ich sie. Nachdem die letzte Wiederholung vollbracht war, klatschten wir begeistert in die Hände. Monika strahlte plötzlich so viel Energie aus, dass ich selbst erstaunt war. Wie ein Fels, der voller Stolz genau wusste, wie viel Kraft er besaß, stand sie schweißgebadet vor mir.

Plötzlich ertönten ein paar Takte eines neuen Liedes aus der Lautsprecherbox. Ich kannte es bis dahin nicht, Monika auch nicht. Es war *No Roots* von Alice Merton. Obwohl Monika unglaublich erschöpft war, nahm sie ihre Hände nach oben und wippte im Takt mit: »Uhhh, das ist ein toller Song, mach mal lauter!« Ich drehte auf, und sie begann, ihre Hüften hin- und herzuschwingen, immer schneller, bis sie mit vollem Elan tanzte. »Los, Katy, mach mit. Tanz mit mir!«, schrie sie euphorisch auf, und ich begann ebenso, meine Hüften zu schwingen und mitzusingen. Plötzlich sah ich meine Schwester Larissa mit uns auf diesem Platz wild tanzen und lachen. Sie war da, und in diesem Moment wusste ich genau, ich wollte nie wieder etwas anderes machen. Ich wollte Menschen wie Monika in Bewegung bringen, ihnen auch in traurigen Zeiten ein Lächeln schenken und ihnen zeigen, dass alle Gefühle immer da sein dürfen und uns so viel Kraft schenken können.

Warum ein eigener Sport, und was macht den SeelenSport aus?

Bei fast allen Sportarten ist das Ziel, bestimmte körperliche Verbesserungen zu erreichen. Im Rücken-Fit-Kurs werden Muskelgruppen im Rumpfbereich gezielt gekräftigt, beim Pilates wird der Fokus von der Muskelkräftigung auf Atmung und Beweglichkeit ausgeweitet, und beim Kickboxen geht es zusätzlich noch um Koordinationsfähigkeit, Schnellkraft und Kraftausdauer. Yoga verbindet die körperliche Komponente mit der Spiritualität. Doch in all den Sportarten, mit denen ich mich beschäftigte, fehlte mir der Zugang zu den Gefühlen.

Denn wo Wut vielleicht beim Kickboxen nach außen gelangen kann, wird sie dennoch nicht angesprochen oder konkret behandelt. Wo Traurigkeit beim Yoga in die Langsamkeit und Ruhe fließen kann, fühlte ich mich von der Spiritualität und den komplizierten Ausdrücken überfordert. Wo Freude beim Zumba ihren Ausdruck bekommt, fehlte mir der Zugang zu den anderen Gefühlen. Ich wollte eine Verbindung aller Elemente aus den verschiedenen Sportarten schaffen, den Fokus aber bei den Gefühlen halten. Also beschloss ich, eine eigene Sportart zu entwickeln und die entsprechende Marke anzumelden. So musste ich mich nicht an die Konzepte anderer halten und hatte freie Hand.

Lange suchte ich nach Begriffen, die leicht verständlich waren und Sinn ergaben. Diese sollten mit Geschichten und Bedeutungen dahinter verbunden sein, die für den Alltag nützlich sind und sich so gedanklich verankern können. Mein Freund blickte eines Abends in den klaren Himmel hoch und sagte: »Warum benennst du die Übungen nicht nach Sternbildern? Du sagst doch immer, Larissa sei jetzt vielleicht ein kleiner Stern da oben und passt auf dich auf, wie in *König der Löwen*.« – »Wirklich? Nach Sternbildern? Klingt das denn nicht esoterisch und abschreckend? Und wie viele gibt es davon eigentlich?«, fragte ich skeptisch. Aber nachts auf einem Feld zu stehen und einen klaren Sternenhimmel anzusehen beruhigte mich tatsächlich und erfüllte mich mit Zuversicht, obwohl ich natürlich nicht wirklich glaubte, meine kleine Schwester sei ein Stern.

Wir recherchierten und fanden heraus, dass es 88 Sternbilder gibt, also definitiv genug. Ich überflog ihre Namen und sah in meinem Kopf sofort einzelne Übungen entstehen. Meine Babys hatten also Namen. Mit den Jahren entwickelte ich weitere Übungen, die nichts mit Sternbildern zu tun haben, wie zum Beispiel das »Surfergirl«. Die Sternbilder lieferten also den ersten Anreiz bei der Begriffsfindung, sind aber nicht die einzigen Namensgeber.

Doch bevor wir uns im zweiten Teil im Detail mit dem SeelenSport-Training beschäftigen, wollen wir erst einmal mit den Grundlagen beginnen, auf denen das Training aufbaut: mit Gefühlen, körperlichem Training und seinen Auswirkungen auf die Psyche. Außerdem geht es im ersten Teil dieses Buches um die Frage, was positive Gedanken in unserem Gehirn auslösen können und warum Achtsamkeit beim Fühlen und im Training eine so große Rolle spielt.

Teil 1

Wissenswertes

Gefühle

Die Angst vor der eigenen Gefühlswelt

Hast du noch Angst vor deinen Gefühlen? Angst ist übrigens auch schon ein Gefühl. Frage dich selbst einen Moment ganz ernsthaft: Wann hast du dich das letzte Mal auf eines deiner Gefühle wirklich eingelassen? Auf die belastenden, nicht so tollen Gefühle. Wie war das? Kannst du dich noch erinnern? Die angenehmen Stimmungslagen sind da schon etwas leichter anzunehmen, und da gelingt es dir vermutlich auch einfacher, dich daran zu erinnern und nachzufühlen, nicht? Oder wirst du dadurch sogar gerade traurig, weil sie vorbei sind?

Nun frage dich weiter: Wovor genau hast du Angst, wenn es um diese Gefühle geht?

Nimm dir ein paar Minuten und beobachte dich selbst. Wie fühlt sich jetzt gerade diese Angst an? Was löst dieser Gedanke körperlich in dir aus? Überforderung? Noch mehr undefinierbare Gefühle? Verwirrung? Noch mehr Angst? Kopfschmerzen? Schwitzen? Schnelles Atmen?

Dann mach eine kurze Pause. Atme einmal tief durch, schüttle dich aus, wenn du magst. Du hast soeben gefühlt. Herzlichen Glückwunsch! Gar nicht so schwer, oder?

Ich kann deine Haltung gegenüber belastenden Gefühlen gut verstehen. Sie lösen Unbehagen aus, weil du denkst, die Kontrolle zu verlieren, ihnen ausgeliefert zu sein, daran zerbrechen zu können. Deine Gefühle konfrontieren dich mit deinem Innersten, deinem wahren Wesen, und nicht alles daran magst du vielleicht. Das ist es doch in Wahrheit, was uns allen Angst macht. Wer sind wir wirklich, mit unseren Fehlern und Krisen im Leben? Du hast vielleicht nicht wirklich Angst vor den Gefühlen, sondern vor deinem Ich, deiner Entwicklung, deiner Zukunft, deiner Vergangenheit; Angst davor, all diese Dinge nicht mehr kontrollieren oder gutheißen zu können. Und wenn du die Angst zulässt, gibt es nur noch dich und deine Gefühle, sonst nichts. Wenn du sie zulässt, dann ist da das pure Leben, der Moment, und davor haben wir alle ein bisschen Angst, vor der eigenen Lebendigkeit.

Schauen wir uns aber mal genau an, was diese Gefühle überhaupt sind.

Emotionen oder Gefühle?

Überall hören und lesen wir diese beiden Begriffe – Emotionen und Gefühle. Müssen wir hier differenzieren, oder bedeuten sie das Gleiche? Das habe ich mich selbst lange gefragt und bin auf die Suche gegangen.

Neurowissenschaftler und Emotionsforscher sind sich hier auch nicht einig. Manche trennen beide Begriffe, andere wiederum behaupten, sie meinten dasselbe. Die Wahrheit liegt wahrscheinlich irgendwo dazwischen. Dennoch versuche ich, dir eine erste Erklärung zu geben.

Bei Emotionen gibt es die sogenannten Basisemotionen. Über deren Anzahl sind sich Forscher meistens einig und begrenzen diese auf sechs bis sieben Basisemotionen. Sie sind es, die sich in ihrem körperlichen (Gesichts-)Ausdruck und Erkennen auf der ganzen Welt gleich zeigen, sozusagen kulturell unabhängig sind. Dazu zählen Furcht, Freude, Wut, Traurigkeit, Ekel, Überraschung und Verachtung. Wir kennen diese Basisemotionen auch aus unserem modernen Alltag. Wir unterhalten uns heute täglich über Medien wie WhatsApp und Facebook, und das mithilfe von kleinen Gesichtern, den sogenannten Emoticons, den Emojis. Wir erkennen sofort anhand einzelner Linien, welche Emotion gemeint ist.

Doch unsere Emotionen zeigen sich nicht nur im Gesicht, sie wirken im gesamten Körper. Unsere Körperhaltung unterscheidet sich in Abhängigkeit davon, ob wir gerade wütend sind oder die Freude uns kitzelt. Demnach sollten doch Emoticons Ganzkörperemoticons sein, oder nicht? Vielleicht sind diese Emojis Ausdruck der schlichten Tatsache, dass wir Menschen den ganzheitlichen Zugang zu unseren Emotionen verloren haben. Wir achten nur noch auf unsere Mimik, anstatt auch den Rest unseres Körpers in unser Fühlen miteinzubeziehen.

Dieses Phänomen zeigt sich übrigens in jedem meiner Workshops und in den Erholungswochen. Zu Beginn steht immer ein kleines Ratespiel an. Die Teilnehmerinnen müssen verschiedene Emotionen mit vollem Körpereinsatz vormachen, während die anderen sie erraten müssen. Es ist erstaunlich, wie oft nur die Mimik allein herangezogen wird, manchmal noch die Arme, aber in den seltensten Fällen die Beine. Stellt eine Person die Wut vor, macht sie als Erstes ein grimmiges Gesicht, dann werden vielleicht noch die Fäuste geballt, aber nur selten wird dazu gestampft oder gesprungen, obwohl in unserem kindlichen Instinkt ein ganzkörperlicher Ausdruck verinnerlicht ist.

Gefühle beschreiben – im Gegensatz zu den sehr körperbezogenen Emotionen – die persönliche, individuelle Wahrnehmung von Emotionen. Dafür gibt es dann weit mehr Begriffe. Das geht von Schuldgefühlen über Einsamkeit und Mut bis hin zur Sehnsucht, Geborgenheit, Zufriedenheit, um hier nur einige zu nennen. Sie zeigen sich weltweit nicht eindeutig erkennbar in ihrem Ausdruck, sind sogar von außen oft gar nicht erfassbar. Stattdessen passieren sie im Inneren, wirken hier aber auf den ganzen Organismus ein. Sie beeinflussen dein Handeln, deine Mimik und Haltung und begleiten dich durch den Alltag hindurch. Selten kommen sie allein daher, meistens aber dominiert eines, und ein paar andere verstecken sich dahinter.

Beim SeelenSport sprechen wir also von Gefühlen, weil es um deine subjektive Wahrnehmung geht, auch die der allgemeingültigen Basisemotionen. Ein schöner Nebeneffekt: Für die meisten von uns ist der Begriff »Gefühle« intuitiv leichter verständlich. Und wer bewusst zu fühlen beginnt, der braucht nicht auch noch einen komplizierten Fachjargon. Das Fühlen bedarf einfacher Ausdrücke, damit du dich besser darauf konzentrieren kannst.

Wie entsteht ein Gefühl?

Gefühle passieren unbewusst und zu jeder Zeit, trotzdem können wir sie mithilfe unserer Gedanken bis zu einem gewissen Grad beeinflussen. Vergleichbar damit ist unsere Atmung. Wir atmen ein und aus, ganz automatisch, ohne uns darauf konzentrieren zu müssen. Nehmen wir uns aber bewusst Zeit dafür und richten unsere Aufmerksamkeit darauf, können wir den Atem nicht nur spüren, sondern auch beeinflussen. Ähnlich verhält es sich also mit unseren Gefühlen. Indem wir uns Zeit nehmen, genau hinspüren, uns auf unsere Gedanken konzentrieren, und mithilfe von kreativen Werkzeugen wie Schreiben, Lesen, Singen und Musik oder eben auch Bewegung, können wir diese bis zu einem gewissen Grad lenken.

Wie aber entstehen unsere Gefühle nun genau?

Der Arzt Christian Peter Dogs bringt Gefühle simpel und unromantisch auf einen Punkt: »Jedes Gefühl im Gehirn ist physiologisch gesehen nichts anderes als eine chemische Reaktion.« Da bekommen die Schmetterlinge im Bauch bei einem romantischen Date gleich einen nüchternen Beigeschmack. Dagegen nimmt dieses Wissen aber vielleicht den Schrecken vor der nächsten Trauerwelle. Als ich mich meinen Gefühlen über das erste Trauerjahr hinaus extrem ausgeliefert fühlte, half mir die theoretische Erklärung der Gefühle und der körperlichen Reaktionen weiter. Obwohl ich sie meistens trotzdem (noch) nicht kontrollieren konnte, wusste ich, was körperlich passierte, und genau das gab mir ein Gefühl der Kontrolle. Wenn ich etwa tieftraurige Tage hatte und mich einsam fühlte, war mir klar, dass meine Stresshormone gerade eine Party veranstalteten, während die Hormone Oxytocin und Serotonin auf Urlaub zu sein schienen. Das Verstehen dieser wissenschaftlichen Hintergründe half mir enorm weiter.

Wie kommt es aber zu dieser chemischen Reaktion, von der Christian Peter Dogs spricht? Ein Gefühl entsteht, einfach gesagt, durch einen Reiz von außen, den wir über unsere fünf Sinnesorgane aufnehmen. Wir hören, riechen, schmecken, tasten oder sehen etwas, das einen Reiz an unser Gehirn weiterleitet.

Dieser Reiz wird nun, je nach Inhalt, in unterschiedlichen Teilen des Gehirns verarbeitet und gegebenenfalls mit bereits vorhandenem Wissen abgeglichen. Falls erforderlich, wird (möglicherweise an anderer Stelle) eine entsprechende chemische Reaktion ausgelöst. So werden im Fall einer vermeintlichen Gefahr zum Beispiel Hormone ausgeschüttet, die die Durchblutung in unseren Muskeln steigern und die Atmung beschleunigen, um uns auf einen Kampf – oder die Flucht – vorzubereiten.

Das alles klingt für alle Nichtwissenschaftler erst mal sehr verwirrend. Deshalb habe ich für mich eine vereinfachte Vorstellung davon entwickelt, die mir hilft, alles simpel und kinderleicht zu betrachten. Kennst du den Animationsfilm *Alles steht Kopf* (falls nein: unbedingt anschauen! Am besten sofort!)? Gefühle werden hier als niedliche Wesen dargestellt, die ein kleines Mädchen durch das Leben tragen. Genau so stelle ich mir eine bunte Zentrale in meinem Gehirn vor, in der Hormone und Gefühle als putzige Wesen zusammenarbeiten und den ganzen Tag über meine Entscheidungen regeln. Diese Vorstellung hilft mir dabei, belastenden Gefühlen ihren Schrecken zu nehmen.

»Grundloses« Fühlen

Kennst du Situationen, in denen du wie aus dem Nichts traurig wirst? Du weißt nicht, woher die Trauer kommt, kein direkter Reiz scheint dich erreicht zu haben, und doch steigt der Kloß im Hals auf, und deine Augen werden glasig. Vielleicht passiert das sogar genau jetzt, während du diese Zeilen liest. Wir brauchen nicht immer einen offensichtlichen Grund, um zu fühlen. Manchmal sind es unbemerkte Reize, die aus unterbewussten Gedanken und Erinnerungen heraus entstehen und so ein Gefühl auslösen. Mir passierte das ziemlich häufig, besonders nach dem Tod meiner Schwester. Es kam mir so vor, als sei ich sensibilisiert worden für das Fühlen, und damit war ich nicht allein. Viele Trauernde berichten davon, viel feinfühliger geworden zu sein. Sie werden viel schneller traurig – ohne ersichtlichen Auslöser. Eine Situation ist mir in diesem Zusammenhang besonders in Erinnerung geblieben.

Ich ging an einem sonnigen Tag spazieren und kam an einer Wiese vorbei, auf der einige Lämmer herumtollten. Ich beobachtete sie, und schlagartig bildete sich ein Kloß in meinem Hals. Ich begann zu weinen. Eine tiefe Traurigkeit überkam mich, obwohl doch alles gut zu sein schien. Lämmer auf einer Wiese waren doch kein Grund zum Weinen.

Ich habe lange überlegt, woher die Traurigkeit in diesem Augenblick kam. Erinnerte sie mich vielleicht unbewusst an eine Situation aus meiner Kindheit auf dem Land, die sorglos und heiter gewesen war, und wurde mir in diesem Moment bewusst, dass ich gerade alles andere als sorglos war? Vielleicht war ich berührt von der Natur und ihrer Kraft, und mir wurde klar, dass wir Menschen oft viel zu schlecht mit ihr umgehen? Vielleicht war es eine Mischung aus beidem oder etwas anderes Unverarbeitetes, das in mir hochkroch? Eine sichere Antwort konnte ich nicht finden. Bis die Frage in mir auftauchte: *Brauche ich denn unbedingt eine ganz bestimmte Antwort?*

Wir Menschen tendieren dazu, für alles eine Ursache oder eine Erklärung finden zu wollen. Wir wollen alles genau verstehen können, nachvollziehen und einen Sinn in den Dingen sehen. Manchmal aber fühlen wir schlichtweg »grundlos« und sollten viel eher diese Stimmung akzeptieren und annehmen, anstatt immer weiter zu hinterfragen und aufzuschlüsseln. Nicht immer brauchen deine Gefühle eine Erklärung, manchmal geht es einfach nur darum zu fühlen. Denn woher auch immer der Anlass für meine Traurigkeit an jenem Tag kam, im Prinzip spielte es keine besondere Rolle. Vielmehr ging es darum, diese Traurigkeit und Sehnsucht auszudrücken und da sein zu lassen.

Wie oft erlebst du selbst, dass dich etwas aus dem Nichts berührt? Gibst du diesen Gefühlen dann deine Aufmerksamkeit und schenkst ihnen Raum, oder gehst du sofort aus der Situation heraus und versuchst, die aufrechte Fassade zurückzugewinnen? Indem wir solche vermeintlich grundlosen Gefühle einfach zulassen, können wir uns selbst ein Stückchen näherkommen. Und manchmal bekommen wir auf die Frage nach dem Grund für ein Gefühl doch eine Antwort und erfahren etwas über uns selbst. Wir lernen uns besser kennen und verstehen. So können wir in Zukunft besser mit unseren Gefühlen in wichtigen, ernsten Situationen umgehen. Ein stetiger Austausch mit unserer Gefühlswelt führt zu einer engeren Beziehung zu uns selbst und der Fähigkeit, mehr Selbstmitgefühl zu entwickeln. Übung macht also den Meister, auch beim Fühlen.

Erinnere dich an einen solchen Moment zurück. Wie erging es dir dabei? Warst du auch perplex und überfordert? Wie hast du auf deine plötzlichen Gefühle reagiert? Lass dich gedanklich auf diese Reise in die Vergangenheit ein und erfahre Neues über dich. Wie würdest du jetzt damit umgehen, nachdem du diese Zeilen gelesen hast?

Sind Gefühle noch erlaubt?

Es liegt also in unserer Natur zu fühlen. Ob wegen eines Reizes von außen oder scheinbar völlig unbegründet, wir fühlen, immer und überall. Als ich neben den Lämmern zu weinen begann, war keine Menschenseele in meiner Nähe. Ich konnte den Tränen freien Lauf lassen. Geht das aber immer so einfach? Dürfen, ja wollen wir in der Öffentlichkeit weinen? Wann hast du das letzte Mal öffentlich geweint? Die Wirklichkeit sieht nämlich ganz anders aus. Fühlen ist in unserer Gesellschaft erlaubt, aber die Reaktionen nach außen zu tragen nur bedingt. Nehmen wir ein Beispiel aus meiner Arbeit mit Trauernden.

Eine junge Witwe erzählte bei einem Training von ihrem Job als Verkäuferin in einer Modeboutique, wo es ihre Aufgabe war, den Kunden freundlich und am besten fröhlich entgegenzutreten. Ein junges Paar betrat das Geschäft. Ihre Augen nahmen es wahr, leiteten den Reiz an ihr Gehirn weiter. *Ich habe keinen Partner mehr,* kam ihr wieder deutlich zu Bewusstsein, und sie empfand Traurigkeit. Automatisch wurden die körperlichen Reaktionen in Gang gesetzt. Der Kloß im Hals war spürbar, das Herz klopfte wild, die Atmung kam aus dem Rhythmus, Tränenflüssigkeit bildete sich. Wäre sie alleine gewesen, sie hätte wohl losgeweint, sich vielleicht im Bett verkrochen oder zusammengekauert. Doch das konnte sie nicht. Stattdessen musste sie versuchen, die Traurigkeit zu verdrängen, herunterzuschlucken, die körperlichen Reaktionen zu ignorieren und beiseitezuschieben. »Ich war total überfordert, wusste nicht, wohin ich gehen sollte, um mich und meine Tränen zu verstecken!«, erklärte sie mir weinend. »Deshalb habe ich sie mit aller Kraft verdrängt und mich zusammengerissen. Es hat mich so erschöpft, dass ich fast zusammengebrochen wäre. Am Abend weinte ich stundenlang und konnte kaum schlafen vor Angst, den nächsten Arbeitstag durchstehen zu müssen.«

Unsere belastenden Gefühle wie Traurigkeit, Wut, Schuld oder Angst, die meistens spontan über uns kommen, passen nicht in unsere Leistungsgesellschaft. Wir müssen vielfach wie Roboter oder Maschinen handeln, einfach funktionieren, als wären wir fühllose Wesen. Keine Zeit für Gefühle. Keine Lust auf Gefühle. Oder wenn schon, dann nur die »guten« Gefühle. »Wie geht es dir?« Oder schlimmer: »Geht es dir gut?«, was eine andere Antwort als »Ja klar!« kaum zulässt. Alle belastenden Gefühle werden verdrängt, und am Ende stehen Gefühlszombies zweierlei Arten vor uns. Die einen, die eine Leere in sich spüren, und die anderen, die den verdrängten Gefühlen irgendwann schutzlos ausgeliefert sind, wenn sie alle gebündelt über sie hereinbrechen und die Kontrolle übernehmen. Sie werden gequält von Frust, Erschöpfung, Jähzorn oder Hass, die sie in sich hineingefressen haben. Burn-out, Depressionen und andere Krankheitsbilder sind die Folge. Ab in die psychische Klinik damit, damit sich niemand das Elend länger anschauen muss. Das kann ja nicht normal sein, so viel fühlen. Zurückkommen darf nur, wer wieder in die Spaßgesellschaft passt. Der Rest soll bitte draußen bleiben.

Doch es ist nicht zu spät, und so muss es nicht sein und weitergehen. Wir können uns der eigenen Gefühle wieder bewusst werden, sie als Freunde ansehen und mit ihnen in Kontakt treten, gleich wenn sie da sind und nicht erst, wenn es zu spät ist.

Vielleicht hätte diese Situation mit der Witwe nämlich ganz anders aussehen können. Sie hat eine verständnisvolle Chefin, der sie ihre Situation kurz erklären kann, geht nach hinten in einen geschützten Raum, wo sie sich wohlfühlt, weint sich ein paar Minuten aus und kommt wieder nach vorn. Denn seien wir mal ehrlich, meistens dauert das Weinen, vor dem wir so Angst haben, nicht viel länger als ein Lachanfall. Stellen wir uns doch vor, es wäre ein solcher gewesen. Sie hätte lachen müssen, als sie das Paar sah, warum auch immer. Hätte sie sich dafür geschämt? Vielleicht, wenn es ein echt extremer Lachflash gewesen wäre. Aber sonst doch nicht, oder? Warum müssen wir uns immer fürs Weinen entschuldigen, fürs Lachen aber nicht – meistens zumindest nicht?

Die Antwort: weil Gefühle ansteckend sind. Und wir möchten nun mal lieber von freudigen Gefühlen angesteckt werden als von traurigen. Und da sind wir auch schon wieder bei der eigenen Gefühlswelt. Weil wir diese nicht aushalten, vermeiden wir auch die Konfrontation mit anderen Menschen, die schwere Gefühle durchleben. Manche wechseln dann sogar die Straßenseite. Das habe ich selbst erlebt, aber auch meine SeelenSportlerinnen erzählten mir von dieser Reaktion. Menschen wechseln die Straße, wenn sie jemanden weinen sehen, weil Gefühle anstecken; weil sie Angst haben, sich auf die eigene Gefühlsebene begeben zu müssen, die schwer auszuhalten ist. Denn sie ist mit Schmerzen verbunden und erinnert an eigene Verluste, an Krisen und Ängste. Menschen, die dir aus dem Weg gehen, flüchten viel mehr vor sich selbst als vor dir und deinem traurigen Ich. Und weil ihnen fast immer die »richtigen« Worte fehlen. Denn was sollen wir bloß sagen, wenn jemand traurig ist oder andere schwere Gefühle mitbringt?

Welche Worte brauchen deine Gefühle?

Die Reaktion anderer Menschen auf deine Gefühle ist eine Sache, ausgesprochene Worte eine andere. Beides kann verletzen, aber auch unterstützen. Doch häufig fehlt es in unserer Gesellschaft an Worten für einen guten Umgang mit Gefühlen. Wir greifen auf einen Antwortkatalog zurück, der starre Floskeln enthält, aber kaum Trost. Das kann wohltuende Gefühle genauso betreffen wie belastende. Bestimmt hast auch du schon mal Sätze gehört wie »Freu dich nicht zu früh« oder »Lob den Tag nicht vor dem Abend«. Diese Phrasen verwenden wir auch unseren Kindern gegenüber, die dann später ebenfalls nicht die richtigen Worte finden und überfordert sind im Umgang mit Menschen, die offen fühlen. Ein Teufelskreis, den es zu durchbrechen gilt.

Wie problematisch es sein kann, wenn man selbst gerade sehr stark fühlt und die Menschen im Umfeld das nicht aushalten können oder wollen, habe ich nach dem Tod meiner Schwester besonders deutlich erfahren. Ich war todtraurig, und immer wieder begegneten mir Aussagen wie: »Sei doch nicht traurig. Deine Schwester hätte gewollt, dass du lächelst.« – »Sei doch nicht traurig« – was für ein Satz, oder? Wer hat das Recht, dir deine Gefühle abzusprechen? Du fühlst dich traurig, dann darfst du auch traurig sein. Wenn wir dann noch weinen, wird die Aussage ergänzt um ein »Wein doch nicht«. Ich würde in solchen Momenten am liebsten laut schreien: »Warum, wenn ich doch jetzt einfach mal weinen möchte?«

Dasselbe gibt es auch für die Angst. »Hab keine Angst« ist die Standardantwort, die wir erhalten, wenn wir den Mut haben, unsere Ängste auszusprechen. »Tja, meine Vernunft sagt mir das auch, aber ich fühle mich nun mal gerade ängstlich und kann das nicht auf Anhieb abdrehen. Sonst hätte ich es bestimmt getan«, möchte ich oft darauf antworten. Reaktionen wie diese lösen in uns Gedanken aus wie: *Ich darf nicht fühlen. Ich bin nicht richtig, nicht gut so. Ich muss mich zusammenreißen.* Dadurch beginnt auch unsere innere Stimme diese Sätze zu übernehmen, und wir sagen sie uns sogar selbst. Dabei bräuchten wir genau eine Sache, wenn wir fühlen und dies zum Ausdruck bringen oder benennen: Mitgefühl! Nicht nur von unserem Gegenüber, sondern auch von uns selbst. Leider haben wir das durch diese Floskeln und das ständige Verdrängen verlernt. Kein Wunder also, dass wir als Erwachsene nicht mitfühlen können, stattdessen Gefühle wegreden wollen.

Einer meiner ersten Blogartikel auf dem SeelenSport-Blog hatte den Titel »Vermeide diese 13 Sätze bei einem Trauernden – und was du stattdessen sagen solltest«. Ich wusste aus eigener Erfahrung, wie schwer es für viele Menschen ist, mit Trauernden umzugehen. Deshalb wollte ich ihnen damit eine kleine Hilfestellung geben. Einige Tage später brach meine Seite zusammen, weil die Besucherzahlen derart hoch waren. Ich bin total ausgeflippt, weil ich nicht fassen konnte, was hier passierte. Wie verloren mussten die Menschen da draußen sein, um sich so auf meine Anleitung zu stürzen? Die Kommentare unter dem Artikel stammten von vielen trauernden Menschen, die ähnliche Verletzungen erlebt hatten und dankbar für diesen Beitrag waren.

Welche Worte sind es also, die uns helfen, unterstützend auf Gefühle zu reagieren?

Welche Worte brauchen deine Gefühle?

Auf eine Herausforderung/Krise reagieren:

- Ich habe davon erfahren, und es tut mir sehr leid.
- Mir fehlen die Worte. Ich weiß nicht, was ich dazu sagen soll.
- Ich bin gerade selbst überfordert damit.

Ehrlich mit sich und seiner Überforderung in der Situation zu sein hilft dem Gegenüber mehr, als die Situation kleinzureden oder zu überspielen.

Gefühle stehen lassen, wie sie sind:

- Es ist okay, jetzt traurig zu sein.
- Du darfst Angst haben, auch wenn ich keine habe.
- Ich verstehe, dass dich das wütend macht, und das ist in Ordnung.

Den Ausdruck der Gefühle erlauben:

- Du darfst weinen/lachen, so viel du jetzt magst, wenn es dir guttut.
- Du darfst dich hinsetzen und durchatmen, wenn dir das in deiner Angst gerade hilft.
- Nimm ein Kissen und box alles hinein, um deiner Wut Ausdruck zu verleihen.

Nachfragen und zuhören:

- Was kann ich dir Gutes tun?
- Wie kann ich dir nun helfen und dich unterstützen?
- Erzähle mir gerne davon, ich höre dir zu.

Das Wichtigste in jeder gefühlsintensiven Situation ist, das Gegenüber und sein Fühlen nicht zu bewerten, sondern zu versuchen, Verständnis zu zeigen und das Gesagte mit auszuhalten, auch wenn wir etwas selbst nicht nachvollziehen können oder anders reagieren würden. Denn jedes Gefühl hat seine Berechtigung und seinen Nutzen.

Sinn und Nutzen deiner Gefühle

In Zeiten, in denen viele Gefühle auf einmal in dir toben, hast du bestimmt manchmal die Schnauze voll und könntest gut darauf verzichten. Ich kenne das, und mir ging und geht es noch heute oft nicht anders. Gefühle sind aber nicht aus Jux und Tollerei da, sondern haben wichtige Funktionen zu erfüllen. Daran erinnere ich mich in solchen Momenten und kann so die Situation besser akzeptieren.

Zunächst einmal: Gefühle sind immer da. Einen gefühllosen Zustand gibt es praktisch nicht, allenfalls einen neutralen – dann nämlich, wenn Gefühle nur im Hintergrund passieren, dich automatisch lenken, keines von ihnen aber vordergründig und dominant spürbar ist. Die wichtigste Funktion unserer Gefühle ist, unser Überleben zu sichern. Die Angst sorgt dafür, dass wir Gefahren erkennen und ihnen bestmöglich aus dem Weg gehen. Das Gefühl des Ekels warnt uns zum Beispiel vor verdorbenen Lebensmitteln. Er signalisiert: »Das ist nicht gut für dich. Iss das nicht!« Ich mag mir gar nicht vorstellen, was wir alles in uns reinschaufeln würden, wenn es den Ekel nicht gäbe.

Unsere Beziehungen werden genauso von unseren Gefühlen koordiniert und gesteuert. Wenn mich ein Mensch nicht nett behandelt oder etwas sogar gegen meinen Willen tut, reagiere ich vielleicht mit Wut und wende mich von ihm ab. Gefühle helfen dir, dich zu entscheiden, ob du dich abwendest oder dich jemandem hingibst. Sie koordinieren die Intensität deines Tuns, wie etwa beim Sport, ob du zu viel gibst oder deinen Körper mehr bewegen solltest. Ähnlich ist es beim Essen oder bei der Arbeit. Mithilfe des Fühlens kannst du dich an Veränderungen anpassen, und es wird möglich, Verluste zu überstehen und trotzdem wieder glücklich zu sein. Sehnsucht und Trauer um etwas helfen dir zum Beispiel dabei, bewusst ins Handeln zu kommen, dich innerlich vom Verlust zu lösen oder diesen auf eine bestimmte Art in dein Leben zu integrieren – bei mir war das mit dem SeelenSport der Fall. Die Wut nach einem Verlust zeigt dir deine Grenzen auf und hilft dir, diese zukünftig noch besser zu wahren. Wenn wir unseren Gefühlen zuhören, finden wir wieder Freude und Erfüllung im Leben. Sie sind wie Wegweiser durch dunkle Zeiten, die dir zeigen, welche Schritte du als Nächstes gehen solltest. Unsere Gefühle versuchen uns im Grunde so nah als möglich an unser inneres Gleichgewicht heranzubringen. Auch die nicht so angenehmen braucht es dafür. Für unseren Körper ist das notwendig, weil er Harmonie braucht, um gut zu gedeihen, sich zu entwickeln und gesund zu bleiben.

Früher in der Steinzeit war unser Fühlen vor »einfache« Probleme gestellt, also vor singuläre Problemstellungen, auf die reagiert wurde – und dann war die Situation auch schon wieder vorbei. Das war zum Beispiel die Angst vor einem Säbelzahntiger, die uns dazu brachte, zu fliehen oder gegen ihn zu kämpfen. Heute werden wir von Reizen regelrecht überflutet, so viele Triggerpunkte und »Probleme« fühlen wir gleichzeitig. Denken wir nur an die Sozialen Medien. Wenn ich frühmorgens mein Handy in die Hand nehme, Facebook öffne und den Feed hinunterscrolle, werde ich mit Beiträgen bombardiert. Jede dieser »Bomben« löst einen Gefühlsschwall aus. Unter anderem berichtet ein Nachrichtenportal von einer gleichaltrigen Frau, die beim Wandern abgestürzt und gestorben ist. Schließlich lege ich das Handy weg und schiebe sämtliche Gefühle, die in den letzten paar Minuten hochgekommen sind, beiseite. Damit denke ich, die Sache habe sich erledigt. Was ich allerdings vergesse, ist, dass sich mein Gehirn mit all den kleinen, niedlichen »Personen« darin alles sehr gut gemerkt hat. Es kann nicht vergessen, schon gar nicht, wenn es um mein Überleben geht. Warum ich bei der nächsten Wanderung einen ganz anderen, einfachen Weg wähle, obwohl ich den schweren schon öfter mal gegangen bin, darf mich also nicht wundern. Mein Gehirn schaut gut drauf, dass all diese Horrorgeschichten für mich ja nicht Realität werden. Keines der Gefühle in jenen zehn Minuten, in denen ich mich durch meinen Feed gescrollt habe, habe ich wirklich bewusst erlebt, beachtet oder ausgedrückt. Und doch haben sie mich geleitet und werden künftig viele Entscheidungen in meinem Leben übernehmen.

Kommen dir solche Momente bekannt vor?

Mit der heutigen Reizüberflutung über die sozialen und klassischen Medien und durch die modernen Technologien kommen wir unseren Gefühlen nicht mehr hinterher. Wir springen von einem zum Nächsten, sind innerlich übersättigt und finden in dieser Gesellschaft kein Ventil, keine Ausdrucksmöglichkeit dafür. Wir stumpfen ab, verlieren unsere Fähigkeit, Mitgefühl zu entwickeln, scrollen auch im echten Leben Gefühle einfach weiter, obwohl sie doch über unser ganzes Leben entscheiden.

Sollten wir stattdessen nicht ihren Sinn genauer betrachten und sie entsprechend für uns nutzen? Denn wer will schon derart abgestumpft sein und stets sein Leben nur weitergescrollt haben, anstatt selbst der Beitrag zu sein und ihn mittendrin ausgiebig zu spüren? Mit dem Tod meiner Schwester habe ich gelernt, auf Pause zu drücken, mich zu spüren, und in meinen Gefühlen den Sinn gesehen, den sie wirklich haben. Das Leben lebendig zu machen. Dafür braucht es die positiven und auch negativen Gefühle. Doch gibt es die wirklich?

Positive vs. negative Gefühle

Du hast bestimmt schon mal davon gelesen oder gehört, dass viele Menschen Gefühle in negativ und positiv einteilen. Bei mir hat diese Zuordnung immer sehr viel Druck ausgelöst. Nur positiv sein und positiv denken, das zählt. Alles Negative soll ausgemerzt werden. Macht es uns glücklicher und zufriedener, wenn wir uns gegen diese »negativen« Gefühle wehren, anstatt sie anzuerkennen, auszudrücken, durch sie hindurchzugehen und die »positiven« Gefühle dann wieder erleben zu können?

Wenn wir uns diese negativen und positiven Gefühle anschauen, was sehen wir dann? Nehmen wir das Gefühl Liebe. Jeder würde im ersten Moment dieses Gefühl als eindeutig positiv betiteln. Was aber, wenn eine Mutter gerade ihr Kind verloren hat? Sie liebt es, und wenn sie diese Liebe spürt, dann wandelt sie sich in Sehnsucht, in unerfüllte Liebe, in Schmerz, Verzweiflung. Ich habe nach dem Mord an meiner Schwester ständig gesagt, wie sehr ich diese Liebe zu ihr hasse und verfluche, weil sie der Grund meines Schmerzes ist.

Oder betrachten wir das Gefühl der Erniedrigung. Du würdest es wahrscheinlich als negativ ansehen. Manche Menschen verbinden damit jedoch Gefühle wie sexuelle Befriedigung und Lust. Sie genießen in einem Rollenspiel diese Art der Erniedrigung, die wir im ersten Moment als verachtend bezeichnen würden.

Können und dürfen wir also pauschal unsere Gefühle in negativ und positiv einteilen? Sieht diese Einteilung bei den einzelnen Personen nicht immer unterschiedlich aus?

Wenn ich meinen Kursteilnehmerinnen die Frage stelle, was sie als ihr Lieblingsgefühl bezeichnen würden und welches als ihr unliebsamstes, dann bekomme ich ganz unterschiedliche Antworten. Für die eine Person hat Traurigkeit etwas Schönes, Erleichterndes an sich, weil sich die Freude danach umso intensiver anfühlt und die Traurigkeit sie dankbarer macht, während eine andere Person die Traurigkeit verabscheut und kaum aushalten kann.

Wir können Gefühle nicht strikt in negativ und positiv einteilen. Sie müssen immer in ihrem gesamten Kontext betrachtet werden, im Hinblick auf den jeweiligen Menschen, seine Geschichte und Situation. Kaum ein Gefühl bleibt nur allein für sich stehen, sondern hat immer auch andere Gefühle im Schlepptau. Jeder Mensch fühlt anders und in unterschiedlicher Intensität und bewertet Situationen ganz unterschiedlich.

Ich spreche also lieber von unangenehmen Gefühlen und angenehmen, von belastenden und stärkenden, von Lieblingsgefühlen und unliebsamen als von negativen und positiven. Es drückt das Individuelle an unserem Fühlen und Wahrnehmen besser aus. Und Unangenehmes zu fühlen gehört zum Leben, auch wenn wir nach Angenehmem streben. Doch wir müssen erst durch das Unangenehme hindurchgehen, um das Angenehme wieder fühlen und spüren zu können. Wenn du zum Beispiel traurig bist und jemand zu dir sagt, du sollst doch wieder lachen und aufhören zu weinen, dann schaffst du das vielleicht in dem Moment, aber wirklich fröhlich wirst du dadurch nicht. Die Traurigkeit bleibt weiterhin in dir. Machst du das dann häufiger, sammelt sie sich in dir und wird irgendwann überschwappen wie ein Kochtopf, der überkocht, oder – viel heftiger – wie ein Korken, der aus der Flasche knallt.

Deshalb ist es so wichtig, dass du dir Zeit für deine Gefühle nimmst, um zu verstehen, was sie mit dir machen und in dir auslösen, um irgendwann Zufriedenheit, Sicherheit, Liebe und alle weiteren »klassisch angenehmen« Gefühle wieder als solche spüren zu können. Denn natürlich gibt es eine Tendenz und grobe Einteilung. Gefühle, die unseren Körper und die Seele nähren und uns kräftigen, werden im Regelfall als angenehm wahrgenommen. Gefühle, die uns zerstören, auseinanderbringen und vernichten, werden üblicherweise als unangenehm empfunden. Das ist unser natürlicher Gesundheitszustand, um möglichst lange zu leben und uns zu vermehren. Dennoch sorgen schwere Zeiten, Krisen und Herausforderungen manchmal für eine neue Einteilung und Bewertung, die dich aber auf keinen Fall schlecht macht oder falsch. Du bist gut, wie du gerade bist, und jedes Gefühl hat seine Berechtigung, das möchte ich noch einmal ganz deutlich betonen. Wir müssen nicht immer perfekt funktionieren, ohne dabei unseren Wert zu verlieren.

Eines unserer größten Probleme mit den Gefühlen ist zudem unsere Tendenz, alles entweder schwarz oder weiß zu sehen. Grau gibt es nicht. Bist du traurig, denkst du, nur das sein zu dürfen. Wenn es dir gut geht, du eigentlich glücklich bist, darfst du keine Traurigkeit gleichzeitig empfinden, dir geht es ja so gut. Aber so funktioniert unser Leben nicht. Gefühle vermischen sich, und die größten Gegensätze können gleichzeitig gefühlt werden. Sie können Hand in Hand gehen.

Als ich auf meiner sechswöchigen Reha für seelische Gesundheit war, hatten wir regelmäßige Gruppensitzungen. Wir wurden danach gefragt, wie wir uns im Moment fühlten. Ich war an der Reihe und erklärte zaghaft: »Ich fühle mich sehr traurig heute Morgen, weil ein Rehapatient, den ich besonders mochte, seine sechs Wochen hinter sich hat und nun gehen musste. Aber ich freue mich gleichzeitig, weil das Wetter heute so schön ist und ich deshalb endlich draußen trainieren kann. Ein bisschen wütend macht mich aber noch die Geschichte der Frau Schmitzer, die wir gestern hörten. Sie erinnert mich an meine eigene Geschichte.« Die Therapeutin staunte und sagte an mich gerichtet: »Das ist eine besondere Fähigkeit, Frau Biber, die Aufschlüsselung mehrerer Gefühlszustände gleichzeitig. Nicht jeder kann das. Das ist gut! Behalten Sie sich diese Gabe.« Nicht viele Menschen stellten in unseren Sitzungen ihre Zustände nebeneinander, sie konzentrierten sich stattdessen auf das dominierende Gefühl.

Ich verstehe das sehr gut, wenn eines so mächtig da ist und nichts anderes zulässt. Trotzdem haben wir eine schöne, breite Palette an Gefühlen, die unser Erleben so unglaublich bunt machen kann. Diese Fähigkeit hilft uns, nicht in ganz so tiefe Löcher zu fallen. Und diese Fähigkeit lässt sich üben. Am besten fängst du gleich jetzt damit an!

Wie fühlst du dich jetzt gerade, in diesem Moment?

- Verwende mindestens fünf Gefühle, unangenehme und angenehme.
- Nimm dir einen Moment, um sie in Ruhe zu betrachten, und werde dir bewusst, dass du nicht nur aus einem Gefühl bestehst.

Gefühle und ihre Wirkung im Körper

In der Zeit, als wir nach meiner Schwester suchten, wenige Tage nach ihrem Verschwinden, kämmte ich mir erschöpft die Haare und hielt plötzlich ganze Büschel davon in der Hand. Eine Stressreaktion meines Körpers auf die Situation. Stress, ausgelöst durch aufgestaute Gefühle und ausbleibende Erholungspausen.

Jeder kennt so was im Alltäglichen. Du erlebst Situationen, die dich aufwühlen und beschäftigen, die in dir ein regelrechtes Gefühlschaos erzeugen. Weil du wie üblich gestresst bist, kannst du der Krise keine Beachtung schenken. Dann kommst du in die Arbeit, Aufgabe für Aufgabe prasselt auf dich herein, heute ist besonders viel zu tun. Der Zustand zieht sich über mehrere Tage oder Wochen. Während du weiter versuchst, den Aufgaben gerecht zu werden, zu funktionieren und Leistung zu erbringen, fahren deine Gefühle im Körper Achterbahn und versuchen, sich über deinen Körper Gehör zu verschaffen. Du fühlst dich zunehmend erschöpfter, entwickelst Beschwerden wie Kopfweh, Rückenschmerzen, Verspannungen, Schlaflosigkeit. Manchmal schaffen es deine Gefühle, dich kurzzeitig zum Stillstand zu zwingen, indem sie eine Erkältung herholen. Du bist gezwungen, zur Ruhe zu kommen. Jetzt wäre die Gelegenheit, auf deine Gefühle zu schauen. Doch meistens tun wir es nicht, sondern lenken uns weiter ab, stopfen uns voll mit Tabletten, um möglichst schnell wieder in das Hamsterrad zurückzukehren. Dann wieder versuchen wir, die Gefühle und Stresshormone auszutricksen, mit Alkohol, Kaffee bei Übermüdung, Fettigem und Zuckerhaltigem beim emotionalen Essen oder mithilfe anderer Mittel, die uns ein bisschen ablenken und betäuben. Das mag eine gewisse Zeit funktionieren. Die Frage ist: wie lange, und war es das wert? Denn irgendwann wird er kommen, der emotionale und körperliche Zusammenbruch.

Das muss er aber nicht. Doch dafür ist es notwendig, dass du dich mit deinen Gefühlen und den Situationen, die sie auslösen, auseinandersetzt. Und weil jedes Gefühl in unserem Körper entsteht (genau genommen im Gehirn, wo die kleinen, niedlichen Wesen sitzen. Du erinnerst dich?), dürfen wir auch ihn bei unseren Betrachtungen nicht vernachlässigen. Wie Platon bereits 390 vor Christus sagte: »Das ist der größte Fehler bei der Behandlung von Krankheiten, dass es Ärzte für den Körper und Ärzte für die Seele gibt, wo beides doch nicht getrennt werden kann!«

Über zweitausend Jahre später gibt es noch immer genug Menschen, die diese zwei Bereiche voneinander getrennt behandeln. Als ich mit immer wiederkehrenden Bauchschmerzen und Übelkeit zu meiner Hausärztin ging und bei den Untersuchungen nichts herauskam, fragte sie nicht ein einziges Mal nach meinem psychischen Befinden. Ich bekam Medikamente verschrieben, die die Symptome lindern sollten. Ich nahm sie nie ein und besprach die Situation stattdessen mit meiner Therapeutin. Erst dort erfuhr ich, wie meine Trauer auf den Magen schlagen konnte. Mit einem liebevollen Umgang, einer angepassten Ernährungsweise, meinem Training und einer großen Portion Geduld wurden die Schmerzen langsam besser. Damit möchte ich keinesfalls die moderne Medizin verurteilen. Trotzdem sollten wir den Körper öfter ganzheitlich betrachten, nicht nur einzelne Symptome bekämpfen, sondern den Blick tiefer richten.

Umgekehrt denke ich, dass auch bei einer psychologischen Behandlung der Körper nicht aus dem Blickfeld geraten darf. Ich bin fest davon überzeugt, dass wir definitiv psychisch gesündere Menschen hätten, wenn wir in Therapien und Kliniken mehr Bewegung einbauen würden. Stattdessen lassen wir uns meist nur passiv behandeln, ohne großen Aufwand unsererseits, mit Tabletten, wenn wir depressiv sind, mit Massagen, wenn wir verspannt sind, mit Gesprächstherapien, wenn unsere Gefühle ein Chaos verursachen. Wo aber bleibt die aktive Bewegung?

Doch zurück zu unseren Gefühlen. Da diese die Aufgabe haben, eine Reaktion in unserem restlichen Körper hervorzurufen, tun sie das erst recht, wenn wir sie ignorieren oder unterdrücken. Nicht sofort, aber man könnte es vorsichtig mit dem Rauchen oder einem ungesunden Lebensstil vergleichen, die später zu Lungenkrebs oder Herz-Kreislauf-Problemen führen können. Die erste Zeit spüren wir nichts. Ein Husten vielleicht mal, oder du bist etwas unfit unterwegs. Jahre später ist eine Diagnose da, scheinbar ganz überraschend. Doch schon immer waren diese Warnzeichen da, die du aber ignoriert hast. Unterdrücken wir unsere Gefühle langfristig, kann das sowohl zu körperlichen Krankheiten führen, aber auch zu psychischen Erkrankungen wie Depressionen oder Burn-out, die sich wiederum auf den Körper auswirken.

Ich selbst litt an vielen körperlichen Symptomen, vor allem in meinem ersten Trauerjahr. Auch heute noch sind Folgen bemerkbar, die sich wahrscheinlich nicht mehr gänzlich beseitigen lassen werden. Da ist mein Kiefergelenk, das sich durch die Anspannung bei den Panikattacken und der Angst verschoben hat, und ich bin viel anfälliger für Erkältungen geworden, als ich es früher war. Alles, was wir an Schicksalsschlägen, Verlusten und Krisen erleben, hinterlässt Spuren in unserem Körper. Zurück bleiben Narben und ein neuer körperlicher Zustand, der niemals so sein wird wie vor der Veränderung. Im Frühling 2013 hatte ich den Kreuzbandriss. Ich wurde operiert. Eine Narbe ist noch heute deutlich zu sehen. Obwohl mein Knie mittlerweile vollkommen funktionstüchtig ist, wird es dennoch nicht mehr so sein, wie es vor dem Riss war. Manche Dinge kann ich nicht mehr so ausführen wie früher. Ähnlich verhält es sich mit unseren seelischen Schmerzen, die wir erleben. Sie gehören zum Leben dazu – aber die Frage ist: Wie gehen wir mit dieser Art Schmerz um? Passen wir unser Leben den Narben an, oder ignorieren wir sie weiter?

Bevor meine Schwester starb, führte ich ein Leben auf der Überholspur. Ständig unterwegs, und das mit Vollgas. Mein Körper hat es so weit »gut« mitgemacht. Heute könnte er diesem Tempo nicht mehr standhalten. Die Frage, die du dir dann stellen solltest, ist: Will ich das denn? Wäre es nicht sinnvoller, die Umgebung an das eigene Tempo anzupassen, als den Körper ständig auf eine von außen (oder von dir selbst) aufoktroyierte Geschwindigkeit hochzujagen, obwohl er und vor allem deine Gefühle gar nicht dafür gemacht sind?

Du kennst die Antwort, oder?

Bevor wir uns einige psychosomatische Folgen von einem zu schnellen Tempo im Alltag und einem Verdrängen von Gefühlen anschauen, werfen wir einen Blick darauf, wo genau einzelne Gefühle körperlich spürbar sind. Denn dann können wir noch besser verstehen, was passiert, wenn wir sie ignorieren.

Körperliche Wahrnehmung einzelner Gefühle

Wenn wir traurig sind, weinen wir. Wenn wir uns freuen, lachen wir und beginnen vielleicht zu tanzen. Wenn wir wütend sind, ballen wir unsere Fäuste und stampfen auf den Boden. Aber wo im Körper spüren wir einzelne Gefühle, bevor wir sie dann ganz konkret in unserer Körpersprache zum Ausdruck bringen?

Eine finnische Studie zu »Bodily maps of emotions«, also »Körperkarten der Emotionen«, hat sich genau dieser Frage gewidmet. Die Versuchsteilnehmer wurden mit Filmen, Bildern, Worten konfrontiert. Sie mussten angeben, welche Gefühle sie dabei empfanden und an welcher Stelle im Körper sie diese spürten. Dadurch entstanden Grafiken, die zeigen, in welchen Körperbereichen wir Menschen unsere Gefühle wahrnehmen. Dabei ist zu berücksichtigen, dass es sich hier um akute Gefühle im Moment handelt und nicht um ein Grundfühlen über Wochen oder Monate hinweg. Dieses unterscheidet sich maßgeblich in der körperlichen Darstellung, weil äußere Umstände und der eigene Umgang damit ebenso berücksichtigt werden müssen.

Traurigkeit

Sie wird hauptsächlich im Brustkorb, im Hals und unterhalb der Augen gespürt. Du kennst bestimmt das Engegefühl in der Brust, den berühmten Kloß im Hals und das Augenbrennen, wenn sich Tränenflüssigkeit bildet. Arme und Beine hingegen werden kaum noch wahrgenommen, und eine Art Ohnmachtsgefühl stellt sich ein. Der Körper fühlt sich an, als wäre er der Traurigkeit ausgeliefert. Wer besonders intensiv traurig ist, spürt sich begrenzt auf die drei genannten Bereiche, alles andere wird zunehmend taub. Ich hatte in schlimmen Traurigkeitsphasen das Gefühl, meine Gliedmaßen wären nicht mehr Teil meines Körpers. Diese Beschreibung höre ich von SeelenSportlerinnen ebenfalls des Öfteren. Die Gliedmaßen sind zwar noch da, werden jedoch kaum noch wahrgenommen.

Unterdrückte Traurigkeit

Eine SeelenSportlerin erzählte mir einmal, sie habe permanent das Gefühl, etwas stecke in ihrem Hals fest. Sie hatte Angst davor, es könnte sich um einen Tumor handeln. Ihre Gedanken drehten sich den ganzen Tag um diese Schmerzen. Nachdem sie diese ärztlich hatte abklären lassen und die Ärzte körperlich nichts hatten feststellen können, kam sie zu mir. Wir sprachen über ihre Traurigkeit. Im vorangegangenen Jahr hatte sie ihren Lebenspartner verloren und wollte nun für sich und ihren Körper wieder etwas tun und in Bewegung kommen. Sie betonte in der ersten Stunde, dass sie gut mit ihrer Traurigkeit umgehen könne. Den Umständen entsprechend gehe es ihr gut, denn sie habe schon lange nicht mehr geweint.

Auf die Frage hin, wie ihr Alltag seitdem aussehe, um den Trainingsplan entsprechend anpassen zu können, kristallisierte sich schnell heraus, dass sie permanent auf dem Sprung war und nie Zeit für sich hatte. Ich bekam vermehrt das Gefühl, dass noch viel Traurigkeit da war, sie diese aber nicht zulassen wollte.

Wir starteten mit dem Training, machten Übungen zum Thema Traurigkeit und ließen die entsprechenden Geschichten dazu miteinfließen. Während einer Übung begannen ihre Lippen zu zittern. Sie warf die Hände vors Gesicht und brach in Tränen aus. Minutenlang schluchzte sie und beweinte ihren Verlust, während ich diese Traurigkeit mit ihr aushielt. Im Gegensatz zu mir war sie verwundert über ihre Traurigkeit: »Mir war nicht bewusst, wie traurig ich noch bin. Dieser Schmerz ist plötzlich einfach aus mir herausgebrochen, als wäre er schon lange überfällig gewesen. Das Weinen hat jetzt richtig gutgetan.« Als sie zum nächsten Trainingstermin erschien, war sie voller Freude und ganz aufgeregt: »Du glaubst nicht, was mir passiert ist, Katrin. Seit unserem letzten Training fühlt sich mein Hals plötzlich so frei an. Ich habe kaum noch Schmerzen! Woran liegt das nur?« Genau konnte ich ihr das nicht erklären, aber vielleicht war da einfach noch eine Portion Traurigkeit gewesen, die ausgedrückt werden wollte. Unser Körper zeigt uns sehr gut, wenn Gefühle ignoriert werden. Wir müssen ihn nur ernst nehmen und ihm zuhören.

Weitere Symptome können hier sein:

- Schmerzen in Hals und Kiefer
- Verspannungen in Nacken und Schultergürtel
- Engegefühl im Brustkorb

Natürlicher Ausdruck der Traurigkeit

- weinen, schluchzen
- sich zusammenkauern
- Hände vors Gesicht halten
- klagende Worte ausstoßen
- die Beine heranziehen, sich umarmen

Wut

Dieses energiegeladene Gefühl spüren wir im Körper in mehreren Bereichen. Besonders stark im Kopf, als eine Art von Druckgefühl und Hitze. Dazu empfinden wir rund um die Mundpartie einen inneren

Drang loszuschreien, der von unserer Kehle aus hochkriecht. Wir nehmen eine Erregung rund ums Herz wahr, das spürbar schneller schlägt. Die Arme fühlen sich warm und unruhig an, die Hände »glühen« förmlich und bilden Fäuste. Manche spüren die Wut zusätzlich in den Füßen. Der ganze Körper fühlt sich an, als würde er von innen heraus explodieren. Dagegen wird im unteren Drittel des Oberkörpers rund um das Becken und in den Beinen Wut nur selten bis gar nicht wahrgenommen.

Unterdrückte Wut

Regelmäßig veranstalte ich Wut-Workshops, in denen wir uns nur diesem einen Gefühl widmen, weil es unglaublich viele Menschen in ihrem Alltag belastet. Meistens nehmen daran Männer teil. Häufig ist für sie nämlich Wut ein Mittel, um andere Gefühle zu verbergen – in der Regel Traurigkeit. Ein Mann, der weint und traurig ist, wird in vielen Gesellschaftsschichten nicht als männlich angesehen. Viele schämen sich entsprechend, traurig zu sein, öffentlich zu weinen, und sehen es als persönliche Schwäche an. Sie verbannen also ihre Traurigkeit und stülpen sich Wut über. Sie wird als männlich, stark und mächtig wahrgenommen. Doch auch sie kann nicht einfach rausgelassen werden, denn sie erzeugt Angst beim Gegenüber, Angst vor Aggressionen. Doch gerade erst dann, wenn Wut zu lange unterdrückt wird, kommt die Aggression.

Einer der Workshop-Teilnehmer, der seinen Vater verloren hatte, erzählte davon, wie schwer es ihm mittlerweile falle, im Alltag seine Wut zu bändigen: »Ich weiß nicht mehr, wohin damit. Ich möchte niemanden verletzen, aber manchmal stelle ich mir bereits vor, dass ich jemandem das Gesicht einschlage, wenn er nur ein falsches Wort sagt. Doch so bin ich eigentlich nicht und will ich auch nicht sein.«

Ich selbst kenne ähnliche Gedanken. Als Larissa ermordet worden war, entwickelte ich einen unbändigen Zorn gegenüber dem Mörder. Ich konnte ihn nicht direkt bei ihm ablassen und verlagerte ihn auf meine Mitmenschen. Jeder falsche Blick auf der Straße erzeugte einen Gedankenstrudel an Hass und Wut. Und auch hier konnte ich sie nicht loswerden. Ich war zornig auf mich selbst, dass ich so boshafte Gedanken überhaupt entwickeln konnte. Die aufgestaute Wut bahnte sich ihren Weg. Jedes Mal, wenn ich längere Zeit besonders wütend war, dies aber unterdrückte, bekam ich schreckliche Bauchschmerzen, und mir wurde schlecht. Manchmal musste ich mich sogar übergeben. Fast alle Teilnehmer in meinen Workshops erzählen von ähnlichen Bauchschmerzen. Liebe geht durch den Magen, Wut offenbar auch.

Natürlicher Ausdruck der Wut

- Stirnrunzeln, böser Blick (Augen zusammenkneifen)
- schreien, laut sprechen
- Fäuste ballen
- um sich schlagen, gegen etwas schlagen
- stampfen

Freude

Ein Gefühl, das schwieriger zu verorten ist, da es den gesamten Körper regelrecht einnimmt. Auch hier spüren wir ein Hitzegefühl im Kopf, das jedoch als angenehm wahrgenommen wird. Der Herzschlag beschleunigt sich, und es fühlt sich an, als würde das Herz hüpfen. Aber auch der restliche Körper wird spürbar wahrgenommen. Viele beschreiben das Gefühl als elektrische Impulse, die durch den gesamten Körper schwirren. Man spürt eine innere Unruhe, die als besonders angenehm empfunden wird.

Unterdrückte Freude

Was im ersten Moment seltsam klingen mag, kommt häufiger vor, als du denkst. Viele Menschen berauben sich ihrer eigenen Freude, und zwar, wenn ihnen Verluste widerfahren sind und sie sich schlecht dafür fühlen. Wenn die Freude von außen kritisiert wird, weil sie ja irgendwie unpassend sei in so einer Situation. Wenn man eingenommen wird von belastenden Gefühlen und man den Zugang zur Freude verloren hat.

Das Gefühl der Freude schenkt dem Körper unglaublich viel Kraft, um schwere Zeiten besser durchstehen zu können. Unterdrücken wir sie häufiger, berauben wir uns selbst dieser Kraft. Die psychosomatischen Auswirkungen der belastenden Gefühle sind intensiver und bekommen dadurch mehr Handlungsspielraum. Je länger sie unterdrückt wird, desto größer ist auch die Gefahr, den Zugang zur Freude fast vollständig zu verlieren.

Natürlicher Ausdruck der Freude

- lachen (aber auch weinen, wenn Rührung oder Liebe noch hinzukommen)
- tanzen, springen, zappeln
- Arme in die Luft werfen, hochstrecken

Angst

Dieses Gefühl wird besonders stark rund um das Herz wahrgenommen, als eine Art Stich oder kurzes Brennen, so als würde etwas das Herz zum Stolpern bringen. Das Brennen kann sich dann auch in die Brustgegend ausbreiten und im Halsbereich als Engegefühl auftreten. Wir können kaum einen Laut von uns geben, als würde uns etwas die Stimme wegnehmen. Auch der Impuls, laut aufzuschreien, kann spürbar werden. Der Körper fühlt sich starr an, verkrampft und spannt alle Muskeln an. Wir schwitzen und spüren, wie Schweiß an der Stirn oder die Achseln herunterfließt.

Angst – die Ausnahme

Angst lässt sich im Gegensatz zu anderen Gefühlen nur schwer unterdrücken. Das macht auch Sinn, denn in bestimmten Fällen ist Angst überlebenswichtig. Ohne sie würden wir uns blindlings in jegliche Gefahr stürzen. Unterdrückten wir in solchen Fällen unsere Angst, wären wir wahrscheinlich schnell tot oder kämen verletzt aus der Situation heraus. In unserem Alltag gibt es jedoch kaum noch lebensgefährliche Angstmomente. Vielmehr sind es psychische und wirtschaftliche Bedrohungen, die uns Angst machen. Jobverlust, finanzielle Ängste, Beziehungsaus, Kinderversorgung, der Tod – diese und noch mehr Ursachen lösen Ängste in uns aus. Wenn wir ihnen zu viel Macht geben, ist unser Körper in einem Dauerstress. Die Muskulatur ist durchgehend in höchster Spannung, was zu Kopfschmerzen, Muskelschmerzen und Verspannungen führen kann. Der Körper fühlt sich erschöpft und ausgelaugt an nach einer intensiven Angstphase. Doch wenn wir lernen, die Angst als einen wertvollen Begleiter zu betrachten, der uns etwas über uns selbst sagen möchte, dann können wir gut mit ihr umgehen lernen und ihr die Macht nehmen.

Ausführlicher werden wir uns das in der Übungskategorie zu den Ängsten anschauen.

Natürlicher Ausdruck der Angst

- erstarren
- Augen aufreißen, wachsam sein
- losrennen, flüchten
- Hände/Beine schützend vor sich werfen – Schutzgesten

Liebe

Das Gefühl der Liebe wird als überaus angenehm im Körper empfunden, sofern eine Gegenseitigkeit vorhanden ist. Sexuelle Liebe wird in unserer Schamgegend stark empfunden, aber auch im Bauch, wenn die berühmten Schmetterlinge dort ihre Runden drehen. Das Herz schlägt schneller, eine leichte Nervosität macht sich in der Brustgegend breit. Dort kribbelt es und pocht ganz laut. Ähnlich wie bei der Angst gesellt sich ein Brennen hinzu, das jedoch alles andere als unangenehm ist. In der Gesichtspartie verspüren wir Impulse rund um unsere Lippen und Wangen, die dazu auffordern, die Lippen zu spitzen, um unsere Liebe mit Küssen zu besiegeln. Die Liebe nimmt also den gesamten Oberkörper ein, unsere Körpermitte. In den Beinen spüren wir kaum etwas davon.

Unterdrückte Liebe

Liebe ist eines der lebensnotwendigen Gefühle. Wir brauchen sie, um psychisch gesund zu bleiben und in der Gesellschaft bestehen zu können. Ohne Hassgefühle können wir gut leben, aber ohne Liebe würden wir zugrunde gehen. In zahlreichen Studien und Experimenten wie z. B. den sogenannten Kaspar-Hauser-Versuchen wurde immer wieder deutlich, dass unsere körperliche und psychische Entwicklung von Geburt an von Liebe und Zuwendung abhängt. Wenn du mehr dazu erfahren willst, findest du im Anhang Verweise zu einigen dieser Studien. Entsprechend krank macht es uns, wenn wir Liebe nicht geben dürfen, sie unterdrücken müssen. In vielen Ländern ist beispielsweise die gleichgeschlechtliche Liebe verboten. Das führt dazu, dass homosexuelle Menschen sie heimlich ausleben oder sich ständig gegen sich selbst stellen müssen. So entstehen zum Teil schwere psychische Leiden bis hin zu Suizidgedanken. Liebe muss also gelebt werden dürfen, sonst leiden wir extrem.

Natürlicher Ausdruck der Liebe

Liebe ist ein komplexes Gefühl, und ihre Ausdrucksart ist kulturell bedingt. Hier gehe ich von einer westlichen, europäischen Haltung aus.

- umarmen, festhalten, streicheln
- küssen, lächeln
- liebkosen

Der Umgang mit diesen fünf Gefühlen Traurigkeit, Wut, Freude, Angst und Liebe fällt den Menschen in unserer heutigen Gesellschaft schwer. Sie werden unterdrückt und können so zu psychosomatischen Beschwerden führen. Andere Basisemotionen wie Ekel, Überraschung und Verachtung spielen hier keine so große Rolle. Dann gibt es noch kompliziertere Gefühle, wie Schuldgefühle oder Selbstvertrauen. Sie sind nicht auf der rein körperlichen Ebene zu betrachten und stehen in Zusammenhang mit anderen Gefühlen. Im Zuge der Vorstellung der einzelnen SeelenSport-Übungen werde ich ausführlicher auf sie eingehen.

Psychosomatische Folgen langfristig unterdrückter Gefühle

Keiner der trauernden Menschen, mit denen ich bisher zusammenarbeiten durfte, blieb körperlich verschont. Sie alle berichteten von körperlichen Symptomen, wie ich sie ähnlich selbst erlebt habe. Im Folgenden stelle ich die häufigsten Krankheitsbilder vor, die mir in meinem Arbeitsfeld begegnet sind.

Ein Hinweis vorweg jedoch: So oft sich bestimmte Krankheitserscheinungen als psychosomatisch herausstellen, so wichtig ist es, alle Symptome dennoch immer erst ärztlich abklären zu lassen, um eine rein somatische Ursache auszuschließen.

Herzrasen, Brustschmerzen, Engegefühl im Brustkorb, Atemnot

In den ersten Monaten nach Larissas Tod hatte ich in dieser Hinsicht die meisten Schwierigkeiten. Alle vier Symptome wechselten sich ab oder waren schlimmstenfalls gleichzeitig da. Aufgrund meiner Herzmuskelentzündung aus dem Jahr 2012 machte ich mir Sorgen, meine Trauer könnte meinem Herzen schaden. Bis heute lasse ich mein Herz alle sechs Monate ärztlich untersuchen und achte noch mehr auf eine ausreichende Herzgesundheit. Denn diese Angst war nicht ganz unbegründet.

Laut einer Studie von Thomas Buckley in Australien verändert sich der Herzschlag nach Todesfällen signifikant. Anhand 78 nach dem Tod eines Partners oder Kindes Trauernder wurde dies erstmalig getestet. Sie wurden zwei Wochen nach dem Verlust untersucht. Es kam heraus, dass sich der Herzschlag um etwa fünf Schläge pro Minute erhöht hatte. Nach sechs Monaten normalisierte sich der Herzschlag wieder. Außerdem wurde herausgefunden, dass Trauernde innerhalb dieser Zeitspanne regelmäßig Phasen hatten, die einen erhöhten Herzschlag aufwiesen.

Was zeigt uns das?

- Bestimmte Gefühle wirken sich direkt auf den Körper und seine Funktionen aus.
- Nach einem schweren Verlust besteht für Risikopatienten eine erhöhte Gefahr, an Herzleiden zu erkranken.
- Zusätzlicher Stress kann sich noch weiter ungünstig auf das Herz auswirken.
- Nach einem Verlust, vor allem ab einem gewissen Alter oder bei Vorerkrankungen, ist es wichtig, regelmäßig sein Herz untersuchen zu lassen.

Soforthilfetipp

Du spürst plötzlich, aufgrund eines akut auftretenden unangenehmen Gefühls, eines der vier genannten körperlichen Symptome in deiner Brustgegend? Versuche dich an folgender Übung:

Setz dich im Schneidersitz hin, werde aufrecht im Rücken und ziehe deine Schultern nach hinten und unten. Leg deine Hände auf den Brustkorb, nahe dem Herzen. Konzentriere dich auf deinen Herzschlag, der im Moment etwas unregelmäßiger und schneller scheint. Spüre die Unruhe in deinem Brustkorb und das Engegefühl. Auch wenn sich das unangenehm anfühlt, ist es gerade ein Teil von dir, der dir zeigt, dass dein Herz und deine Gefühle Aufmerksamkeit brauchen. Beginne, langsam durch die Nase einzuatmen. Zähle währenddessen im Stillen bis vier. Atme anschließend langsam durch den Mund aus und zähle von vier abwärts. Beim nächsten Einatmen zähle noch mal bis vier, beim Ausatmen dann aber von sechs abwärts. Verlängere die Ausatmung anschließend um weitere zwei Stufen und starte bei acht. Bleibe bei dieser Anzahl und wiederhole sie so lange, bis sich dein Herzschlag etwas beruhigt hat und der Schmerz in der Brust nachlässt.

Sprich dir während der Übung den kurzen Satz »Es ist okay« vor oder such dir deinen ganz eigenen Satz, der Ruhe und Verständnis für dich ausstrahlt.

Hautprobleme

Als ich 17 Jahre alt war, bekam ich starke Neurodermitis. In dieser Zeit ging es mir psychisch nicht besonders gut. Ich war mit vielen Aufgaben überfordert, und es gab familiäre Probleme. Mit 19 war die Hautkrankheit wieder weg. Als Larissa gestorben war, dauerte es nur wenige Wochen, bis die Ausschläge wieder zum Vorschein kamen. Sie blieben über Jahre hinweg, sind mittlerweile aber wieder gut verheilt. Viele SeelenSportlerinnen haben mir ähnliche Geschichten erzählt. Die meisten von ihnen leiden unter Neurodermitis, junge Teilnehmerinnen oft verstärkt unter unreiner Haut.

Die schwedische Dermatologin Florence Dalgard, die Hauterkrankungen auf psychische Ursachen hin untersuchte, konnte zeigen, wie unterdrückte Gefühle und Stress sich in Hautausschlägen äußern. Ursache hierfür sind offenbar bestimmte Botenstoffe, die unser Körper in stressigen Situationen ausschüttet. Nicht umsonst gibt es diesen bekannten Spruch, die Haut sei der Spiegel der Seele. In solchen Fällen braucht es sehr viel Geduld, denn Hautprobleme benötigen viel Zeit, um zu heilen. Lass dich von einem guten Hautarzt beraten und unterstütze deine Haut auch hier mit einer Reduktion von Stress im Alltag, indem du deine Gefühle annimmst, und durch nährstoffreiches Essen.

Verspannungen, Kopf- und Muskelschmerzen

In unserer westlichen Welt klagen Menschen heutzutage an jeder Ecke über Verspannungen. Nicht nur das Verdrängen von Gefühlen spielt hier eine Rolle, sondern auch unser Alltag, der von einer sitzenden Kultur geprägt ist, kombiniert mit einem Mangel an Bewegung. Hinzu kommen noch Überforderung in der Arbeit und ein hoher Leistungsdruck in der Gesellschaft, überall der oder die Beste zu sein. Das Ergebnis sind verspannte Menschen, die angewiesen sind auf Masseure, Physiotherapeuten und Ärzte. So werden die Symptome bekämpft, doch wenn die Ursachen nicht angegangen werden, kehren die Schmerzen immer wieder zurück, bis eine Abhängigkeit von Medikamenten und Behandlungen entsteht. Besonders davon betroffen sind Menschen, die mit Verlusten kämpfen oder sonstige Krisen zu bewältigen haben.

Wie hängen Verspannungen, Kopf- und Muskelschmerzen aber mit Gefühlen und deinem Alltag zusammen?

Als ich kurz nach Larissas Tod enorme Angstzustände und Panikattacken spürte, wachte ich oft mitten in der Nacht auf. Mein Kiefergelenk war regelrecht verklemmt aufgrund der Anspannung der Kiefermuskeln. Es ließ sich weder öffnen noch schließen. Erst wenn ich meine Backen massierte und die Angst sich löste, ließ sich mein Gelenk wieder bewegen.

Angst führt unausweichlich zu einer erhöhten Muskelspannung. Normalerweise entspannen sich die Muskeln schnell wieder, sobald die Angst nachlässt. Begleiten uns Ängste jedoch über einen längeren Zeitraum, haben die Muskeln zu wenig Zeit dazwischen, um sich ausreichend zu entspannen. Die logische Folge daraus sind Verspannungen. Aber auch andere Gefühle sorgen nachweislich für eine erhöhte Anspannung in der Muskulatur; eine Gefühlssuppe, die durch deine Muskelfasern schwimmt und für Anspannung und in weiterer Folge auch für Muskelschmerzen sorgen kann. Und diese Anspannung kann sich bis in deinen Kopf ausbreiten. Dadurch entstehen Kopfschmerzen, die durch Heulkrämpfe verstärkt werden können.

Es gibt nur eine Sache, die wirklich hilft bei Verspannungen, nämlich sich zu *ent*spannen, und zwar in allen Lebenslagen. »Ja aber ...«, höre ich dich sagen, »ich muss doch dies und das tun, und was ist mit meinen Kindern, sag das denen mal. Oder meinem Chef. Mein Tag ist so voll, wo soll ich mich da denn noch entspannen.« Glaube mir, ich verstehe dich. Mir geht es da nicht viel anders. Denn sich zu entspannen klingt im ersten Moment simpel, doch gleichzeitig ist es vollkommen utopisch, zumindest in unserer westlichen Leistungsgesellschaft. Aber wir können uns der Entspannung annähern, um der Anspannung entgegenzuwirken.

Es ist jedoch ein Trugschluss zu denken, dass uns nach einem elf Stunden langen stressigen und angespannten Alltag eine halbe Stunde sanftes Beweglichkeitstraining oder eine Meditation gänzlich Erleichterung verschaffen können. Es geht vielmehr darum, den ganzen Tag hindurch immer wieder entspannte Bewegungen und Momente miteinfließen zu lassen. Unsere Muskeln, die sich durchgehend zusammenziehen, brauchen Pausen. Richtige Pausen, in denen wir nur atmen, uns leicht bewegen oder einfach mal nichts tun. Nicht kochen, übers Wochenende nachdenken oder eine Runde mit Freunden diskutieren. Oder noch schlimmer, Smartphones raus, ein bisschen scrollen und Videos schauen, Spiele spielen oder sich vor den Fernseher pflanzen und Netflix reinziehen. Wir glauben nur, dass uns so etwas zwischendurch entspannt. Unser Körper und die kleinen, niedlichen Hormonwesen im Kopf sind da leider ganz anderer Meinung. Sie würden sich nämlich allzu gerne auch mal eine kleine Pause zwischendurch gönnen. Besonders die Stresshormone sind regelrecht urlaubsreif vor lauter Überstunden. Wann hast du das letzte Mal fünf Minuten einfach nichts getan, außer spazieren zu gehen oder zu essen? Lange her?

Ich weiß. Dein Tag ist voll, und es gibt so viele Aufgaben zu erledigen. Darum frage ich dich direkt: Wie viele davon *musst* du wirklich machen? Welche Termine kannst du streichen? Wo in deinem Kalender steht das Treffen mit dir selbst? »Spaziergang mit mir allein« – warum nicht? Ich kann dich schon wieder hören: »Keine Zeit, keine Zeit«, ähnlich wie der kleine Hase, der immer zu spät dran ist in dem Film *Alice im Wunderland*.

Während ich dieses Buch schrieb, war ich an vielen Tagen gestresst und hatte das Gefühl, nicht rechtzeitig fertig zu werden. Ähnlich ging es mir früher in der Uni mit Seminararbeiten. Diese Sorgen und die damit verbundene Angst lösten Unmengen an Stress aus. Als Studentin sagte ich dann sämtliche Dinge ab, die mir eigentlich gutgetan hätten, wie etwa mal ins Fitnessstudio zu gehen. Ich glaubte, jede freie Minute nun zum Schreiben zu brauchen. Wenn ich heute ins Schleudern komme, wie übrigens auch beim Schreiben dieses Buches, gehe ich ganz bewusst einen Schritt zurück und lege noch mehr Pausen ein. Denn genau dann brauche ich sie doch viel dringender.

Tue ich das nicht, ist ganz klar, was passiert. Meine Konzentration geht flöten, meine Muskeln verkrampfen extrem, sodass ich Kopf- und Nackenschmerzen habe. So schaffte ich es früher zwar, die Seminararbeit pünktlich abzugeben, war aber ein Wrack, vollkommen ausgelaugt und erschöpft. Ich bekam noch eine Erkältung, hatte wochenlange

Dein Tagesablauf im Check

Überlege für dich, wie derzeit dein Alltag aussieht. Nimm ein Blatt und mach eine Tabelle. Schreibe die 16 Stunden deines Tages wie bei einem Stundenplan auf. Notiere jede Stunde, was du gerade machst, und bewerte deine Anspannung. Schreibe Zahlen von eins bis zehn hinein, wie verspannt du dich in dieser Stunde gefühlt hast. Vielleicht machst du das eine Woche lang, um Tendenzen zu erkennen. Danach kannst du analysieren, was unbedingt sein muss, was vielleicht sein darf und, vor allem, was definitiv gestrichen werden sollte, wie etwa Facebook-Scrollen, das deine Nackenmuskulatur verspannt, dich bei vielen Beiträgen innerlich aufwühlt und dich weit weg bringt von jeglicher Entspannung.

Gönne dir stattdessen echte Pausen, zum Beispiel in Form einer Meditation. Und wenn du Stille und Nichtstun gar nicht aushältst, baue ein paar sanfte Dehnungen ein und atme bewusst durch. Zehn Minuten reichen schon aus, um kurz wieder Kraft zu tanken und die Muskeln zu lockern.

Muskelverspannungen. Heute schaffe ich es vielleicht nicht immer, alles präzise und pünktlich abzugeben, das meiste jedoch schon. Aber ich erinnere mich jedes Mal erneut daran: Ich bin nur ein Mensch, keine Maschine! Den Satz solltest du dir irgendwohin schreiben, falls du dir regelmäßig zu viel zumutest.

Rückenschmerzen

Deutschland hat Rücken heißt ein Buch von Roland Liebscher-Bracht, das die Nummer eins der gängigsten Körperprobleme unserer Gesellschaft beschreibt. Dafür können viele Ursachen verantwortlich sein. Eine hängt mit unseren Gefühlen zusammen, die auf einen ganz bestimmten Muskel einwirken, den Iliopsoas. Er wird auch als »Muskel der Seele« bezeichnet. Der deutsche Begriff dafür lautet »Hüftbeuger«, was dir vielleicht etwas vertrauter ist. Er beugt, wie der Name so schön sagt, unsere Hüfte und verbindet den Oberschenkelknochen mit dem Hüftknochen und der Lendenwirbelsäule.

Wenn du dir einen traurigen Menschen vorstellst, dann siehst du möglicherweise eine zusammengekauerte Gestalt vor dir, die sitzt und ihre Beine fest heranzieht und umklammert. Genauso lassen uns Ängste, Sorgen, Schuldgefühle, Hilflosigkeit oder Einsamkeit uns zusammenkauern, und das verursacht in dieser Muskelgruppe eine erhöhte Anspannung. Diese wiederum verursacht mit der Zeit deine Rückenschmerzen. Langes Sitzen im Alltag begünstigt die Verkürzung des Muskels und die damit verbundenen Schmerzen. Dagegen kannst du zum Beispiel mit der Übung »Haar der Berenike« etwas tun, die deinen Hüftbeuger gezielt dehnt. Du findest sie weiter hinten im Praxisteil dieses Buches.

Magenprobleme und Verdauungsstörungen

Neben dem Herz gehören Magen und Darm zu unseren sensibelsten Organen, die entsprechend auf Gefühle reagieren. Das flattrige Schmetterlingsgefühl bei der Liebe macht es deutlich. Aber auch Nervosität und Angst zeigen sich stark im Verdauungsbereich. »Reizdarm« wird dieses Phänomen häufig genannt, wenn es in erster Linie um den Darm geht. Ich war so ein klassischer Fall. Vor jeder Uniprüfung musste ich plötzlich dreimal hintereinander wegen dringendem Durchfall aufs Klo. Mir war schlecht, ich hatte Schweißausbrüche. Besonders schlimm zeigte sich dieses Reizdarmsyndrom, bevor ich mit öffentlichen Verkehrsmitteln fahren musste. Ich hatte Angst, nicht rechtzeitig aufs Klo zu können. Banal, aber doch so real und schrecklich für mich.

Mit Anfang zwanzig war ich einige Jahre mit einem Engländer zusammen. Ein Horror, wenn ich bedenke, welche Anfahrten ich in Kauf nehmen musste. Vom Flughafentaxi über den Flughafenbus zum Flugzeug selbst, dann den Stadtbus und vielleicht noch die U-Bahn. Nicht nur mein Magen war leer geschwemmt, es fühlte sich an, als wären keine Organe mehr in meinem Bauch, so ausgezehrt fühlte ich mich nach unzähligen Toilettengängen. Und ich machte es wieder und wieder und wieder. Manchmal lief die Reise besser, ein anderes Mal war ich kurz davor, abzubrechen und zurück nach Hause zu fahren. Es war eine Angststörung, die deutlich macht, wie Gefühle psychosomatische Folgen erzeugen können. Unser Magen, der Darm und die Bakterien, die dort zu Hause sind, haben also eine enorme Wirkung auf unseren gesamten Körper und unsere Gefühlswelt, was auch in verschiedenen wissenschaftlichen Studien nachgewiesen werden konnte.

Der Vagusnerv ist unsere Darm-Hirn-Verbindung, ein Nervensystem, das sich über viele Teile im Körper erstreckt und maßgeblich für unsere Emotionswelt ist. Da unsere Basisemotionen nicht angelernt, sondern seit unserer Geburt in uns verankert sind, spielen genau sie eine große Rolle für die Darmgesundheit. Wir erinnern uns an die Emotionen Furcht, Freude, Wut, Traurigkeit, Ekel, Überraschung und Verachtung. Sie sind gekoppelt an unsere Gesichtsnerven und verbunden mit unserem Darm. Wenn wir Ekel verspüren, zieht sich der Magen zusammen, uns wird übel. Bei der Wut verspannt sich der Bauch, wir könnten innerlich platzen. Traurigkeit verursacht häufig Verstopfung, Angst hingegen sorgt dafür, dass wir uns entleeren. Der Ausspruch »sich vor Angst in die Hose machen« kommt schließlich nicht von ungefähr. Wenn viele dieser Emotionen langfristig und intensiv auftreten, wie nach einem Verlust, kann das die Darmgesundheit nicht nur punktuell beeinträchtigen, sondern dauerhaft schädigen.

Nachdem Larissa starb, musste ich dies am eigenen Leib erfahren. In den ersten Wochen war ich noch wie betäubt, doch je länger dieser Zustand andauerte und je mehr die Emotionen an Fahrt aufnahmen, desto stärker wurden die Magenbeschwerden. Mir war beinahe täglich übel, weil ich ständig das Bild meiner toten Schwester als Wasserleiche im Kopf hatte. Dann gab es oft ein Wechselspiel zwischen Verstopfung und Durchfall, je nachdem, ob die Traurigkeit und der Schmerz oder die Angst mich an jenem Tag mehr im Griff hatten. Dazwischen mischten sich Magenkrämpfe, Blähungen und Bauchschmerzen. Essen wurde immer mehr zur Herausforderung. Manchmal stand ich frühmorgens auf, aß mein Müsli. Noch bevor ich mich auf den Weg in die Uni machen konnte, landete es in der Toilette.

Im Frühjahr, ein halbes Jahr nach Larissas Tod, wurde die Situation zunehmend schlimmer. Ich erbrach das Frühstück, das Mittagessen und manchmal noch das Abendessen. Meistens jedoch hatte ich einen derart großen Blähbauch, dass ich jede Schwangere in den Schatten gestellt hätte. Also suchte ich meine Hausärztin auf, die mir jedoch nicht weiterhelfen konnte. Sie war ratlos und schlug eine Spiegelung vor. Darauf hatte ich allerdings keine Lust, obwohl es bestimmt sinnvoll gewesen wäre.

Das muss auch anders gehen, sagte ich mir. Deshalb begann ich, ein Ernährungstagebuch zu führen und mich zu beobachten, wann welche Symptome besonders schlimm auftraten. Das Ergebnis war eindeutig. Jede Mahlzeit, die viel Weizen oder Dinkel enthielt, stark zuckerhaltig war und eher in die ungesunde Rubrik fiel, verursachte die schlimmsten Auswirkungen. Zu jener Zeit hatte ich bereits mit dem Sport begonnen und war vom Ehrgeiz gepackt. Also beschloss ich, meine Ernährung radikal umzustellen. Viel Gemüse, frische Zutaten, selbst gekocht und zubereitet, kaum Zucker, war die neue Devise. Dazu beobachtete ich meine Gefühlsreaktionen. Waren viele bedrückende Gefühle an einem Tag zu Besuch, nahm ich mir eine Extraportion Zeit dafür, um sie zu bewegen und ihnen Raum zu geben. Es funktionierte. In den Wochen nach dieser Veränderung erholte sich mein Magen-Darm-Trakt. Bis alles jedoch annähernd wieder so war wie vor dem Tod meiner Schwester, vergingen Jahre. Noch heute spüre ich, wie sensibel ich auf viel Ungesundes reagiere, und versuche, es weitgehend zu reduzieren. Aber der Kuchen und ein Eis sind eben manchmal zu lecker, um Nein zu sagen. Wie heißt es so schön: Die Dosis macht das Gift.

In meinen Einzeltrainings fällt mir ebenfalls stets auf, wie weit verbreitet Magen- und Darmprobleme sind. Oft werden sie in der ersten Trainingsphase sogar schlimmer, weil all die unterdrückten Gefühle plötzlich rauskommen. Die Trainierenden sprechen erstmals über ihre Probleme, beschäftigen sich mit ihren Gefühlen, kräftigen neu und ungewohnt den Körper. Das bringt den Vagusnerv und das Verdauungssystem vorerst durcheinander. Doch nach einigen Wochen pendelt sich das System ein, und die Beschwerden werden weniger. Wundere dich also nicht, wenn du startest und dich in den ersten Tagen eher unwohl fühlst statt gesund und munter. Das ist vollkommen normal, bei jeder Sportart.

Schlafstörungen

Kennst du das? Du wälzt dich im Bett von der einen zur anderen Seite, findest keine Position, die dir zusagt. Zehn Minuten vergehen, dreißig, und plötzlich ist es zwei Uhr früh, du bist hellwach und zugleich todmüde. Seit neun Uhr versuchst du einzuschlafen, aber dein Schlafhormon Melatonin und seine Freunde scheinen hingegen verschlafen zu haben. Wenn sie dich dann doch noch in den Schlaf wiegen, musst du früh raus, läufst rum wie ein Zombie aus *Resident Evil* und kippst eine Tasse Kaffee nach der anderen in dich rein. Abends im Bett beginnt der ganze Spaß von vorne.

Unser Körper ist gut ausgestattet mit einem Tag-Nacht-Rhythmus, der – Überraschung! – von Hormonen bestimmt wird. Eine bunte Mischung davon sorgt für einen wohltuenden, erholsamen Schlaf. Eigentlich sind sie auch dafür verantwortlich, den Stresshormonen Cortisol und Adrenalin Einhalt zu gebieten. Sie sollten genauso zur Ruhe kommen, damit du Erlebtes verarbeiten und neue Kraft tanken kannst. Wenn da nur nicht gerade dieser Verlust passiert, eine ordentliche Herausforderung ins Leben getreten wäre und sich damit Angst, Wut und Traurigkeit unter die Decke geschlichen hätten. Dann möchten Cortisol und Adrenalin nicht schlafen gehen und feuern einfach weiter ab. Schuld daran sind nicht die Gefühle selbst, sondern die Gedanken, die sie produzieren.

Also ich kann richtig gut schlafen, denkst du vielleicht gerade. O ja, auch dieses Phänomen gibt es. Schlafen, schlafen und wieder schlafen. Beide Extreme kommen in etwa gleichermaßen vor, zumindest wenn ich meine SeelenSportlerinnen betrachte. Wer trotzdem gut schlafen kann, sich dafür auch die Zeit nehmen kann – gratuliere! Genieße es und schenke deinem Körper die Kraft, die er nun braucht, um die emotionalen Wunden zu bearbeiten.

Besser schlafen!

Wem die Lider schon bis zum Boden hängen, aber nicht schlafen kann, dem gebe ich hier ein paar Schnelltipps an die Hand:

- *Es wird besser!* Monate später habe ich festgestellt, dass ich nach und nach früher einschlafen konnte und nicht mehr so gereizt war. Geduld hilft – wie so oft. Nichts geht von heute auf morgen, und schon gar nicht, wenn es eine bedeutende Veränderung im Leben gab.
- *Schreiben!* Manchmal hatte ich das Gefühl, mein Kopf würde explodieren, so intensiv werkelte er im Bett vor sich hin. Ich schnappte mir einen Notizblock und begann, jeden wirren Gedanken aus mir herauszuschreiben. Sofort spürte ich eine Erleichterung, die mich nicht immer, aber immer öfter besser einschlafen ließ. Am nächsten Tag las ich mir das Gekritzel durch und konnte mich selbst besser verstehen, oft sogar neue Lösungsansätze entdecken für Fragen, die mich am Abend noch gequält hatten.
- *Den Gefühlen zuhören!* Wenn mich meine Gefühle am Abend besonders stark beschäftigt hatten, nahm ich mir vor dem Zubettgehen bewusst Zeit dafür. Ich habe meine Gefühle gespürt, sie hinterfragt und ihnen die Erlaubnis gegeben, da zu sein. Aus einem Streit heraus oder mit einer eben eingetroffenen traurigen Nachricht kannst du unmöglich ins Bett schlittern und erwarten, sofort einzuschlafen.
- *Sanfte Bewegungen!* Wenn ich abends im Bett ewig rumliege und meine Gedanken mich zuballern, stehe ich noch mal auf, gehe entweder an die frische Luft, um einen kleinen Spaziergang zu machen, oder starte ein sanftes Beweglichkeitstraining wie bei der Einstimmung vor dem SeelenSport selbst (siehe dazu Kapitel »Aufwärmen und einstimmen«). Mache auf keinen Fall ein Powertraining, das pusht nur unnötig auf, und deine Hormone kommen auf den Gedanken, eine Party zu schmeißen.

Bewegung und Psyche

Warum Bewegung körperlich wichtig ist

Weißt du, warum unser Körper so reichlich mit Muskeln und Gelenken ausgestattet ist? Genau, um sich zu bewegen – und zwar nicht einfach, weil es Spaß macht, oder nur aus schlechtem Gewissen heraus, sondern weil es in unserer Zeit als Jäger und Sammler unser Überleben gesichert hat. Damals brauchten wir einen fitten, gut funktionierenden Körper, um zu jagen, zu fliehen, lange Strecken zurückzulegen. Unser Körper war an diese äußeren Bedingungen optimal angepasst.

Doch diese Bedingungen haben sich in den letzten tausend Jahren verändert. Die größte Veränderung fand in den letzten 150 Jahren statt. Neue Technologien ermöglichen uns schnelle Reisen von A nach B, digitale Entwicklungen wie Fernsehen und Computer veranlassen uns, bei Arbeit und Freizeit mehr zu sitzen. Die Bewegung ist in den Hintergrund gerückt, sie ist nicht mehr überlebensnotwendig und nur noch ein Mittel zum Zweck geworden, nämlich als Ausgleich zu unserer neuen Sitzkultur. Gleichzeitig entwickelte sich die Ernährungsindustrie weiter. Auf den Tisch kommen nicht mehr nur Obst, Gemüse, Brot, Fisch oder Fleisch, sondern eine bunte Auswahl an chemisch produzierten, zuckerhaltigen Produkten, die mit »echtem« Essen kaum noch vergleichbar sind. Die Kombination aus Bewegungsmangel und moderner Ernährungsweise hat dazu geführt, dass wir Menschen dicker geworden sind. Beschwerden wie Herz- und Kreislauferkrankungen haben zugenommen und sind heute die Todesursache Nummer eins. Begünstigt werden diese Krankheiten noch von psychischen Einflüssen aus unserem Alltag. Gelenkbeschwerden, Bewegungseinschränkungen haben zugenommen. Übrigens hängt unsere Gehirnleistung eng mit unserer körperlichen Aktivität zusammen. Vernachlässigen wir die Bewegung, werden wir in allen Lebensbereichen weniger leistungsfähig. Die Konzentration nimmt ab, du schläfst schlechter, körperliche Schmerzen beeinträchtigen dein Denken. Die Weltgesundheitsorganisation (WHO) empfiehlt daher für Kinder mindestens eine Stunde Bewegung am Tag. Eine weltweite Studie zeigt jedoch, dass 81 Prozent dieses Soll nicht erreichen.

Doch nicht nur Kinder sollten sich täglich und regelmäßig bewegen, sondern auch Erwachsene. Überlege kurz für dich selbst. Wie schaut dein Alltag aus? Aus wie viel Prozent körperlicher Bewegung besteht dieser? Kommst du auf die eine Stunde pro Tag? Wahrscheinlich eher nicht, sofern du nicht als Leistungssportler arbeitest, auf dem Bau oder in der Gastronomie tätig bist. Ein paar Berufssparten gibt es noch, die mit Bewegung verbunden sind. Diese gehen dann aber meistens mit anderen ungesunden Faktoren einher, die den Körper eher aus der Balance bringen als in eine hinein – zum Beispiel schweres oder falsches Heben. Statt mich also reichlich zu bewegen, sitze auch ich gerade hier am Laptop und schreibe dieses Buch. An manchen Tagen sogar etwa sechs bis acht Stunden. Obwohl ich mich in meinen Pausen bewege und regelmäßig trainiere, spüre ich, wie mich das lange Sitzen steif macht und den Körper belastet. Ich habe an langen Arbeitstagen Rückenschmerzen und fühle mich unangenehm schlapp. Kommt dir das auch bekannt vor?

Wir können die Zeit nicht zurückdrehen und wieder in unser Jägerdasein zurückkehren. Aber wir können selbst darauf achten, dass wir nicht vollständig verkümmern. Wenn die Couch und der Sessel also laut rufen, können wir lauter zurückschreien: »Nein danke. Jetzt gerade nicht!« Es liegt in unserer Verantwortung und Entscheidung, auch wenn es nicht immer einfach ist, das auch umzusetzen. Warum der Körper trotz Moderne noch Bewegung braucht, zeigt sich schnell, wenn wir uns ansehen, was diese Bewegung auslöst, sobald wir sie ausführen.

Stellen wir uns einen Spaziergang oder Treppensteigen vor. Mit der Bewegung starten automatisch Prozesse im Körper. Je höher die Belastung, desto intensiver reagiert unser Körper. Die Atmung wird schneller, der Herzschlag ebenso, weil unser Herz größere Blutmengen durch die Blutgefäße pumpt, um die Muskelzellen mit Sauerstoff zu versorgen. Unsere Muskulatur, die dafür sorgt, das Skelett zu bewegen, wird je nach Bewegungsart unterschiedlich beansprucht. Sie passt sich schnell an Krafteinwirkungen an. Machen wir regelmäßig einen gemütlichen

Spaziergang, wird sich unsere Muskulatur nicht großartig verändern. Wenn wir aber einen Berg besteigen, dann braucht es deutlich mehr an Muskelkraft. Wiederholen wir das Bergsteigen in regelmäßigen Abständen, so wird sich unsere Muskulatur anpassen, wachsen und uns helfen, diese Herausforderung gut zu meistern.

Angenommen, wir lassen ein paar Wochen das Bergsteigen aus, weil wir uns am Bein verletzt haben, so wird sich die Muskulatur wieder zurückbilden. Eine höhere Muskeldichte bedeutet übrigens auch einen höheren Energieverbrauch. Wir können mehr an Nährstoffen zu uns nehmen, die besser verbrannt werden. Sobald wir die Muskulatur aber nicht ausreichend reizen und mit entsprechender Bewegung versorgen, wird sie sich schnell wieder verabschieden. Langfristig hat eine regelmäßige Belastung des Körpers positive Auswirkungen auf unsere gesundheitlichen Prozesse. Dabei kommt es auf die richtige Auslastung an. Ein Spaziergang von zehn Minuten ist gut für das allgemeine Wohlbefinden, wird den Körper auf lange Sicht jedoch nicht ausreichend fit halten, um zwischendurch höheren Belastungen standhalten zu können. Vorausgesetzt, wir haben sonst keinerlei Bewegung, verbringen also fast ausschließlich sitzend den Tag. Hier braucht es mehr an Bewegung, um sich gut zu entwickeln. Zum einen ist es wichtig, alltägliche Bewegungsroutinen einzubauen, wie etwa Treppen zu steigen, statt den Aufzug zu nehmen, Spaziergänge morgens und/oder abends zu machen und ein paar Beweglichkeitsübungen in den Pausen auszuführen. Zum anderen braucht es die entsprechenden Muskelreize in Form eines Trainings, bei dem die einzelnen Elemente aufeinander aufbauen.

Verbesserungen, die sich auf Dauer bei regelmäßiger Anwendung zeigen werden, sind: ein steigender Energieumsatz, das Herz-Kreislauf-System ist leistungsfähiger, weil zum Beispiel der Blutdruck sinkt. Der Fettstoffwechsel verbessert sich, genauso wie der Zuckerstoffwechsel, die Muskelkraft nimmt zu, die Knochendichte steigt ebenfalls, Beweglichkeit und Stabilität der Gelenke verbessern sich, das Immunsystem wird gestärkt, die Neubildung von Nervenzellen wird gefördert, und unsere Gehirnfunktionen verbessern sich. Mit anderen Worten, wir werden fitter, wacher, energetischer, konzentrierter, kräftiger, agiler, leistungsfähiger, können besser schlafen. Wir fühlen uns ganz einfach wohler.

Klingt alles sehr logisch, und das meiste wusstest du wahrscheinlich bereits. Das soll auch keine große Belehrung sein, denn ich weiß selbst, wie schwierig es sein kann, regelmäßige Bewegung in sein Leben zu integrieren. Auch ich bin viele Male gescheitert, obwohl ich wusste, wie wichtig es für mich war. Erst in meiner größten Verzweiflung habe ich verstanden, worum es wirklich geht im Leben und wie überlebensnotwendig Bewegung sein kann. Nicht, um vor einem Säbelzahntiger zu fliehen, aber definitiv, um dem Körper etwas Gutes zu tun, und ganz besonders, um meinen Gefühlen ein Werkzeug zu bieten und Stress abzubauen.

Wie sich Bewegung auf deine psychische Verfassung auswirkt

Ohne Hormone gibt es keine Gefühle. Das wissen wir bereits. Sie sind chemische Botenstoffe, die dafür sorgen, Informationen zwischen verschiedenen Körperpartien und dem Gehirn zu teilen, um gegebenenfalls bestimmte Reaktionen auszulösen, zum Beispiel dass du verdorbene Milch ausspuckst, anstatt sie hinunterzuschlucken. 150 Hormone konnten Forscher bisher entdecken, aber sie gehen von weit mehr als 1000 Hormonen aus. Manche dieser Hormone können wir bewusst beeinflussen, wie etwa durch Bewegung oder Gedankentraining – andere wiederum gar nicht.

Welche Hormone sind nun jene, die für bestimmte Gefühle sorgen und gleichzeitig durch Sport beeinflusst werden können? Schauen wir uns die Verantwortlichen genauer an, denn so verstehen wir besser, warum Bewegung hier helfen kann und unterstützend wirkt.

Dopamin – das reizende Hormon

Beginnen wir mit einem äußerst »reizenden« Hormon. Es macht Lust auf Neues, weckt unsere Neugierde und macht süchtig nach Belohnung. Hormonforscher sprechen daher vom Sucht- oder Glückshormon. Wobei hier weniger Glück an sich gemeint ist, sondern das Gefühl von Glück. Dieses Hormon motiviert uns, begeistert uns und lässt Freude zu. Klingt nach einem abenteuerlustigen Leben, wenn dieses Hormon nicht auch die Macht hätte, uns süchtig zu machen.

Kurz nachdem Larissa gestorben war, kam meine jüngste Schwester Mara mit einem Handyspiel an. Dabei musste eine Ansammlung von bunten Steinen auf einem Brett so zusammengefasst werden, dass sie sich komplett auflösten, ähnlich wie bei dem Spiel Tetris. Nachdem mir Mara das Spiel gezeigt hatte, fügte sie noch hinzu: »Ist super zum Ablenken, besonders jetzt. Ach, und es macht ordentlich süchtig.« Ich probierte es aus. Ein paar Tage später bestand ein Großteil meines neuen Traueralltages darin, Steine zu sortieren und aufzulösen. Jedes Mal, wenn ich wieder ein neues Level geschafft hatte, flammte kurz ein zufriedenes Gefühl in mir auf, trotz meiner akuten Trauer. Mara hatte recht: Spielen machte süchtig – oder besser: Mein Dopamin machte mich süchtig. Erst nach Monaten kam ich wieder davon los. Aber wie Mara sagte: »Eine gute Ablenkung für eine unausstehliche Zeit.« Das darf sein und gehört dazu, und wir können hier vom Dopamin profitieren. Dennoch ist Vorsicht geboten. Dein bester Freund sollte das Dopamin in einer solchen Lebenslage nicht werden. Du kennst sicher den Begriff der Spielsucht? Da gibt es also noch andere Kaliber als mein Steinchensortieren für ein paar Monate.

Für den Sport kann Dopamin uns allerdings nützlich sein, denn es sorgt für eine Prise Vorfreude und die richtige Portion an Motivation. Wir sind neugierig, wie sich das Ergebnis anfühlen kann, haben Lust, auszuprobieren und zu entdecken. Es sorgt dafür, dass wir dranbleiben und wieder trainieren, obwohl es beim letzten Mal anstrengend war. Denn der Rauschcocktail aus anderen Hormonen danach ist einfach großartig. Du ahnst es bereits: Auch Sport kann zur Sucht werden. Es ist also wichtig, sich selbst gut zu kennen, dann kann das eine schöne Freundschaft werden. Nutze Dopamin, aber gib ihm keine zu große Macht über dich.

Endorphine – im Drogensprühnebel

Endorphine sorgen dafür, dass wir Schmerzen nicht so stark wahrnehmen. Ob es sich um körperliche oder seelische handelt, spielt dabei keine so große Rolle. Neben Sex, Computerspielen oder gar Drogen kann auch Sport für eine Endorphinausschüttung sorgen. Sie war mein unbewusster Grund, warum ich mich täglich auf den Sportplatz gewagt und Übungen gemacht habe. Denn die Endorphine ließen mich anschließend im Rauschzustand auf die Matte sacken. Zufrieden, glücklich und frei. Mein seelischer Schmerz rückte in den Hintergrund, war weniger spürbar.

Das war meine Überlebensstrategie, und auch wenn ich heute der Meinung bin, dass es zu viel für meinen Körper war, war es damals für meine Seele das Richtige, so zu handeln, um durch dieses natürliche Schmerzmittel meinen Schmerz weniger zu spüren. Manche Lebensabschnitte erfordern extreme Reaktionen. Heute trainiere ich gesundheitsorientierter, lasse mich vom Rausch nicht mehr bestimmen und einnehmen, und das rate ich dir an dieser Stelle ebenso. Denn auch diese Hormone können uns langfristig bei zu hoher Dosis in eine Sucht schlittern lassen. Trotzdem sind Endorphine tolle Hormone, die uns (beim Sport) antreiben, uns helfen, Belastungen und Schmerzen besser auszuhalten, und uns nebenbei noch unterstützen, in Kontakt mit Freunden zu treten. In angenehmer sozialer Gesellschaft steigt der Endorphinspiegel genauso an. Wer dann noch gemeinsam trainiert, schlägt zwei Fliegen mit einer Klappe.

Serotonin – das Sonnenscheinhormon

Dieses Hormon schenkt dir Gelassenheit und Ausgeglichenheit. Es wird im Gehirn, aber auch in anderen Körperregionen wie im Darm hergestellt. Serotonin hemmt unsere Angst und verleiht uns die Fähigkeit, uns von schlechten Dingen abzuwenden. Je höher der Serotoninspiegel, desto besser unsere Stimmung.

Für die Serotoninproduktion braucht es vor allem Sonnenlicht. Besonders im Frühling sprudelt es nach einem kalten, langen Winter. Wenn der Serotoninspiegel niedrig ist, dann neigen wir zu Depressionen, sind impulsiver und unruhig. Aber auch bei Bewegung und Sport wird dieses Hormon ausgeschüttet, sogar in großen Mengen.

Oxytocin – Zeit zum Kuscheln

Sobald wir berührt oder umarmt werden, sprüht das sogenannte Kuschelhormon in hohen Dosen. Es sorgt für eine starke zwischenmenschliche Bindung, vor allem, aber nicht nur, zwischen Eltern und Kindern.

Durch Sport und Bewegung wird kein Oxytocin produziert, doch eine Gruppe, die zusammen trainiert, wie es in den Kursen von SeelenSport der Fall ist, kann für die Ausschüttung dieses Hormons sorgen. Außerdem umarmt man sich beim SeelenSport aus genau diesem Grund in bestimmten Übungen selbst. In schweren Zeiten, wenn keiner da ist, der uns halten kann, oder dieser Mensch sogar gestorben ist, kann eine solche Geste sich selbst gegenüber ein wenig Oxytocin auslösen.

Adrenalin & Noradrenalin – alarmbereit und hoch konzentriert

Sie sind wie gute Freunde und arbeiten eng zusammen. Noradrenalin fungiert als Neurotransmitter, eine Art Signalüberträger, der dafür sorgt, dass das Adrenalin abgefeuert wird. Adrenalin bewirkt körperlich einen steigenden Blutdruck, das Herz schlägt schneller, die Sauerstoffversorgung wird verbessert. Ein Zustand, der im Notfall gebraucht wird – und übrigens auch beim Sport. Daher wird auch dort kurzfristig Adrenalin produziert, um unsere Leistungsfähigkeit zu erhöhen. Diese zwei Hormone sorgen für eine schnelle Energieversorgung unserer Muskeln. Nach der Anstrengung fällt das Adrenalin, und Endorphine werden freigesetzt. Das Gefühl, das jedoch üblicherweise mit der Ausschüttung von Noradrenalin und Adrenalin verbunden ist, ist die Angst. Als Larissa starb, hatte ich davon jede Menge. Ein Knacksen, wenn ich im Bett lag, brachte meinen Körper dazu, hohe Dosen Adrenalin zu produzieren. Ich glaubte, ein Mann könne kommen und mich ebenso umbringen. Von einer Sekunde zur anderen war ich hellwach, hoch konzentriert. Mein Körper bereitete sich auf eine Flucht oder einen Kampf vor. Je häufiger ich solche Situationen erlebt hatte, desto tiefer grub sich meine Angst in mein Gehirn ein. Die Folge: Ich war immer und überall in Alarmbereitschaft und konnte mich kaum noch entspannen. Denn hinter jedem noch so leisen Geräusch, in jedem Mann konnte ein Mörder stecken. Mit diesem neuen Blick ging ich durch die Welt.

Treten solche Momente, in denen die Angst über uns kommt und wir weder flüchten noch kämpfen – oder uns durch Sport abreagieren – können, häufiger und über einen längeren Zeitraum auf, steigt auch die Produktion eines weiteren Stresshormons, nämlich des Cortisols.

Cortisol – Stress pur

Es wird in der Nebennierenrinde produziert und hat eine ähnliche Funktion wie die beiden Stresshormone Adrenalin und Noradrenalin. Gemeinsam sorgen sie in stressigen Zeiten für die notwendige Konzentration. Cortisol reguliert dann unser Immunsystem, sodass alle Ressourcen aktiviert werden können. Aber es regelt auch unseren Tagesablauf, wird von früh bis spät ausgeschüttet, je nach »Gefahrensituation«. An einem gemütlichen Morgen fährt die Ausschüttung runter. Aber wie selten sind ruhige Morgen die Realität? Die meisten Menschen schlagen die Augen auf und haben schon Stress. Die Kinder schreien, der Kampf ums Bad, der Kaffee fällt runter, der Müll muss noch raus, der Postbote klingelt, ein erster Anruf trudelt ein. Cortisol on fire!

Wenn es auf diese Weise dauerhaft in hohen Dosen produziert wird, weil unser Leben aus vielen ähnlich stressigen aneinandergereihten Situationen besteht, kann es leider unseren Körper und besonders unser Gehirn schädigen. Deine Nervenzellen altern schneller, außerdem kann die Neubildung in bestimmten Gehirnregionen gehindert oder gar unmöglich gemacht werden. Das klingt hart, und ich frage mich selbst oft, wie viele Gehirnzellen ich wohl verloren habe in der Zeit meiner Trauer oder an stressigen Tagen.

Doch keine Panik, schließlich habe ich es nach meinen ganzen Verlusten und Katastrophen noch geschafft, zwei Bücher zu schreiben. Unser Gehirn kann sich also wieder erholen, sobald und sofern wir beginnen, uns um unser Wohlbefinden zu kümmern. Das kriegst du genauso hin wie ich. Denn denke daran, wenn du dich jetzt durch diese letzten Absätze stressen lässt, dann gehen bestimmt gleich noch ein paar mehr Nervenzellen dahin.

Moderates körperliches Training zählt übrigens zu den besten Mitteln, um den Cortisolspiegel zu regulieren. Dabei wird Cortisol abgebaut, und schädigende Effekte im Körper werden verhindert. Daneben halfen mir noch ein paar andere Dinge, um die Cortisolausschüttung einzudämmen. Ich verzichtete ein Jahr gänzlich auf Industriezucker und Backwaren, denn auch sie bringen die Cortisolausschüttung in Schwung. Dazu ließ ich meinen täglichen Kaffee weg, was mir definitiv um einiges schwerer fiel. Beides empfahlen mir mein Arzt und meine Therapeutin. Der Anfang war hart, aber ich veränderte mich von Grund auf. Selbst in herausfordernden Situationen blieb ich gelassener. In Kombination mit meinen Übungen und einer guten Selbstfürsorge hatte das Cortisol nur noch geringen Einfluss auf mich. Trotzdem ist es hart, und Verzicht kann genauso Stress auslösen, wenn er nicht von innen heraus geschieht und ein starker Wille dahintersteckt. Dann kann der Schuss nämlich nach hinten losgehen. Falls du aber neugierig bist und dich ein wenig ausprobieren möchtest, empfehle ich dir, es einfach mal mit einem Arzt, Therapeuten oder Ernährungsberater zu besprechen. Nicht immer muss auf alles verzichtet werden, es reicht und verbessert dein Wohlbefinden genauso, wenn du Dinge nur reduzierst.

Sport als Medizin

Beim Sport beschäftigt uns also ein bunter Hormoncocktail. Wir können ihn dafür nutzen, um bestimmte Gefühle zu produzieren, aber auch, um andere Faktoren niedrig zu halten, wie etwa Stress. Zusammen können sie ein Feuerwerk der Gefühle auslösen, die dir im Leben neue Kraft geben und dich vorwärtsbringen. Und du bist nicht der oder die Einzige, der oder die neue Kraft braucht.

Etwa fünf Prozent der deutschen Bevölkerung leiden an Depressionen, was eine totale Zahl von vier Millionen ausmacht. Die Therapien für Burn-out und Depressionen bestehen aus Gesprächen, Ergotherapien, Entspannungstechniken, viel zu häufig jedoch aus Antidepressiva. Diese werden immer schneller verschrieben. In Deutschland stieg die Behandlung mit Tabletten von 2008 bis 2017 um über 50 Prozent an. Sie haben ihre Berechtigung und können kurzzeitig Leben retten und verbessern. Allerdings weiß ich selbst, wie schnell solche Mittel verschrieben werden.

In den ersten Jahren meiner Studienzeit merkte ich, dass mir der Stress über den Kopf wuchs und es mir körperlich und psychisch nicht besonders gut ging. Ich hatte eine Fernbeziehung, die nicht besonders lief und mich belastete. Ich beschloss nach langem Überlegen, einen Psychologen aufzusuchen. Damals hatte ich davon absolut keine Ahnung und begab mich in die Ambulanz einer Klinik. Ein etwas älterer Arzt empfing mich und fragte mich nach meinem Befinden. Ich erzählte ein wenig von meinem Alltag, meinen Sorgen, meinen Ängsten. Das Gespräch war in weniger als einer halben Stunde vorbei. Zum Schluss fragte er noch: »Weinen Sie viel? Sind Sie oft traurig und verspüren depressive Phasen?« Ich bejahte seine Fragen, aber er versuchte nicht annähernd, den Hintergrund dafür herauszufinden. Es kamen keine weiteren Fragen dazu, stattdessen verschrieb er mir Medikamente mit den Worten: »Ein paar Antidepressiva. Dann sollte Ihre Stimmung wieder besser werden. Kommen Sie in einem Monat wieder, dann schauen wir uns das Ergebnis an.« Ich holte mir die Tabletten aus der Apotheke, packte sie daheim aus und warf einen Blick auf die Nebenwirkungen laut Beipackzettel. *Ganz schön viele,* dachte ich und bekam ein mulmiges Gefühl dabei. Also beschloss ich, sie nicht einzunehmen. Stattdessen bestellte ich mir zahlreiche Bücher rund um die Psyche, Fernbeziehungen und Familienprobleme. Darin waren einige Übungen, die mir halfen, meine Situation zu bewältigen.

Freunde, aber auch Kundinnen haben mir von ähnlichen Erlebnissen berichtet. Besonders im Trauerbereich schockiert es mich immer wieder, wie schnell Psychopharmaka verschrieben werden. Eine Witwe, die Einzeltrainings bei mir besuchte, beantwortete meine Frage nach etwaigen Tabletten folgendermaßen: »Ja, Antidepressiva. Als ich drei Wochen nach dem Tod meines Mannes noch immer nicht gut arbeiten konnte und ständig weinte, suchte ich meinen Hausarzt auf, der mir das Medikament dann mitgab. Seitdem nehme ich es und kann wenigstens wieder meine Arbeit voll leisten.« Eine andere Witwe erzählte mir, wie sie durch Antidepressiva ihre Fähigkeit zu weinen verlor. Keine Träne floss über ein Jahr lang, nichts berührte sie mehr. Gerade in der Trauer ist es, ich würde schon fast sagen: überlebensnotwendig, Traurigkeit spüren zu können, Tränen fließen lassen zu dürfen, dem Körper auf diese Weise Erleichterung zu verschaffen. Wenn wir aber durch Tabletten diesen gesunden und notwendigen Prozess unterdrücken, kann das später gravierende Folgen haben. Die Trauer wird nicht aufgelöst, sondern einfach nur verschoben.

Bei schweren Depressionen und suizidgefährdeten Menschen verstehe ich den Sinn solcher Medikamente. In Phasen der Trauer ist ihr Einsatz allerdings zu hinterfragen, denn es gibt ein natürliches Antidepressivum, das in solchen und ähnlichen Situationen eine gute Wirkung erzielt: Bewegung! Und bei richtiger Anwendung ganz ohne Nebenwirkungen. Das haben auch zahlreiche Studien aufzeigen können. In Japan zum Beispiel wurden knapp 50 junge Frauen mit Depressionssymptomen zu einem zweimonatigen Experiment eingeladen. Eine Gruppe musste fünf moderate Joggingrunden pro Woche absolvieren. Eine zweite Gruppe durfte keinen Sport machen. Am Ende war das Ergebnis eindeutig. Die Joggergruppe hatte deutlich geringere Cortisol- und Adrenalinwerte im Harn als die Gruppe ohne Sport. Außerdem verbesserten sich die Ruheherzfrequenz und die Lungenkapazität.

Und wie sieht es mit dem Krafttraining aus? Auch dazu gibt es eine Studie mit 60 Menschen im Alter von 60 bis 85 Jahren. Sie wurden in drei Gruppen unterteilt. Eine mit einem Krafttraining mit 80 Prozent der Maximalkraft, eine andere mit 20 Prozent und eine letzte, die eine übliche Behandlung beim Hausarzt in Anspruch nahm. In den Sportgruppen wurde acht Wochen lang drei Mal pro Woche trainiert, für eine Stunde mit anschließendem Stretching. Eine Verbesserung um 50 Prozent der Depressionsskala (das ist ein Fragenkatalog, um den Grad einer Depression zu bestimmen) erreichten 61 Prozent der Gruppe des intensiveren Trainings, 29 Prozent der des leichten Trainings und 21 Prozent der Hausarztbesuchergruppe. Ein höherer Krafteinsatz erbrachte demnach bessere Ergebnisse.

Diese Ergebnisse zeigen meiner Meinung nach, dass wir beim Training eine Mischung anstreben sollten. Bei einer durchschnittlichen körperlichen Verfassung empfehle ich zwei bis drei Trainingstage pro Woche, die aus einem Kraftausdauertraining bestehen, und wöchentlich einen – separaten – moderaten Ausdauerlauf.

Am Ende dieses Buches findest du entsprechende Trainingspläne nach Gefühlen sortiert, sodass du gleich durchstarten und die Studienergebnisse selbst bestätigen kannst. Dafür musst du nicht zwangsläufig an Depressionen leiden. Denn Bewegung und Sport machen glücklich und resilient. Das bedeutet, wir können, wenn wir regelmäßig trainieren, besser mit zukünftigen Stressmomenten und Herausforderungen im Leben umgehen. Unsere Widerstandskraft steigt. Natürlich ist Sport nur ein Faktor, der unsere Resilienz beeinflusst. Aber ein wirklich guter, der Spaß macht und uns auf allen Ebenen weiterbringt im Leben!

Die Kraft der Gedanken: Wie Geschichten und Affirmationen unser Leben beeinflussen können

Du bist immer die positive Ausnahme

Wenn wir Schicksalsschläge und Verluste erleben, dann vernebelt das unsere positive Sicht auf das Leben. Egal, worum es geht, wir sehen nur noch schwarz. »Klappt eh nicht«, »Wird wahrscheinlich eh blöd werden«, »Sicher wieder eine Enttäuschung« sind Sätze, die unser Gehirn uns eintrichtern will. »Lieber vorsichtig sein und gleich negativ denken, dann wird es schon nicht so schlimm werden« wird zu unserem persönlichen Mantra.

Nach der Krebserkrankung meiner Mama, der Trennung von meinem langjährigen Freund, der Scheidung meiner Eltern (Ja! Das auch noch! Hatte ich noch gar nicht erwähnt), meiner Herzmuskelentzündung, dem Kreuzbandriss, der anschließenden Thrombose und schließlich, als Super-GAU, dem Mord an meiner Schwester schlich sich ein Satz in meinen Kopf, der mich täglich durch mein Leben trug: »Du bist immer die negative Ausnahme.« Immer tiefer brannte er sich in mein Gehirn und bestimmte alles, was meinen Alltag betraf.

Wenn ich auf der Arbeit war und jemand krank war, ging ich automatisch davon aus, dass ich mich anstecken würde. Ich warf in die Kollegenrunde: »Keine Angst, wenn es jemanden trifft, dann nur mich. Ich krieg immer alles.« Natürlich war es dann auch so. Als langsam der Gedanke, mit Sport meinen Lebensunterhalt zu verdienen, in mir aufflackerte, war ich anfangs aus demselben Grund überzeugt, dass es nicht klappen würde. Ich schob den Gedanken lange vor mir her, aus Angst, zu scheitern und in eine weitere Katastrophe zu schlittern.

In dieser Zeit suchte ich mir wieder eine Therapeutin, vornehmlich, weil ich mich nach einer gescheiterten, sehr schwierigen Beziehung (»Ich bin immer die negative Ausnahme!« – mal wieder) nach Unterstützung sehnte. Meine bedrückte Stimmung wurde schnell von ihr erfasst. »Ihre negativen Gedanken kann ich bei Ihrer Vergangenheit gut nachvollziehen und verstehen«, sagte sie, »doch nun liegt es an Ihnen, damit zu brechen und neue Gedankenmuster zu kreieren, die Ihnen eine positivere Zukunft bringen. Das bedeutet nicht, dass nicht wieder etwas Schlimmes passieren kann. Das gehört zum Leben dazu. Doch Sie unterschätzen die Kraft der Gedanken, die Sie auf allen Ebenen im Leben beeinflusst. Es macht einen gewaltigen Unterschied, mit welchen Gedanken Sie in Situationen gehen und wie Sie auftreten«, erklärte mir meine Therapeutin. Ich hielt meine negative Haltung selbst kaum noch aus, weshalb ich mehr als bereit dazu war, diese Gedankenspirale zu durchbrechen und zu verändern. »Sie glauben, Sie sind immer die negative Ausnahme. Viele schlimme Dinge sind in der Vergangenheit passiert, und diese können nicht schöngeredet oder verdrängt werden. Aber versuchen Sie doch ab heute, im Hier und Jetzt mit einem neuen Gedanken an Situationen heranzugehen. Was halten Sie von dem Satz: ›Ich bin immer die positive Ausnahme.‹ Wie fühlt sich dieser Satz für Sie an?« Ich sprach den Satz leise aus, dann sagte ich zu ihr: »Seltsam. Ich vertraue dem Satz noch nicht ganz. Ich denke sofort an meine Vergangenheit, und dann fühlt es sich falsch an.« – »Verständlich. Üben Sie sich darin, schreiben Sie ihn auf und hängen ihn sichtbar irgendwohin, sodass er zu einer Normalität wird. Schauen Sie sich einmal bewusst Dinge an, in denen Sie sehr wohl eine positive Ausnahme sind. Ich kenne nicht viele Menschen, die nach so vielen Schicksalsschlägen jeden Tag trainieren gehen, sich auf einen Trauerweg so gut einlassen können und Gefühlen Raum geben«, führte sie aus.

Als ich zu Hause war, schnappte ich mir ein Blatt Papier und schrieb den Satz auf. Doch nicht in normaler Schrift, sondern in altgriechischen Buchstaben, die Sprache hatte ich im Zuge meines Geschichtsstudiums gelernt. Ich schämte mich nämlich bei der Vorstellung, Freunde könnten den Satz an meinem Spiegel sehen. »Die müssen denken, ich bin total arrogant«, schüttelte ich den Kopf. Noch immer fühlte es sich seltsam an, wenn ich ihn laut las, weil meine Gedanken mich sofort in die Vergangenheit katapultierten.

Am nächsten Tag trainierte ich abends. Ich stand auf dem Platz und wollte mit Kniebeugen beginnen. Plötzlich musste ich an das Gespräch mit meiner Therapeutin denken, und der Satz klang in meinem Kopf. »Vielleicht bin ich die positive Ausnahme. Heute auf jeden Fall«, schaute ich mich um und konnte kaum jemanden entdecken, der ebenfalls trainierte. Ich versuchte noch einmal, den Satz laut auszusprechen, und ging dann über in die Kniebeugen. *Ich bin immer die positive Ausnahme. Wenn es mich runterdrückt und wehtut, dann drücke ich mich wieder hoch*, begann mein Kopf weitere Sätze während der Übung zu bilden. Mit der Bewegung zusammen fühlte sich der Satz plötzlich so normal und richtig an. Ich war auf dem Trainingsplatz, die Sonne schien mir in den Nacken, und in meinem Kopf kreisten nur positive Gedanken. Wochen vergingen, und ich formulierte noch viele weitere Affirmationen, während ich trainierte.

Eines Tages fragte mich ein Trainingskollege, ob ich mit ihm zu einer Morgenparty gehen wolle. Das Konzept aus Großbritannien nannte sich »Wake up and dance« und verband Frühstücken und Party miteinander. Vor der Arbeit, gleich frühmorgens, ging es bei Kaffee und einem reichhaltigen Frühstücksbuffet ab auf die Tanzfläche, während Partyhits die Leute animierten. Der Gedanke dahinter war, die Menschen glücklicher in den Tag starten zu lassen. Ich war neugierig und fragte noch ein paar Freundinnen. Frühmorgens stylte ich mich und blickte aufgeregt in den Spiegel. »Ich bin immer die positive Ausnahme«, sagte ich schon viel überzeugter als noch Wochen zuvor.

Mit der positiven Stimmung im Gepäck marschierte ich zum Hotel, in dem die Party stattfand. Sich im hellen Tageslicht auf der Tanzfläche auszutoben, ohne den gewissen Schluck Alkohol, der den meisten Mut verleiht, war offenbar für viele eine große Hürde. Denn die Tanzfläche war die erste Stunde gänzlich leer. Nur der DJ lachte und tänzelte im Takt der Musik. Ich war noch mit essen beschäftigt und erstaunt, was es dort sonst noch an Angeboten gab: Massagen, Pediküre, Morgenyoga, Fotografen. An nichts fehlte es, außer an Stimmung. Aber ich hatte große Lust aufs Tanzen, denn genau meine Musikrichtung wurde gespielt. Ich wusste, dass auch mein Kollege sich nicht vor der Tanzfläche scheute, also stürmten wir beide nach dem letzten Bissen aufs Parkett. Ich tanzte, als gäbe es kein Morgen mehr, während ich die Blicke der anderen Gäste auf meinem Körper spürte. Doch es war mir egal. Das war mein Moment, und ich wusste, ich musste anschließend ins Büro, wo ich den ganzen Tag wieder sitzen würde.

Nach und nach trauten sich immer mehr Gäste mitzutanzen, bis schließlich doch noch die Tanzfläche gefüllt war. Bis zur letzten Minute tanzten wir, ohne lange Pause zu machen, durch. Nachdem das letzte Lied verklungen war, wollten wir gerade unsere Sachen packen, als die Veranstalter auf uns zukamen und begeistert sagten: »Hey, das war ja so toll, was ihr da abgeliefert habt! Ihr habt die Leute richtig animiert mit eurer positiven Ausstrahlung.« Von diesem Tag an durfte ich kostenlos an jeder dieser Veranstaltungen teilnehmen. Bis auf eine ließ ich keine aus.

Ob nur der eine Satz daran schuld war, dass diese Party so ausging? Ich weiß es nicht, aber ich verließ sie wie in einem Rauschzustand, während ich das breiteste Grinsen meines Lebens auf dem Gesicht trug. Ich fühlte mich stolz und spürte in den kommenden Wochen, wie sich mithilfe meiner positiveren Einstellung auch mein Umfeld, meine Beziehungen, meine Einstellung zu mir und meinen Gefühlen verändert hatten.

Natürlich muss man so einiges an Geduld und auch Aufgeschlossenheit aufbringen. Und wer glaubt, dass mit Affirmationen und positiven Gedankensätzen nichts Schlimmes mehr passieren kann, den muss ich enttäuschen. Aber sie können eine Art Anker werden und uns auch in traurigen, schmerzvollen Zeiten Selbstmitgefühl, Mut und Hoffnung schenken. Doch was steckt hinter den Affirmationen, und wie funktionieren diese?

Affirmationen und Gedanken

Affirmationen sind eine weitverbreitete Technik aus dem Mentaltraining, um negative Gedankenmuster, die wir zum Teil seit unserer Kindheit oder durch Verluste verinnerlicht haben, mithilfe positiver Gedankensätze zum Guten zu verändern. Vergangene Denkmuster werden durchbrochen, und unser Unterbewusstsein kann sich neu orientieren. Seit Kindheitstagen denkst du vielleicht hin und wieder mal Sätze wie »Ich kann das nicht«, »Ich bin eine Versagerin«, »Niemand mag mich«, »Ich bin immer alleine«, »Ich bin immer an allem schuld«, »Ich bin hässlich«.

Was sind die Sätze, die dich runterziehen, die sich tief in deinem Kopf eingenistet haben? Das bezieht sich genauso auf die negativen

Sätze wie auf die positiven, bestärkenden. Deshalb ist es wichtig, sich hier kraftvolle Aussagen auszusuchen. Denn allein der Gedanke daran kann unseren Körper positiv verändern. Durch Visualisierung dehnt sich nachweislich der motorische Kortex im Gehirn aus, der für unsere willentliche Bewegung der Muskulatur zuständig ist. Vielleicht fällt es dir schwer, Nein zu sagen. Mit Sätzen wie »Ich darf Nein sagen«, »Ich darf/kann mich abgrenzen« kannst du dich vorbereiten, um in einer Alltagssituation schneller ein Nein auszusprechen. Nun stelle dir vor, du verbindest mit dem Wort die Geste, deine Handflächen hochzuhalten, so als ob du etwas wegschieben wolltest. Während du sprichst, schiebst du die Hände nach vorne. Wenn du diese »Übung« regelmäßig machst, wirst du in einer sozialen Situation, aus der du rauswillst, automatisch die Hände hochnehmen und Nein sagen. Als ich in meinem ersten Trauerjahr die Selbstverteidigungsmethode Wing Tsun kennengelernt habe, erklärte der Trainer, wie wichtig regelmäßiges Training sei, um eine Handlung in der gegebenen Situation auch automatisch umsetzen zu können. Es brauche einige Hundert Wiederholungen, um eine Bewegung zu verinnerlichen. Dann würden die Handgriffe, ohne nachzudenken, umgesetzt, sobald man angegriffen werde. Ähnlich funktioniert das auch mit unseren Gedanken und den Affirmationen. Bilden wir Situationen nach und trainieren diese, werden wir in der realen Situation automatisch auf die Sätze zurückgreifen und entsprechend denken.

Aber schauen wir uns einmal klassische Affirmationssätze genauer an. Typische Beispiele hierfür sind:

- Ich bin vollkommen glücklich und gesund.
- Liebe und Harmonie erfüllen mein Leben.
- Ich habe viele erfüllende Freundschaften.
- Ich bin reich und habe eine gute Arbeit.

Vielleicht fragst du dich, wie du dir einen dieser Sätze sagen kannst, wenn er doch gar nicht der Wahrheit entspricht. Wie kannst du aussprechen, du seist gesund, wenn du soeben eine Krebsdiagnose erhalten hast? Wie kannst du sagen, du hättest eine gute Arbeit, wenn du deinen Job aber verloren hast?

Genauso ging es mir auch, und so geht es mir bei vielen der klassischen Sätze heute noch. Nicht jede Affirmation passt auch zu jedem

Menschen. Diese Sätze kannst du dir noch so oft vorsagen, solange sie nicht zu deinem Leben und deiner Situation passen und du nicht daran glauben kannst, werden sie dir eher schaden als helfen. Deshalb bin ich kein Freund von solcherart Affirmationen, sondern habe mir meine eigenen gebastelt, die sich auf das Innenleben beziehen, anstatt äußere Umstände zu beschreiben.

Außerdem setzen mich Formulierungen wie »ich bin« oder »ich habe« ziemlich unter Druck. Kannst du dich noch an meinen Satz erinnern und mein erstes Widerstreben? »Ich *bin* immer die positive Ausnahme.« Heute würde ich den Satz so nicht mehr wählen. Stattdessen würde ich ihn umformulieren zu: »Ich *darf/kann* die positive Ausnahme sein.« In der ersten Zeit würde ich nur mit »darf« arbeiten, bevor ich zu »kann« überginge. Mittlerweile kann ich das »bin« annehmen und vollkommen vertreten. Ich glaube aber, am Anfang macht es mehr Sinn, den Wunsch zu äußern und die Erlaubnis erst mal auszusprechen. Wenn ich mit dem körperlichen Training beginne, dann fange ich auch nicht sofort mit einer einbeinigen Kniebeuge bis zum Boden an, sondern beginne mit einer einfachen Kniebeuge und spüre hinein, wie sie sich anfühlt für mich. Beherrsche ich sie gut, gehe ich den nächsten Schritt.

Jede der Übungen, die ich dir im letzten Teil dieses Buches vorstellen werde, bietet eine entsprechende Auswahl an Affirmationssätzen. Du kannst sie genau so übernehmen oder deine eigenen Varianten mit »darf«, »kann« oder »ist« daraus basteln. Gestalte sie so, wie es sich für dich gerade am besten anfühlt. Das kann sich täglich ändern. Du musst dich damit wohlfühlen, und dein Widerstand darf nicht zu groß sein. Natürlich wird es sich erst einmal seltsam anfühlen, solche Sätze zu sich selbst zu sagen, aber du wirst dich bei regelmäßiger Anwendung schnell daran gewöhnen.

Wie uns Geschichten beeinflussen können

Nicht nur einzelne Sätze können dir helfen, Gedankenmuster zu durchbrechen, sondern auch Geschichten, die ganze Filme in deinem Kopf entstehen lassen. Denk noch mal kurz an meine Geschichte zu meinem persönlichen Affirmationssatz zurück. Welches Gefühl hat sie in dir ausgelöst, welche Gedanken kamen auf? Gib es zu, du konntest das Frühstücksbuffet riechen und teilweise schmecken, die Musik auf der Tanzfläche hören und wurdest vielleicht beim Sitzen etwas unruhiger.

Wenn wir Geschichten lesen, die authentisch sind und uns berühren, dann fühlen wir uns involviert. Unsere motorischen Gehirnareale werden direkt angesprochen und aktiviert, so als wären wir selbst in der Situation. Das bedeutet, unsere Muskeln in den Beinen und Füßen beginnen spürbar zu kribbeln, wenn von einem Lauferlebnis berichtet wird. Unser Mund beginnt Speichel zu produzieren, wenn wir von einem köstlichen Rezept hören. Unsere Ohren glauben das Rauschen des Wassers zu hören, wenn wir eine Geschichte über das Meer lesen. Wir bekommen Gänsehaut, wenn wir eine erschreckende, unfassbare Geschichte erfahren. Unser Körper reagiert also, als wäre er Teil der Geschichte selbst. Ich liebe die Kraft von solchen Geschichten und die Bilder, die sie in meinem Kopf entstehen lassen. Deshalb war es mir wichtig, dass jede SeelenSport-Übung eine entsprechende Geschichte bekommt.

Jedes Mal, wenn du sie liest, die Übung selbst aber schon ausgeführt hast, wird dein motorisches Gedächtnis daran erinnert und kann sich auch ohne direkte Bewegung ausdehnen. Dennoch, die beste Kombination bleibt, sich zu bewegen und die Geschichten und Affirmationen dabei mitzunehmen und einzubauen. Diese Kombination ermöglicht es uns, ins Hier und Jetzt zu gelangen und einen achtsamen Umgang mit uns selbst und der Welt zu pflegen. Achtsamkeit ist ein notwendiger und wichtiger Teil, um mit Gefühlen umzugehen. Was aber macht sie aus, und inwiefern ist sie mit dem Training verbunden?

Achtsamkeit

Als nach meiner Kreuzbandoperation die Thrombose diagnostiziert wurde, erhielt ich Anspruch auf eine dreiwöchige Reha, speziell für den Bewegungsapparat. Im August 2013 fuhr ich nach Warmbad-Villach in Kärnten. Zwischen den Therapien hatte ich genug Zeit, um mich zu entspannen. Im Haus selbst gab es eine kleine Bibliothek, die ich eines Nachmittags durchstöberte.

Das Buch *Shaolin – Du musst nicht kämpfen, um zu siegen* von Bernhard Moestl fiel mir sofort ins Auge. Ich wurde neugierig, nahm es mit an den Pool und las darin. Ein Kapitel erzählte vom Prinzip der Achtsamkeit. Mein Leben damals war alles andere als achtsam und im Hier und Jetzt. Es war stressig, schnelllebig, hektisch, unruhig, ungesund und immer mit dem Blick in die Zukunft oder die Vergangenheit. Achtsamkeit bedeutet dagegen, im Moment zu sein, ohne diesen zu bewerten. Seine volle Konzentration auf das, was gerade ist, zu lenken, körperlich und seelisch.

Die einfachste Art der Achtsamkeit ist, sich auf die eigene Atmung zu konzentrieren. Sich selbst beim Atmen zu beobachten kann entspannen, weil dadurch alles um einen herum in den Hintergrund rückt. Ich saß damals am Pool und versuchte mich gleich daran. *Kann doch nicht so schwer sein*, dachte ich. *Einatmen – ausatmen – einatmen – ach, ich sollte dann noch Mama kurz anrufen – ausatmen – was es wohl später zu essen gibt? – einatmen – wo war ich gerade, ach ja – ausatmen.* Schwerer als gedacht. Denn unsere Gedanken lassen sich nicht einfach so abstellen. Ganz können wir das ohnehin nicht, aber mit ihnen im Jetzt sein schon. Es braucht Übung, sich ausschließlich der Atmung zu widmen. Vor allem, weil wir ständig dazu tendieren, unsere Umgebung und unsere Gedanken zu bewerten: *Ich atme zu schnell, zu langsam, der Baum ist schön, nicht schön.* Achtsamkeit ist also alles andere als einfach. Du musst dich auch nicht sofort eine halbe Stunde hinsetzen. Und sicherlich wirst du nicht sofort Profi darin sein. Es beginnt, wie auch das körperliche Training, mit kleinen Schritten.

Achtsamkeit im Alltag

Achtsamkeitsübungen lassen sich bei vielen Gelegenheiten einbauen, sie fördern unsere Entspannung und entschleunigen.

- In der Dusche kannst du dir einige Minuten gönnen, um das warme Wasser bewusst zu spüren, anstatt deine Aufgabenliste im Kopf zu wälzen.
- Gönne dir beim Essen Ruhe und Zeit. Betrachte vorher das Essen auf dem Teller, schnuppere daran, kaue langsam und schmecke jeden einzelnen Bissen genau.
- Nimm in der Schlange an der Kasse die Umgebung und Geräusche wahr, ohne diese zu bewerten.
- Spüre auf dem Rad die feinen Luftströme ganz bewusst, anstatt durch die Stadt zu fetzen.
- Lausche beim Spaziergang dem Gesang der Vögel, dem Rauschen der Bäume und atme tief ein und aus.
- Progressive Muskelentspannung ist eine besondere Art, Achtsamkeit zu praktizieren: Spanne dafür abwechselnd einzelne Muskeln für ein paar Sekunden an und lass sie wieder locker.

Achtsamkeit und Gefühle

Genauso wie deine Umgebung kannst du auch deine Gefühle beobachten, ohne diese sofort zu bewerten. Du bist zum Beispiel plötzlich traurig, und dein Kopf schreit laut los: »Sei jetzt nicht traurig! Traurig sein ist schlecht. Reiß dich zusammen. Hör auf rumzuheulen. Ich will nicht traurig sein.«

Ein achtsamer Umgang mit diesem Gefühl wäre stattdessen, sich bewusst hinzusetzen, die Traurigkeit einfach nur wahrzunehmen und sie da sein zu lassen, wie sie gerade kommt. Beobachte dich und deinen Körper genau: Wo im Körper zeigt die Traurigkeit sich, wie drückt sie sich gerade aus? Welcher Teil im Körper ist stark betroffen? Wo kannst du sie gar nicht spüren? Welche anderen Gefühle kommen noch dazu, und was lösen sie wiederum im Körper aus? Spüre die Tränen an deinen Wangen, wie sie herunterfließen und Wärme zurücklassen.

Achtsamkeit und SeelenSport

Sport und Achtsamkeit gehen von Natur aus Hand in Hand. Durch komplexe Bewegungen werden wir gezwungen, uns auf das Hier und Jetzt zu konzentrieren. Denn wer sich gedanklich während eines Trainings mit den Dingen beschäftigt, die er noch erledigen muss, wird sich schnell verletzen oder aus dem Konzept kommen. Durch Sport können wir ganz bei uns ankommen, uns im Moment auf den Körper, die Bewegung und die Gefühle konzentrieren.

Problematisch wird es jedoch, wenn wir beginnen, uns dabei zu bewerten: Viele berichten von Gedanken, die währenddessen aufkommen: »Ich mach das nicht schnell genug, nicht gut genug. Ich kann das noch nicht so perfekt wie du.« Ciao, Achtsamkeit. Ich betone dann in den Trainings eindringlich: »Beobachte nicht dein Gegenüber oder deinen Nachbarn, sondern nur dich selbst. Wie fühlt sich diese Bewegung gerade an? Was löst sie in deinem Körper aus? Was macht sie mit deinen Gefühlen? Konzentrier dich nur auf den eigenen Körper.«

Gerade beim Sport sind wir gewohnt, uns zu vergleichen und zu bewerten. Nicht nur durch den Leistungssport, der ausschließlich den Zweck hat, Siege zu erringen und aufs Treppchen zu kommen, sondern auch durch den Freizeitsport im Fitnessstudio an Geräten oder in Kursen, wo es in erster Linie darum geht, den Körper zu formen, um einem gesellschaftlichen Ideal zu entsprechen. Der eigentliche Sinn der Bewegung geht oft verloren, nämlich sich selbst zu spüren, bis ins hohe Alter agil, fit und gesund zu sein und Gefühlen Raum zu geben.

In den Kursen im Studio beobachtete ich ähnliche Situationen. Von Geburt an sind mir straffe, fettarme Beine mitgegeben worden. Ich habe sie wohl von meiner Mutter geerbt. Sie hat nach vier Kindern und sehr wenig Sport noch heute eine straffe, feste Haut, kaum Dellen oder Fettgewebe an den Beinen. Deshalb trage ich immer kurze Hosen, sobald es warm ist, und mache mir darüber nie Gedanken. Nach jeder Kurseinheit kam jedoch mindestens ein junges Mädel auf mich zu und fragte vorsichtig so etwas wie: »Sag mal, wie machst du das nur mit deinen Beinen? Die sind so straff. Meine haben voll die Dellen. Ich kann keine kurze Hose anziehen.« Ich schaute die bildhübschen Mädchen von Kopf bis Fuß an und wurde traurig. »Ich bin so geboren, das sind meine Beine. Sie schauen vielleicht super aus, funktionieren aber leider die meiste Zeit nicht und tun weh aufgrund vergangener Verletzungen und Operationen. Ich hoffe nicht, dass du diesen Kurs besuchst, nur um Beine wie ich zu bekommen. Besuch diesen Kurs, um für deinen Körper etwas Gutes zu tun, um dir eine achtsame Auszeit zu gönnen und starke Beine zu trainieren. So kannst du die Abenteuer des Lebens meistern. Deine Beine tragen dich durch dein Leben, ob mit Dellen oder ohne, sie brauchen Kraft, um die Lasten auszuhalten, nicht um nett auszuschauen.« Die Antwort war meistens dieselbe: »So habe ich das noch nie betrachtet. Danke!«

Sport kann also eine hervorragende Möglichkeit sein, um Achtsamkeit einzuüben, wenn du bereit dazu bist, den Vergleich abzulegen und dich nur auf deinen Körper zu konzentrieren. Die Bewegung aus diesem Aspekt heraus zu betrachten nimmt den Druck, alles können oder perfekt sein zu müssen. Mithilfe von Achtsamkeit kannst du dich davon lösen. Sonst jagst du ständig einem Ideal nach, das du niemals erreichen kannst, wodurch du niemals zufrieden sein wirst.

Bist du also bereit, dich achtsam zu bewegen? Dann schauen wir uns als Nächstes den SeelenSport einmal genauer an.

Teil 2

Die Gefühle in Bewegung bringen

SeelenSport-Training

Wenn ich gefragt werde, was ich beruflich mache, und dann antworte, dass ich Autorin und Unternehmerin bin und SeelenSport entwickelt habe, kommen oft neugierige Blicke und Aussagen wie: »Sehr interessant. Ein Sport für die Seele. Wie Yoga? Mit Atmung und so? Oder was macht man denn da?«

Vielleicht stellst du dir nun die gleichen Fragen. Was macht SeelenSport also aus, und wie funktioniert er genau? Theoretisch wissen wir jetzt viel über unsere Gefühle und was sie mit dem Körper machen. Gehen wir nun die Praxis an!

Vorweg: Nein, SeelenSport ist keine Yogaart und hat auch nichts damit zu tun, auf die eigene Atmung zu achten. Auf körperlicher Ebene ist es ein Training, das nur mit dem eigenen Körper durchgeführt wird. Du brauchst dafür also keine Gewichte oder Geräte. Jede der Übungen trainiert verschiedene Muskelgruppen. Manchmal liegt der Fokus auf dem Ober- oder Unterkörper, bei anderen Übungen wird der gesamte Körper beansprucht. Die Wiederholungsanzahl der einzelnen Übungen liegt durchschnittlich bei acht bis zehn und fällt damit ins Krafttraining. Deine Muskulatur wird also gekräftigt, was zu einem definierten und strafferen Körper führt. Alle Übungen sind angelehnt an Basisfitnessübungen aus dem Kraftbereich wie Kniebeugen, Liegestütze, Zugübungen oder Rumpfkräftigung. Es gibt jeweils eine Standardausführung und manchmal einen Vorschlag zu einer leichteren oder schwierigeren Variante. Je nach Fitnesslevel kannst du selbst entscheiden, was für dich machbar ist. Hast du bisher wenig oder nie Sport gemacht, empfehle ich dir, mit den leichteren Varianten zu beginnen.

Auf seelischer Ebene sind die Übungen verschiedenen Gefühlskategorien zugeordnet. Die Übungen drücken entweder Gefühle aus und/ oder erzeugen diese. So soll es dir leichter fallen zu entscheiden, welche Übungen du gerade brauchst. Der erste Teil der Übungen legt den Schwerpunkt darauf, Gefühle auszudrücken. Wir nutzen unseren Körper dafür, sie zu zeigen, zu intensivieren und nach außen zu lassen. Es geht darum, sich angenehmen, aber auch unangenehmen Gefühlen zu widmen und genau hinzuschauen, sie auszusprechen und ihnen Raum zu geben. Allein die Erlaubnis, all diese Gefühle einfach nur zu spüren, bewirkt meist schon eine innere Erleichterung. Ihr bewegtes Ausdrücken im Anschluss ist an positive Empfindungen geknüpft. Es entstehen Erleichterung, ein stärkendes, befreiendes Gefühl und Wohlwollen. Es geht dabei um Gefühle aus den folgenden Kategorien:

- Liebe und Sehnsucht, Traurigkeit und Schmerz
- Wut, Zorn und Ärger
- Freude und Dankbarkeit
- Ängste, Hilflosigkeit und Schuldgefühle

Den Aufschwung durch den Ausdruck von Gefühlen nutzen wir, um anschließend in die Erzeugung von Gefühlen zu gehen. Dabei verwenden wir unseren Körper, um mit Bewegung angenehme, stärkende und motivierende Gefühle zu erzeugen. Mit ihnen kannst du kräftig und selbstsicher in deinen Alltag starten. Darunter fallen die Kategorien:

- Selbstfürsorge, Selbstliebe und Selbstschutz
- Selbstvertrauen: innere Stärke, Anerkennung und Mut
- Aushalten und annehmen können, Zielstrebigkeit
- Emotionales Gleichgewicht und Balance

Der letzte Bereich nennt sich »Schreibbewegung« und ist eine Art Sonderkategorie, weil sie sich keinem bestimmten Gefühl zuordnen lässt. Zudem verbinden wir hier das Trainieren mit dem Schreiben. Worte auf dem Papier haben eine besondere Kraft. Während wir schreiben, klärt und sortiert sich häufig unser Innenleben.

Um deine Gefühle noch weiter zu unterstützen und dich noch stärker zu machen, enthält jede der Übungen eine Affirmationsgeschichte und einzelne kurze Affirmationen. Diese sollen dir helfen, dich noch mehr auf die jeweiligen Übungen und Bewegungsabläufe einzulassen. Bei regelmäßiger Anwendung werden diese im Gehirn verankert und verändern so deinen Alltag und deine Handlungen.

Ablauf eines Trainings

Du kannst die Übungen in einem fertigen Trainingsplan anwenden, der dir vorgibt, welche Übungen nacheinander und wie oft zu absolvieren sind. Das ist sinnvoll, wenn du eine Regelmäßigkeit und Struktur in deinen Alltag bekommen willst, langfristig körperlich und seelisch etwas verändern möchtest. Du findest am Ende des Buches einen solchen Trainingsplan, der sich nach Gefühlen richtet und gleichzeitig deinen ganzen Körper stärkt.

Alle Übungen können auch einzeln angewandt werden. Hierfür würde ich dennoch einen gewissen Ablauf vorschlagen, um bestmögliche Ergebnisse zu erzielen: Erkenne deine Gefühle im Alltag, entscheide dich dann bewusst, ihnen Raum und Zeit zu geben. Beginne immer mit der Einstimmung (Kapitel »Aufwärmen und einstimmen«) und nimm dir dafür mindestens fünf Minuten Zeit, auch wenn du vielleicht einmal außer dir vor Wut bist und am liebsten sofort mit energiegeladenen Übungen loslegen möchtest. Trotzdem ist es wichtig, deine einzelnen Gelenke vorher durchzumobilisieren und den Körper bewusst zu spüren. Im Anschluss absolviere die Anfangssequenz des Sextanten, um deine Gefühle gezielt wahrzunehmen und noch mal deutlich zu erkennen, welche dich gerade vorrangig beschäftigen. Dann suchst du dir eine Übung aus dem ersten Bereich aus, die dir hilft, dieses Gefühl auszudrücken und es da sein zu lassen. Mache mindestens einen Trainingssatz an Wiederholungen, den du unter jeder Übung beschrieben findest. Wiederhole den Satz mehrmals, wenn es dein Gefühl verlangt und du gerade mehr machen möchtest. Wenn sich ein Satz nur auf eine Körperseite bezieht, achte darauf, einen weiteren Satz auf der anderen Seite zu absolvieren, sodass du ausgeglichen trainierst. Lies dir, bevor du in die Bewegung der Übung startest, die Affirmationsgeschichte durch. Dann wähle den passenden Affirmationssatz aus und sprich ihn während der Bewegung laut aus oder behalte ihn im Kopf. Nachdem du einen Satz an Wiederholungen vollendet hast, kannst du den Affirmationssatz im Ruhezustand noch mal laut sagen und nachwirken lassen. Wähle nun eine Übung aus dem zweiten Bereich aus, die für dich und deine Gedanken gerade passt. Lies auch hier erst die Geschichte durch, wähle dann deinen Affirmationssatz aus und gehe mit diesem in die Bewegung hinein. Du kannst ihn dir entweder im Training laut vorsprechen oder gedanklich einbinden. Manche Übungen enthalten zusätzlich noch separate

Sprechanweisungen bei bestimmten Bewegungen. Konzentriere dich an dieser Stelle auf die Sprechanweisungen und verwende die Affirmationssätze anschließend beim Nachspüren. Absolviere mindestens einen Trainingssatz. Wenn dein Bedarf an einem bestimmten Tag größer ist, wiederhole den Satz. Sprich den Affirmationssatz nach der Übung wieder laut und deutlich aus und nimm ihn mit in deinen Alltag. Gönn dir nach den beiden Übungen noch eine kleine Entspannung und dehn deinen Körper durch. Hierfür findest du nach den einzelnen Kategorien eine kleine Anleitung.

Noch einmal zusammengefasst:

Die Säulen des SeelenSports

- Gefühle erkennen: ihnen Raum und Zeit geben
- Körperlich bewusst spüren und hineinfühlen (Einstimmung, Sextant Anfangssequenz)
- Die Gefühle durch Bewegung ausdrücken (Geschichte, Affirmationssatz, Bewegung)
- Stärkende Gefühle erzeugen (Geschichte, Affirmationssatz, Bewegung)
- Entspannen und nachwirken lassen
- Das Trainierte in den Alltag integrieren (Affirmationssätze im Kopf behalten)

Die SeelenSport-Community

Manchmal fühlt man sich allein mit seinen Gefühlen und Gedanken. Ich habe mir selbst oft gewünscht, mich mit anderen austauschen, mit Gleichgesinnten trainieren zu können. Denn in der Berufswelt, aber auch im Alltag finden wir oft nur wenig Möglichkeiten zum Austausch. Und sich zum Sport aufzuraffen fällt oft auch nicht leicht. Doch du bist nicht allein! Denn außerhalb deiner vier Wände gibt es viele SeelenSportlerinnen, denen es ähnlich geht. In den sozialen Medien, auf Facebook und Instagram, hat sich eine Community gebildet, in der die Leute ihre Trainings und ihre Erlebnisse mit dem Sport immer mal wieder posten. Auch wenn diese moderne Welt oft ein Fluch sein kann, ist sie hier ein Segen. Denn Gefühle verbinden, und ein Posting zum Training schafft genau diese Verbindung. Wenn du dich also weniger allein fühlen willst, schau gern vorbei, poste deine Fortschritte mit dem Hashtag #seelensport und verlinke das SeelenSport-Profil. Viele Menschen haben so bereits zusammengefunden und trainieren dann auch im echten Leben gemeinsam. Doch nicht nur das! Mittlerweile gibt es immer mehr Orte, an denen ein professioneller Kurs angeboten wird, den du besuchen und wo du dich direkt austauschen kannst. Oder trainiere mit mir persönlich, ganz intensiv, eine Woche lang während der SeelenSport-Erholungswoche. Sehr viele Freundschaften sind dort entstanden, die bis heute halten. Die SeelenSport-Community hält zusammen, wenn es darum geht, Gefühle zu erlauben und sie in Bewegung zu bringen! Ich freue mich darauf, dich dort zu treffen und damit Teil deines Weges zu werden.

Vor dem Training

Bevor wir direkt in die Bewegung und das Training starten, brauchen wir eine ordentliche Portion Motivation. Daran scheitern die meisten von uns. Ich selbst habe jahrelang nach Ausreden gesucht, als meine Schwester Larissa versucht hat, mich zum Sport zu motivieren. Meistens gelang es ihr am Ende, und ich war dankbar dafür. Falls deine Couch dich also laut ruft, du aber widerstehen möchtest und dich trotzdem nicht so ganz motivieren kannst, helfen dir hier vielleicht meine Tipps, um loszulegen. Schauen wir uns zuerst an, was genau Motivation ausmacht.

Deine Motivation zur Bewegung

Motivation ist Psychologen zufolge die Bereitschaft eines Menschen, Zeit, Energie und Arbeit zu investieren, um ein bestimmtes Ziel zu erreichen. Eine hohe Motivation sorgt dafür, dass sich Menschen mehr anstrengen, ausdauernder sind, ja vielleicht sogar Schmerzen in Kauf nehmen und trotz mancher Rückschläge an ihren Zielen festhalten.

Einzelne Motive sind Beweggründe eines Menschen, um in eine bestimmte Richtung im Leben zu gehen. Zusammen und mit einem Ziel ergeben sie die Motivation.

Motivation bedeutet für mich, weiterzumachen und an einer Sache dranzubleiben, obwohl sie mir nicht immer nur Spaß macht, manchmal auch anstrengend ist oder sogar unangenehm sein kann. Als ich zu trainieren begann, waren meine Motive ganz klar:

- Meine Muskulatur am Bein sollte besser werden.
- Ich wollte mir regelmäßig Raum und Zeit für meine Gefühle schaffen.

- Ich wollte Larissa stolz machen und es für sie tun, auch wenn sie tot war.
- Meinen anderen Schwestern wollte ich Vorbild sein und sie bestärken weiterzumachen.

Im Laufe des Trainings tauchten neue Zielgedanken auf, wie etwa, einen Klimmzug zu erlernen. Mit jedem Tun können wir kreativer werden und erzeugen somit neue Motive und Ziele, die uns weiter antreiben. Leider kann sich das aber auch in eine andere Richtung entwickeln. Dann macht sich Demotivation breit, wir machen erst weniger, bis wir am Ende ganz damit aufhören. Unterschiedliche Faktoren spielen hier eine Rolle.

Positiv auf die Motivation wirken sich aus:

- der Glaube an dich selbst und an deine Fähigkeiten
- realistische Zielsetzung
- die Fähigkeit, Misserfolge, wenn diese vorkommen, als Teil des Weges zu betrachten
- Vorbilder, die bereits ähnliche Wege geschafft haben
- Visualisierung des Ziels und des Wegs dorthin
- eine gute Kenntnis der eigenen Gefühle und Reaktionen
- die Fähigkeit, auch kleine Erfolge feiern zu können
- ein unterstützendes und aufbauendes soziales Umfeld
- die Fähigkeit, geduldig zu sein

Auf der anderen Seite gibt es negative Einflüsse auf deine Motivation:

- mangelndes Selbstbewusstsein und ein lauter innerer Kritiker (Selbstzweifel)
- unrealistische Ziele (Selbstüberschätzung statt Anpassung)
- gescheiterte Vorbilder
- die Unfähigkeit, kleine Erfolge anzunehmen
- Misserfolge, die sich wiederholen – Frustration
- sich den eigenen Gefühlen ausgeliefert zu fühlen und diese nicht zu reflektieren
- ein soziales Umfeld, das einen niedermacht und verurteilt
- Ungeduld

Auf deinem Weg zum Ziel kommt es auf eine ganzheitliche Betrachtung an, nicht auf einzelne Tage. Es braucht eine breite Mischung der einzelnen Punkte, die sich positiv oder negativ auswirken können. Dir wird zum Beispiel ein gutes soziales Umfeld nichts nützen, wenn in dir drin alles andere nicht stimmt. Dann wirst du dich eher von deinem Umfeld abgrenzen und dich zurückziehen, als hoch motiviert an eine Sache ranzugehen.

Genauso umgekehrt. Hast du ein Umfeld, das deinen Weg nicht gutheißt, du aber bist innerlich überzeugt, und alle anderen positiven Punkte treffen auf dich zu, dann wirst du trotzdem motiviert an die Sache herangehen. Ein einzelner Aspekt wird dich also kaum beeinflussen, vielmehr geht es darum, was überwiegt.

Vielleicht denkst du jetzt: *Ach herrje, aber bei mir überwiegen eindeutig die negativen Faktoren.* Ab da kann ich dich beruhigen. Das taten sie bei mir auch eine lange Zeit. Aber alles ist trainierbar und erlernbar, auch deine Motivation. Bevor Larissa starb, habe ich mir immer gewünscht, so sportlich zu sein wie sie oder andere. Ich versuchte es immer wieder, aber meine negativen Gedanken haben mich schnell wieder dazu gebracht aufzuhören. Ich hatte zwar den Wunsch, kannte aber nicht wirklich das Warum. Warum möchte ich denn so sportlich sein, was will ich damit erreichen? Frage dich also, warum du nun trainieren und deinen Gefühlen Raum geben möchtest.

Du würdest gern fitter sein, nicht mehr so angestrengt schnaufen müssen beim Treppensteigen? Du möchtest deine Rückenschmerzen loswerden und bis ins hohe Alter noch schmerzfrei gehen können? Du willst etwas gegen die angestauten Gefühle in deinem Inneren tun? Was auch immer deine Motive sind, versuche, sie nun in Worte zu fassen, zu beschreiben.

Schaue dir außerdem die einzelnen Faktoren an, die dich beeinflussen. Welche sind bei dir am stärksten betroffen. Was hemmt dich in deiner Motivation am meisten? Und wie kannst du dem entgegenwirken?

Vielleicht suchst du dir für den Anfang auch Motivation im Außen, wie etwa eine Freundin, die mit dir gemeinsam trainiert oder dir einen guten Austausch bietet. Wenn du gemeinsam mit ihr dein erstes Training geschafft hast, wird sich schnell ein stolzes, wohlwollendes Gefühl ausbreiten, das dich motiviert, in ein zweites Training zu starten. Sei nicht zu streng zu dir, wenn es mal nicht so gut läuft, und lass dich nicht beirren. Du bist nicht gescheitert, nur weil du ein Training einmal nicht zu Ende gebracht hast oder deine Motivation dich im Stich gelassen hat. Der Weg zu dem Ziel, sich regelmäßig zu bewegen, geht eben nicht immer stur geradeaus. Und wenn du merkst, es geht wirklich gar nichts voran, dann suche dir eine SeelenSport-Gruppe in deiner Nähe oder schau in den sozialen Medien vorbei. Zusammen mit anderen fällt es dir vielleicht noch leichter.

Hoch mit der Motivation

Um deine Motivation noch ein wenig anzutreiben, habe ich eine kleine Aufgabe für dich. Nimm dir, sobald du dein erstes Workout hinter dich gebracht hast, einen Zettel und schreibe ganz genau auf:

- Tag, Uhrzeit, Dauer
- Wie anstrengend war es auf einer Skala von 1 bis 10?
- Wie fühlt sich mein Körper jetzt gerade an?
- Welche Gefühle beschäftigen mich?
- Welche Gedanken habe ich nun?
- Wie geht es meinem Hungergefühl jetzt?
- Worauf habe ich nun Lust?

Beantworte jede Frage detailliert und schreibe zuletzt auf diese Seite: »Ich bin stolz, dass ich es gemacht habe.«

Halte diese Seite vor jedem Training bereit, besonders dann, wenn deine Motivation auf Urlaub zu sein scheint.

Höre ich noch immer ein Aber? »Aber ich habe doch keine Zeit.« Ausreden sind meistens ein Motivationsproblem, das im Verborgenen liegt. Jeder von uns hat genau gleich viel Zeit. Die Frage ist nur, wie wir sie nutzen und füllen. Es ist also eher eine Frage der Prioritäten als der Zeit. Ich sage dir: Besonders dann, wenn du angeblich keine Zeit hast, zeigt dir dieser Faktor umso deutlicher, wie notwendig es ist, in die Bewegung zu gehen und dir dafür Zeit zu nehmen! Anders ausgedrückt bedeutet die Aussage »Ich habe keine Zeit« nämlich: »Mein Körper und meine Gefühle sind mir egal.«

Wann also beginnst du, Prioritäten und deine körperliche und seelische Gesundheit an erste Stelle zu setzen? Wenn du dir die Zeit erst einmal genommen hast, wirst du automatisch die Zeit zurückbekommen, weil du nicht mehr ständig bei Ärzten antanzen, in die Apotheke laufen, Konflikte lösen musst, die sich durch aufgestaute Gefühle gebildet haben. Wenn du dir die Zeit für dich nimmst, wirst du so viel mehr an qualitativ hochwertiger Lebenszeit bekommen, denn du wirst feststellen, was wirklich gut für dich ist, beginnen, dich zu verändern, und dein Leben selbst gestalten.

Schreibe deine Ausreden am besten sofort auf einen Zettel und verbrenne sie. Ab heute gelten sie nicht mehr!

Zehn schnelle Motivationstipps

- Denk an Monika, die ich in der Reha kennengelernt habe. – Sei Monika!
- Erinnere dich an dein Warum: Warum möchtest du das Training machen?
- Sprich laut: »Ich bin es mir wert!«
- Wenn du merkst, dass du nachzudenken beginnst, ob du es jetzt tun sollst, sage laut: »Stopp« – und dann tue es einfach!
- Mal wieder keine Zeit? Sage laut: »Ich nehme mir Zeit, dann bekomme ich mehr Zeit!«
- Dein Motivationslied? Schalt es an und spiele es laut. Lass dich davon motivieren und mitreißen!
- Sprich laut: »Ich kann das schaffen!«
- Katy hat das geschafft, dann schaffe ich das auch!
- Stressiger Tag? Cortisol hoch? Denk an deine Nervenzellen, die heute gestorben sind! Du brauchst jetzt neue!
- Hol dir Verbündete! Schau auf Instagram unter dem Hashtag #SeelenSport vorbei und finde Trainingspartner in deiner Nähe! Oder schnapp dir deine Freundin und macht gemeinsam ein Workout!

Doch um mit dem SeelenSport zu beginnen, brauchst du noch ein paar Kleinigkeiten …

Was du benötigst

Sehr häufig kommt es vor, dass Menschen in meinen Workshops in einer Jeans hereinkommen. Ja, ich war genauso baff wie du es jetzt vielleicht bist. Denn für ein gutes Training braucht es lockere, sportliche Kleidung, in der du dich wohlfühlst und mit der sich dein Körper in alle Richtungen bewegen kann. Außerdem brauchst du einen guten Untergrund, auf dem du trainieren kannst: eine Sportmatte. Nimm keine zu dünne, wie du sie vielleicht aus dem Yoga kennst. Sie sollte schon etwas dicker sein, sich nicht zusammenrollen, nachdem du sie ausgelegt hast, und rutschfest sein. Ich schwöre hier auf Airex-Matten, in Pink natürlich 🙂! Damit du während eines Trainings nicht dehydrierst, vergiss nicht, etwas Wasser bereitzustellen. Ungefähr alle 15 Minuten solltest du ein paar Schlucke trinken. Da sich das Wasser durch Schweißperlen den Weg aus deinem Körper bahnt, kann auch ein Handtuch nicht schaden. Manche Gefühle können so sehr aufwühlen, dass du losweinst. Ein paar Taschentücher können deine Tränen gut auffangen. Für noch mehr Intensität bei den einzelnen Gefühlen kannst du dir außerdem Musik auswählen, zu der du dich bewegen möchtest.

Dein Training sollte an einem ruhigen Ort stattfinden, wo du ungestört bist. Der Boden sollte eben sein. Du kannst natürlich auch draußen, im Garten, auf der Terrasse oder in einem Park trainieren. Dort gibt es häufig kleine Sportplätze, die frei zugänglich sind.

Der richtige Zeitpunkt für das Training

Hier musst du dich selbst ausprobieren. Es gibt Morgenmenschen, die munter aus dem Bett springen und vor Tatendrang sprühen, am frühen Abend aber kaum ein Bein heben können – und umgekehrt. Auf jeden Fall solltest du nicht kurz vor dem Schlafen trainieren gehen, da dies deine Melatoninausschüttung negativ beeinflusst. Dann brauchst du womöglich länger, um einzuschlafen. Die Mobilisierungsübungen, die wir beim Training üblicherweise zum Aufwärmen verwenden (siehe auch Kapitel »Aufwärmen und einstimmen«), können jedoch vor dem Zubettgehen förderlich wirken, da sie langsam ausgeführt werden und entspannen. Ein intensives Workout sollte es jedoch nicht sein.

Vom Trainieren kurz nach einer Mahlzeit rate ich dir genauso ab, denn es könnte passieren, dass dein Essen wieder hochkommt (das wäre wirklich zu schade). Ein vollkommen leerer Magen wird sich aber genauso wenig eignen, denn dann brichst du womöglich aus Hunger ab oder hast kaum Energie für das Training.

Meine liebste Trainingszeit ist zwischen 16:00 und 18:00 Uhr. Da bin ich deutlich am stärksten. Ein Training in den frühen Morgenstunden, draußen im Garten oder auf einer Dachterrasse, kann auch seinen ganz besonderen Reiz haben. Du wirst dich danach definitiv gut fühlen, und dein Frühstück wird bombastisch schmecken.

Für Frauen kann es wichtig sein, sich beim Trainieren nach dem Zyklus zu richten. Ich selbst merke beim Krafttraining enorme Unterschiede. Lange habe ich mich gefragt, warum ich an manchen Tagen nur zwei, drei Klimmzüge schaffe und an anderen fast zehn. Mittlerweile weiß ich, dass mein Kraftpotenzial stark an meinen Zyklus gekoppelt ist.

Die Follikelphase eignet sich gut dafür, um überhaupt mit Sport anzufangen. Du spürst mehr Elan und Selbstbewusstsein, was gerade für einen Neustart besonders nützlich ist. Vielleicht magst du diese Phase für dieses Buch nutzen. Beginne mit deinem Trainingsplan in der Follikelphase, und es wird dir leichter fallen dranzubleiben. In der Eisprungphase kannst du dich an besonders herausfordernde Übungen heranwagen, die sonst schnell frustrieren und viel Kraft brauchen. In der Gelbkörperphase kommt es langsam zu einem Kraftabbau. Das kann sofort nach dem Eisprung sein oder erst kurz vor der Menstruation. Beobachte dich hier selbst. Sobald du spürst, dass deine Kraft nachlässt, schalte im Training einen Gang zurück und überfordere dich nicht. Schwere Kraftübungen solltest du in der Intensität nach unten schrauben. Wenn du deine Tage bekommst, achte unbedingt darauf, dich nicht mehr mit kraftintensiven Übungen zu belasten. Das kann den Hormonhaushalt durcheinanderbringen. Ich selbst nutze die Zeit immer für ruhige Beweglichkeitsübungen, wie wir sie beim Aufwärmen verwenden, oder für gemütliche Spaziergänge und Wanderungen.

Wenn wir den weiblichen Zyklus im Training berücksichtigen, können wir unser ganzes Potenzial ausschöpfen. Wir müssen nur beginnen, uns damit auseinanderzusetzen, und bereit sein, uns selbst und unseren Zyklus kennenzulernen.

Trotzdem bleibt die Entscheidung bei dir. Probiere dich anfangs aus und finde heraus, zu welcher Zeit sich ein Training für dich eignet. Doch egal, wann das sein wird: Hauptsache, du nimmst dir die Zeit!

Aufwärmen und einstimmen

Bevor du einzelne Übungen machst oder ein kleines Workout, solltest du dich aufwärmen und einstimmen. Um Verletzungen vorzubeugen und deinen Körper auf die Krafteinwirkungen vorzubereiten, ist es wichtig, alle Gelenke durchzumobilisieren. Dadurch kannst du dich langsam vom Funktionierenmüssen deines Alltags lösen, dich lockern und gedanklich auf deine Gefühle einstellen. Nimm dir dafür mindestens fünf Minuten Zeit, noch besser zehn bis 15 Minuten.

Wenn du es lieber mit mehr Pepp magst und dich heute die Freude kitzelt, dann kannst du stattdessen zwei, drei Gute-Laune-Songs nehmen und dich frei dazu bewegen. Außerdem kannst du die meisten Mobilisierungsübungen, die ich dir im Folgenden vorstellen werde, auch im Stehen machen, wenn dir das lieber ist. Dafür habe ich dir im Ablauf die Stehvariante an den Stellen dazugeschrieben, die nicht selbsterklärend sind.

Diese kleine Aufwärmroutine eignet sich übrigens auch gut dafür, inmitten eines stressigen Tages eine kleine Achtsamkeitspause einzulegen. In nur fünf Minuten kannst du dich spüren, ruhiger atmen, deinen Gefühlen die Erlaubnis geben, sein zu dürfen, und ganz bei dir ankommen. Verwende dafür eine Affirmation aus dem Übungskatalog, die sich gerade richtig anfühlt.

Übungsablauf **Aufwärmen und einstimmen**

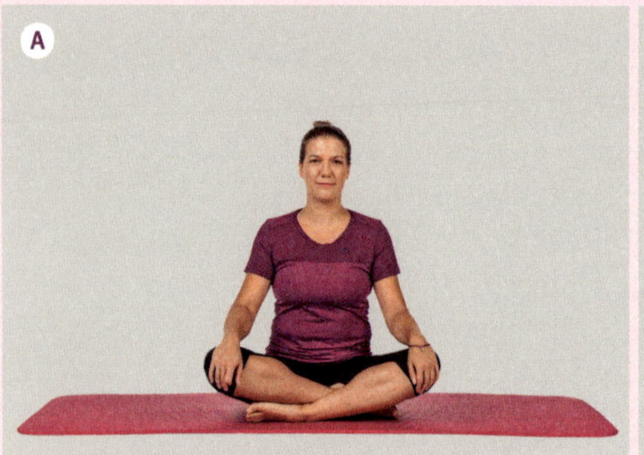

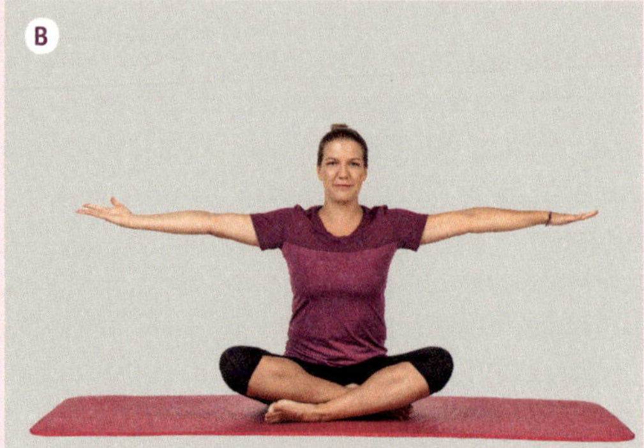

A Setz dich im Schneidersitz. Halte Rücken und Kopf aufrecht und gerade. Zieh die Schultern nach unten, lass deine Hände locker über die Knie fallen, und wenn du magst, kannst du hier auch die Augen schließen, um dich noch besser auf deinen Körper zu konzentrieren.

Bleib einen Moment so sitzen und nimm drei bis fünf tiefe Atemzüge. Atme durch die Nase ein und durch den Mund wieder aus, langsam und bewusst. Stell dir vor, du kannst den Stress, der dich vorher beschäftigt hat, mit jedem Atemzug rauspusten. Sprich, wenn du möchtest, nach dem letzten Atemzug deine Affirmation laut aus. Beginne dann mit der Mobilisation der einzelnen Gelenke. Wiederhole dafür jeden der Bewegungsabläufe fünf bis zehn Mal, je nachdem, wie groß dein Bedarf gerade ist.

Beginne mit deiner Halswirbelsäule. Dreh dafür den Kopf abwechselnd auf die linke und die rechte Seite, als würdest du hin- und herschauen wollen. Versuch, langsam und bewusst zu arbeiten, dabei ruhig ein- und auszuatmen. Danach zieh deinen Kopf nach oben und unten, deine Arme bleiben weiter über den Knien abgelegt. Neige anschließend noch den Kopf zu beiden Seiten hin.

B Streck deine Arme seitlich aus und beginne, die Arme abwechselnd in beide Richtungen zu verschrauben. Winkle anschließend die Unterarme in Richtung Schultern ab und leg deine Hände auf deine Schultern. Spüre für einen Moment die Berührung und Verbindung zu dir selbst. Kreise deine Schultergelenke erst in die eine Richtung, wechsle nach einigen Wiederholungen in die andere. Leg deine Hände wieder auf deinen Knien ab und atme noch mal kurz durch.

C Leg deinen linken Unterarm seitlich von dir auf die Matte und lehn dich auf ihn. Zieh deinen rechten Arm weit über den Kopf, sodass du in eine Neigung kommst. Streck den rechten Arm so weit wie möglich und achte darauf, dass dein Kopf unterhalb des Arms positioniert ist. Halte ein bis zwei Sekunden und wechsle dann zur anderen Seite. Dehn beide Seiten mehrmals im Wechsel.

Komm zurück in die Ausgangsposition. Lehn dich so weit wie möglich nach vorn, leg dabei deine Arme vor dir auf den Boden und bring deinen Kopf zwischen die Arme. Zieh den Rücken in die Länge. Nimm zwei bis drei tiefe Atemzüge. Komm langsam Wirbel für Wirbel wieder hoch, richte dich voll und ganz auf und streck deine Arme weit nach oben, halte deinen Blick nach oben gerichtet. Führe dann deine Arme in gestreckter Form an den Seiten wieder nach unten und bring sie hinter deinen Rücken zusammen. Halte dich an deinen Händen fest und versuch, deine Brust fest rauszudrücken und die Schulterblätter zusammenzuziehen. Besonders, wenn du viel weinst, ist es wichtig, deine Brustmuskulatur zu dehnen. Halte die Position einige Sekunden und beginne die Sequenz von vorne, indem du dich wieder weit nach vorne lehnst. Absolviere auch hier wieder etwa fünf bis zehn Wiederholungen.

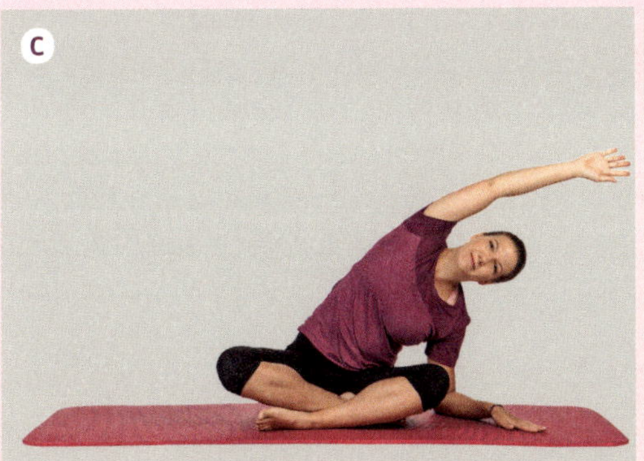

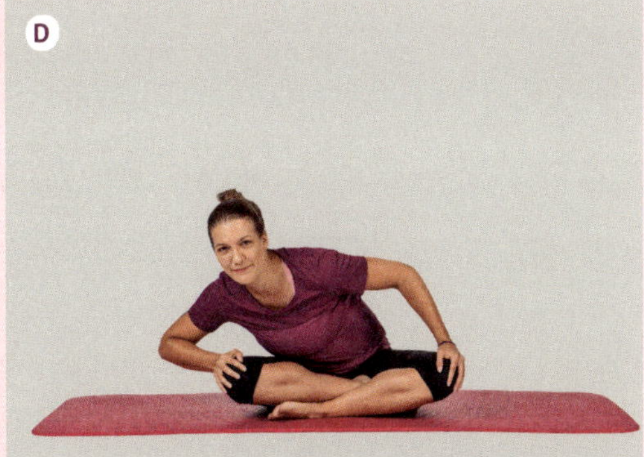

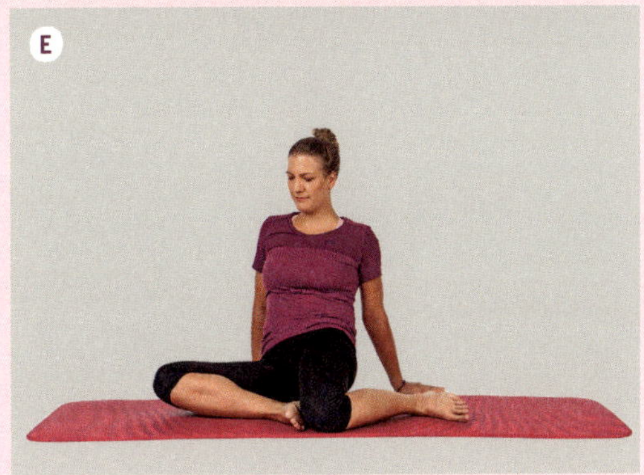

Variante im Stehen: Beug dich, wenn du diese Übung im Stehen machen möchtest, an dieser Stelle der Übung nicht nach vorne, sondern nach unten, lass die Arme locker hängen und komm wieder Wirbel für Wirbel hoch.

D Wenn du wieder zurück in der Ausgangsposition bist, beginne, deinen Oberkörper langsam aus dem Hüftgelenk heraus zu kreisen. Mach zuerst kleine Kreise und werde immer größer. Spüre dein Hüftgelenk und wie sich die Bewegung darin anfühlt. Kreise in beide Richtungen einige Male.

Variante im Stehen: Kreise hier nicht deinen Oberkörper, sondern deine Hüften, als würdest du einen Hula-Hoop-Reifen herumschwingen.

E Lehn dich nun nach hinten zurück und stütze dich auf deinen Händen ab. Leg deine Beine in einem Z-Sitz ab, wie du es in der Abbildung erkennen kannst. Achte darauf, dass die Beine nebeneinander, nicht aufeinander liegen. Klappe nun deine Beine zuerst auf die eine Seite und dann wieder zurück zur anderen.

Streck anschließend deine Beine aus und bleib im Rücken aufrecht und gerade. Zieh deine Beine angewinkelt und abwechselnd zu dir heran und umarme sie kurz. Halte die Füße vom Boden einen Spaltbreit weg. Bleib danach mit gestreckten Beinen sitzen und kreise deine Füße in alle Richtungen.

Variante im Stehen: Schwing deine Beine vor und zurück. Lass deine Arme locker im Rhythmus mitschwingen, um das Gleichgewicht zu halten. Kreise deine Beine dann in den Hüften, indem du das Bein angewinkelt vorne hochziehst, nach außen klappst und wieder absetzt. Dann zieh die Beine abwechselnd angewinkelt vorne hoch und umarme sie. Steh auf einem Bein und kreise deine Füße durch.

Für den Fall, dass heute Stützübungen anstehen, solltest du deine Hände noch einige Male in beide Richtungen kreisen lassen.

Wenn du danach in dein Training übergehst, beginne mit der Anfangssequenz des Sextanten, der Grundübung im SeelenSport, mit der jedes Training beginnt. Sie dient dazu, dir bewusst Zeit zu nehmen, um herauszufinden, was du jetzt gerade in diesem Moment denkst und fühlst. Außerdem ist sie eine Übungssequenz aus der Kategorie Traurigkeit. Du findest sie entsprechend im Kapitel »Liebe und Sehnsucht, Traurigkeit und Schmerz«.

Doch nun wollen wir uns die verschiedenen Gefühle, die wir beim SeelenSport zum Ausdruck bringen, etwas genauer ansehen.

Gefühle ausdrücken

Liebe und Sehnsucht, Traurigkeit und Schmerz

Liebe zählt nicht zu den Basisemotionen, sondern wird als komplexes Gefühl betrachtet, das sich auf der ganzen Welt auf ganz unterschiedliche Art und Weise zeigt. Die Liebe ist also ein kulturelles Gut, das zudem abhängig ist von deinem Wertesystem und davon, wie du selbst Liebe erfahren hast. Wir alle werden mit der Fähigkeit geboren zu lieben. Wie wir sie dann ausdrücken und zeigen, verändert sich im Laufe des Heranwachsens. Liebe hat auch viele unterschiedliche Ziele und Beziehungsarten. Du kannst deine(n) Partner(in) lieben, aber auch dich selbst.

In den letzten Jahren wurde der Appell, sich selbst zu lieben, immer lauter und ein regelrechtes Phänomen. Unter fast jedem Foto in den Social-Media-Kanälen finden wir den Hashtag #Selbstliebe. Um dich selbst lieben zu können, brauchst du Selbstakzeptanz und einen regelmäßigen liebevollen Umgang mit dir und deinem Körper. Dann gibt es noch die familiäre Liebe. Besonders zwischen Kindern und Eltern, aber auch bei Geschwistern wird von bedingungsloser Liebe gesprochen. Trotzdem ist Verwandtschaft nicht zwingend eine Voraussetzung für dieses Gefühl. Wir können auch fremde Menschen lieben. Diese Liebe empfinden wir als Nächstenliebe. Sie kommt durch Hilfsbereitschaft und Unterstützung zum Ausdruck. Religiöse Menschen lieben sogar ihre Götter oder den einen Gott und sprechen selbst oft von spiritueller Beziehung. Aber auch Tiere und die Natur lieben wir. Und sogar Dinge, Gegenstände, Ideen können wir lieben. Überlege selbst kurz, wann du das letzte Mal gesagt hast: »Hach, ich liebe diese …« Na, was lässt sich einsetzen? »Salat« war mein letzter Begriff zum Gefühl Liebe. (Ich mache aber auch wirklich den besten!) Wie oft wir doch in unserem Alltag

»lieben« verwenden und uns gar nicht so bewusst sind, was dies überhaupt zu bedeuten hat, körperlich und seelisch.

Im Grunde können wir sagen, dass sich Liebe immer zeigt, wenn wir einer Sache, einer Person mit Wertschätzung, Respekt und Verbundenheit begegnen. Vor allem Letzteres macht Liebe aus: ein Gefühl von Verbundenheit und Nähe, ein Gefühl, das dich glücklich macht und im ganzen Körper angenehm zu spüren ist. Ein Impuls kommt auf, das Geliebte umarmen, festhalten, knuddeln und küssen zu wollen. Das ist unser Ausdruck der Liebe. Sie braucht aber immer eine Gegenseitigkeit, damit wir die Liebe als angenehm und bereichernd empfinden. Einseitige Liebe, wenn dich zum Beispiel der Partner verlässt, fühlt sich alles andere als angenehm an. Wenn Menschen sterben und wir diese Liebe nicht mehr schenken können, wir unseren geliebten Job verlieren oder andere Dinge, denen wir uns verbunden gefühlt haben, dann werden wir traurig. Traurigkeit, Sehnsucht und Schmerz entstehen oft aus einer verlorenen Liebe. Viele nennen es auch den Preis der Liebe, den wir alle auf uns nehmen.

Doch auch wenn wir gerade nichts verloren haben, beschäftigt uns die Sehnsucht nach vielerlei Dingen tagtäglich. Denken wir an eine Schlechtwetterperiode. Jeden Tag regnet es, und die Temperaturen sind im Keller. Wonach sehnen wir uns dann? Nach Sonnenschein, nach Wärme, nach der Möglichkeit, draußen einen Spaziergang zu machen und die warmen Sonnenstrahlen auf unserer Haut zu spüren. Und auch sonst gehört Sehnsucht zu unserem Alltag. Wir sprechen beim Mittagessen über vergangene Urlaube und sehnen uns nach diesem Ort. Wir sehnen uns vielleicht nach dem letzten Wochenende, als wir eine gute Freundin besucht haben, die wir schon wieder vermissen. Der Sehnsucht muss also nicht immer ein gravierender Verlust vorausgehen, sie ist vielmehr praktisch immer in unserem Herzen verankert.

Doch wie drücken wir diese Sehnsucht aus? Wie lässt sie sich bewegt darstellen?

Kurz nach Larissas Tod habe ich sie oft in meinen Träumen gesehen. Wir waren gemeinsam auf einer großen Wiese. Es roch nach Frühling, und Blumen blühten. Die Sonne schien, wir tanzten gemeinsam auf dieser Wiese. Doch plötzlich machte sich meine Schwester auf. Sie winkte mir zu und verließ das Feld langsam in eine andere Richtung. Manchmal löste sie sich in Staub auf und wurde vom Wind davongetragen. Meine Reaktion darauf war immer die gleiche: Ich wollte ihr nachlaufen, ich wollte sie festhalten, ich wollte sie ergreifen und streckte mich nach ihr. Doch alles, was ich ergriff, war Luft. Sehnsucht löst eine Art Impuls im Körper aus, der einen dazu bringt, zu handeln, nach etwas zu greifen, in eine Richtung zu gehen. Deshalb ist Sehnsucht ein besonders wichtiges Gefühl. Es regt uns dazu an, uns selbst zu verändern, aber auch unser Umfeld zu gestalten.

Sind wir dagegen traurig, ist es unsere erste Reaktion, starr und still dazusitzen, gelähmt zu sein und uns ohnmächtig zu fühlen. Doch Traurigkeit und Sehnsucht gehen Hand in Hand. Die Sehnsucht treibt uns voran und lässt Neues entstehen, während unsere Traurigkeit uns hilft, das, wonach wir uns gerade sehnen, zu betrauern und zu beweinen. Traurigkeit ermöglicht es uns, unsere Aufmerksamkeit nach innen zu richten und ganz bei uns zu sein. Studien haben gezeigt, dass traurige Menschen genauer in ihrer Beurteilung sind und reflektiertes, mitfühlendes Denken entwickeln, sofern sie sich auf das Gefühl einlassen. Kummer hilft uns also dabei, Verluste annehmen zu können, indem er uns zum Stillstand zwingt und uns dazu bringt, genau hinzuschauen. Je mehr wir Verluste beweinen, desto eher gelangen wir hin zur Sehnsucht, die uns wieder ins Tun führt. Anschließend schaffen wir es, wieder nach vorne zu blicken und Möglichkeiten zu entdecken, mit dem Verlust zu leben. Trotzdem gibt es immer wieder traurige Phasen, zum Beispiel an besonderen Tagen oder in Momenten, die uns stark an das Verlorene erinnern.

Mit der Traurigkeit kommt auch der Schmerz. Er zeigt, wie wichtig und bedeutend der Verlust für uns war. Ein größerer Verlust kann über längere Zeit für Schmerzen sorgen, die sehr intensiv sein können. Unser Körper ist allerdings ein Genie und weiß sich zu helfen. Um den Schmerz und die Traurigkeit auszudrücken, weinen wir. Unsere Augen fangen an zu brennen, und Tränenflüssigkeit bildet sich darin, die sich über unsere Augen den Weg nach draußen bahnen. Jede einzelne Träne enthält Stresshormone, die über die Tränenflüssigkeit aus unserem Körper hinausgeschwemmt werden. Aber auch unser restlicher Körper drückt Traurigkeit aus, wie du im Kapitel über das körperliche Wirken einzelner Gefühle lesen konntest. Wir möchten uns zusammenkauern und umarmen. Manchmal wird der Schmerz aber unerträglich und verlangt nach mehr. Er möchte wortwörtlich rausgebrüllt werden.

Exkurs: Den Schmerz rausschreien

Deshalb, bevor wir uns den zu diesen Gefühlen passenden Übungen zuwenden, eine andere Frage: Würdest du dich trauen, dich in den Raum zu stellen und drauflloszuschreien? Ich traute mich das lange nicht. Denn laut zu schreien kann tiefe Traurigkeit hervorholen. Das macht im ersten Moment Angst. Das Vibrieren unserer Stimmbänder kann viele weitere Gefühle in uns in Bewegung bringen. Beginnen wir also lieber vorsichtig mit dem Gebrüll. Aber einen Bogen darum herum sollten wir nicht machen. Denn durch das Schreien kann unser Körper Schmerzen besser aushalten.

Nehmen wir eine werdende Mutter, die gerade in den Wehen liegt. Sie empfindet Schmerzen, die sie an ihre Grenzen bringen, und äußert diese, indem sie laut aufbrüllt und jede noch so schmerzvolle Wehe aus sich herausschreit. Wenn wir uns an etwas schneiden, irgendwo anschlagen, schreien wir kurz auf und äußern dadurch unseren Schmerz. In unserer Gesellschaft ist das mit dem Schreien so eine Sache. Bei einer Geburt ist es noch okay, aber seelischen Schmerz aus sich herauszuschreien? Nein, danke. Stattdessen müssen wir den Schmerz ersticken und hinunterschlucken. Wenn wir aber traurig sind (oder wütend), bringt es manchmal eine unglaubliche Erleichterung, den Schmerz kurz oder lange nach außen zu tragen.

Ich erinnere mich an eine Reportage, die auch Studien so belegen konnten: Zwei junge Männer hielten ihre Hände in einen Behälter mit Eiswasser. Sie versuchten dabei, den aufkommenden Schmerz eine bestimmte Zeit lang auszuhalten. Beide übten sich dann eine Woche lang in zwei unterschiedlichen Methoden, um den Schmerz leichter zu ertragen. Der eine meditierte regelmäßig, der andere fluchte und schrie laut. Eine Woche später testeten sie wieder, wer die Hand im Vergleich zum ersten Versuch länger im Wasser halten konnte. Das Ergebnis war eindeutig. Der Mann, der meditierte, schaffte es ein paar Minuten länger als in der Woche zuvor. Der andere Mann schrie und fluchte laut währenddessen und schaffte eine noch viel größere Zeitspanne als in der Woche zuvor. Da wären wir wieder bei der Mutter, der das Schreien hilft, die Geburt ihres Kindes besser durchzustehen.

Viele sind im ersten Moment skeptisch, ob das Schreien auch bei seelischen Schmerzen funktioniert. Allerdings weißt du sicherlich auch aus eigener Erfahrung, dass seelische Schmerzen körperliche auslösen und miteinander verbunden sind. Als Larissa starb, spürte ich in meiner Brust die schlimmsten Schmerzen meines Lebens, so als würde mein Brustkorb zerreißen.

Da es aber keinen Kreißsaal für seelische Schmerzen gibt, müssen wir andere Wege finden, uns auszubrüllen. Ich habe für mich drei davon entdeckt, die sich gut in den Alltag integrieren lassen. Örtlich betrachtet solltest du das Schreien in deine Wohnung verlegen (vorausgesetzt, deine Wände sind dick genug dafür), in einen Wald oder auf einen Berg. Dort, wo sich eben niemand gestört fühlt oder sich Sorgen um dich macht.

Variante 1

Mir half es, bestimmte Worte auszuwählen, die ich erst zaghaft, dann energischer ausgesprochen habe. Du kannst Schimpfwörter hernehmen, aber auch Worte, gezielt abgestimmt auf die Situation deines Schmerzes. Nehmen wir ein Beispiel, simpel und klar: »Das tut so weh! Aua! Verdammt!« Versuche, deine eigenen Worte zu finden, und sprich sie aus. Erst langsam und in normaler Lautstärke. Werde dann etwas lauter und versuche, die Vokale zu dehnen. »Daaaaas tuuuuut soooooo weeeeehhhhh! Aaaaauuuuuaaaaaa! Veeeeeerdaaaaammt!« Natürlich kannst du auch einfach Kraftausdrücke verwenden. Wenn sich zum Schmerz noch geballte Wut hinzugesellt, eignet sich das hervorragend. Du kannst das Schreien auch einfach unabhängig von einem Training für dich anwenden oder in der Bewegung einbauen, dort, wo es für dich am besten passt (siehe Variante 3).

Variante 2

Ist dir das zu langweilig gewesen, dann peppe deine Schreieinheit mit etwas Musik auf. Das muss kein krasser Metal sein. Es gibt auch viele großartige andere Songs, die sich perfekt dafür eignen, laut mitzuschreien und dem Schmerz so eine (schöne) Stimme zu geben. Für mehr Intensität kannst du auch gute Kopfhörer verwenden. Diese Art eignet sich gut, um sich vor einem Training auf andere Art aufzuwärmen. Dann, wenn du innerlich gar nicht ruhig sein kannst und alles grad einfach rausmuss. Anschließend kannst du dich erleichtert der Einstimmung widmen und mit dem Training beginnen.

Meine Topsongs zum Losschreien

- *Lost on You* von LP
- *High* von James Blunt (Ja, ich bin ein Fan! Das »Gekreische« eignet sich perfekt, um selbst zu kreischen!)
- Songs von Linking Park
- Songs von Evanescence
- Skrillex für alle, die es richtig hart mögen, ohne viel Text, dafür mit schrillen, kreischenden Tönen

Variante 3

Manche meiner Übungen sind anstrengender als andere. Die besonders schweren Übungen, die meine Muskeln zum Brennen brachten, dienten mir gleichzeitig als Ventil, um meinen Schmerz noch besser nach außen zu tragen. Ich stöhnte laut auf, keuchte und fluchte oft. Ich fühlte mich dadurch noch mehr befreit. Eine solche Übung ist zum Beispiel die Pendeluhr (siehe Praxisteil hinten). Gib hier deinem Schmerz deine (laute) Stimme! Mit dem Rausstöhnen wird die Übung gleich leichter auszuhalten sein. Ähnlich, wie es manche Tennisspieler machen.

SeelenSport-Übungen aus dieser Kategorie

Wir haben nun gesehen, wie sich Traurigkeit, Sehnsucht und Schmerz ausdrücken – und haben einen kleinen Abstecher zu der Frage gemacht, wie du diese Gefühle herausschreien kannst. Jetzt versuchen wir herauszufinden, was deine Traurigkeit verlangt, und dieses Gefühl in ein körperliches Training zu integrieren. Sind wir traurig, möchten wir umarmt und gehalten werden, einen Menschen um uns haben, der Verständnis zeigt und Trost spenden kann. Nicht immer aber ist ein solcher Mensch gerade anwesend. Dann sind wir es, die uns in traurigen Momenten Selbstmitgefühl schenken können.

Das mag sich im ersten Moment seltsam anfühlen, kann aber sehr heilsam sein und trösten. Warum nicht sich selbst mal umarmen? Warum nicht sich selbst Geborgenheit schenken? Warum nicht sich selbst ein bisschen Halt geben in einer haltlosen, traurigen Zeit?

Begegne dir dabei so, als wärst du deine beste Freundin. Mit den nächsten SeelenSport-Übungen kannst du dir genau das in deiner

Traurigkeit geben. Gleichzeitig wirst du erkennen, dass es viel Kraft in dir gibt, die du aktivieren kannst, um mit deinem Verlust gut umzugehen.

Sextant

Die erste Übung aus der Kategorie Traurigkeit ist, wie bereits erwähnt, zugleich die Grundübung im SeelenSport. Mit der Anfangssequenz beginnst du jedes Training, denn sie dient dazu, dir bewusst Zeit zu nehmen, um herauszufinden, was du jetzt gerade in diesem Moment fühlst. Die Übungssequenz kann dir ein Gefühl von Geborgenheit und Halt geben und dir zeigen, dass du dich jeden Tag aufs Neue aus eigener Kraft aus einem Tief herausziehen kannst – und sei es nur, um Hilfe zu holen. Diese gibt es in unterschiedlichen Varianten, je nachdem, wonach dir gerade mehr ist.

Beanspruchte Muskulatur

- gerade Bauchmuskeln
- Oberschenkelvorderseite
- Hüftbeuger

Anfangssequenz

Verwende diesen kurzen Bewegungsablauf gezielt, um herauszufinden, wo deine Gefühlswelt gerade steht. Nach der Einstimmung und dem Aufwärmen vor den einzelnen Übungen beginne immer mit dieser Anfangssequenz. Mach sie nur ein Mal, langsam und bewusst.

Hast du schon einmal von einem Sextanten gehört? Ein Schiffskapitän braucht ein solches Gerät, um sich auf dem offenen Meer zurechtzufinden. Mithilfe der Gestirne kann er herausfinden, in welche Richtung er weitersegeln muss und wo er sich gerade befindet. In der Anfangssequenz schaust du genau hin, wo deine Gefühle stehen und in welche Richtung du weitergehen möchtest. Spür in dich hinein, welche Gedanken aufkommen und dich beschäftigen. Fühle, welches Gefühl gerade durch deinen Körper fließt. Wo nimmst du es wahr? Was löst es in dir aus? Vielleicht sind es mehrere Gefühle gleichzeitig, vielleicht nur ein einziges, vielleicht aber spürst du nur Leere. Egal, welche Gedanken und welche Gefühle in diesem Moment aufkeimen, sie sind alle willkommen und dürfen in diesem Moment da sein. Dieses Gefühl oder diese Gefühle werden dir nun deine Richtung zeigen. Sie geben dir die Kraft, die du brauchst, um weiterzugehen und nach vorne zu blicken. Aus deinem Herzen hinaus wächst nämlich eine Verbindung – zu dir selbst, hinauf zum Himmel, zur Natur oder zu dem verstorbenen Menschen, wenn du jemanden verloren hast. Nimm die Verbindung, die für

Übungsablauf **Sextant** • Anfangssequenz

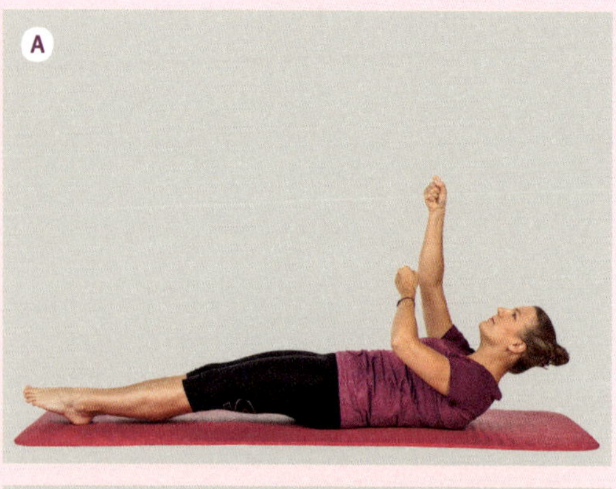

A Leg dich mit dem Rücken auf die Matte, streck deine Beine aus und spann sie an. Führ deine Arme hoch vor die Brust und greif mit deinen Händen nach dem imaginären Seil. Spann den Bauch fest an und roll dich aus der Bauchmuskulatur heraus nach oben in eine aufrechte Position. Die Arme bewegen sich währenddessen, als würdest du dich an einem Seil hochziehen. Die Füße bleiben dabei fest am Boden.

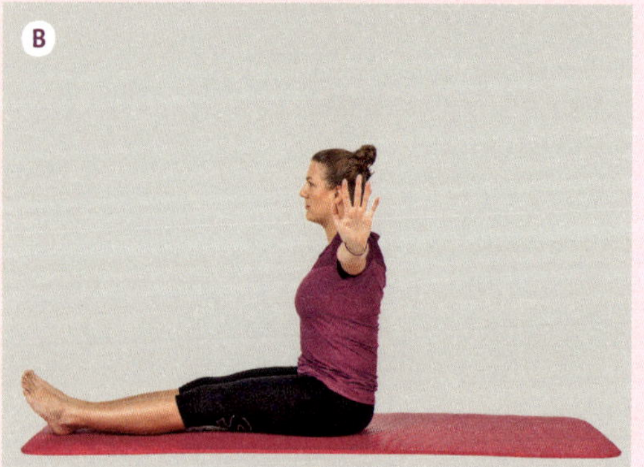

B Führe, sobald du aufrecht sitzt, den rechten und linken Arm nacheinander seitlich nach außen. Die Handflächen zeigen dabei weg vom Körper, die Fingerspitzen nach oben, so als ob du etwas von dir wegschieben wolltest. Halte den Rücken gerade und die Beine in Spannung.

dich passt. Diese Verbindung zeigt sich in Form eines imaginären Seiles. An diesem Seil kannst du dich jeden Tag aufs Neue aus eigener Kraft wieder aus deinem Tief herausziehen – und sei es nur, um nach Hilfe zu fragen.

Wenn du aufrecht sitzt und deine Hände vor dem Herzen gefaltet sind, sag dir im Stillen die Affirmation: Jedes meiner Gefühle ist erlaubt und darf jetzt da sein.

C Führ deine Arme über dem Kopf zusammen und falte deine Hände. Lass die Zeigefinger ausgestreckt und bilde mit den Händen so eine Art Pistole. Achte darauf, dass der Kopf zwischen deinen Armen bleibt.

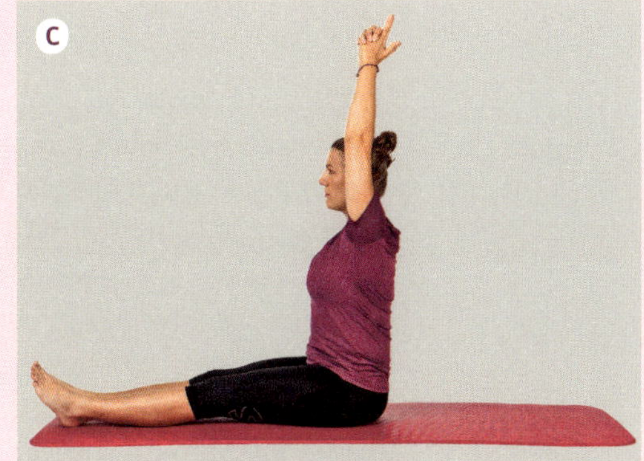

D Führ die gefalteten Hände vor deine Brust und nimm dir einen Augenblick Zeit, um deine Gefühle ganz genau zu spüren. Du kannst auch die Augen schließen. Leg deine Hände anschließend auf die Oberschenkel und roll dich aus dem Bauch heraus zurück auf die Matte.

Nun kannst du direkt in die Übungssequenz übergehen oder eine andere, besser zu deiner aktuellen Gefühlswelt passende Übung ausführen.

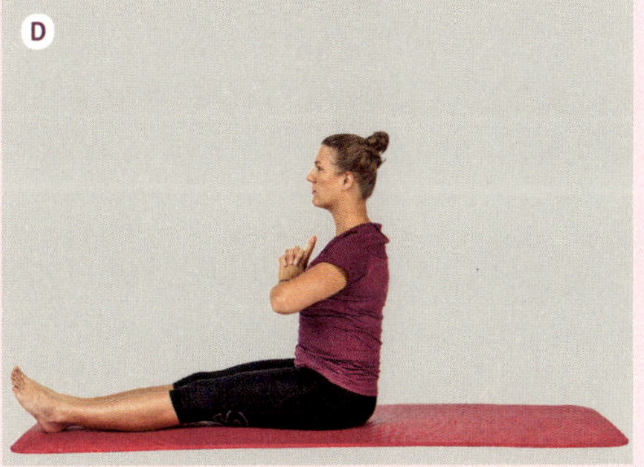

Übungssequenz

Hier habe ich zwei Varianten und dementsprechend auch zwei Geschichten für dich vorbereitet. Die Variante »Schieben« bezieht sich darauf, alles aus dem Alltag beiseitezuschieben und sich der Traurigkeit und deinem Körper zu widmen. Die Variante »Umarmen« gibt dir Halt und Geborgenheit. Sie eignet sich dafür, sie an besonders traurigen Tagen einzusetzen. Lies, wie bei jeder anderen Übung auch, erst die entsprechende Geschichte durch, schnapp dir eine Affirmation, die heute für dich passt, und starte damit in die Bewegung.

Die Affirmationsgeschichte

Nutze die Variante, die für dich in deiner aktuellen Stimmung besser passt.

Variante »Schieben«

An diesem Seil kannst du dich jeden Tag aufs Neue aus eigener Kraft wieder aus deinem Tief nach oben ziehen, und sei es nur, um nach Hilfe zu fragen. Du kannst in dieser Variante alles Belastende – Alltägliches, Arbeitskram – für einen Moment wegschieben und nur deine Gefühle da sein lassen, besonders deine Traurigkeit. Mit dem Wegschieben und Wegdrücken in der Bewegung schaffst du es, gedanklich Kraftzehrendes zurückzulassen. Stattdessen kommst du ganz bei dir und deinem Körper an. Stell dir während der Übung vor, du bist der Schiffskapitän deiner Gefühlswelt, und dein Körper ist der Sextant, der dir hilft, deine Gefühle zu verstehen, sie auszudrücken, und der dir die Richtung weist. Deine Gefühle kennen den Weg, vertrau ihnen.

Variante »Umarmen«

Du bestimmst selbst, wie du deiner Traurigkeit begegnest. Lass sie in dieser Variante liebevoll da sein, umarme sie, indem du deine Hände jeweils auf den gegenüberliegenden Oberarm legst. Spüre die Geborgenheit in dir aufkommen, die dir Halt schenkt und dich tröstet. Deine Traurigkeit ist Ausdruck von Liebe und Sehnsucht, von Dingen in deinem Leben, die dir etwas bedeuten. Sie darf da sein, und du darfst sie spüren.

Affirmationssätze

Beide Varianten:

- Ich kann mich aus eigener Kraft aus jeder Krise herausziehen, und sei es nur, um nach Hilfe zu fragen.
- Meine Traurigkeit ist Ausdruck von Liebe und Sehnsucht.
- Variante »Schieben«: Mit der Kraft meiner Gefühle kann ich mich abgrenzen, um Negatives von mir wegzuschieben.
- Variante »Umarmen«: Ich kann mir in einer haltlosen, traurigen Zeit selbst Halt und Selbstmitgefühl schenken.

Hinweis: *Vergiss nicht, dass du die Affirmationen selbst variieren kannst, je nachdem, was gerade für dich passt.*

Übungsablauf **Sextant** • Übungssequenz

Ü Schnapp dir erneut dein Seil und roll dich wie in der Anfangssequenz aus dem Bauch heraus nach oben, bis du aufrecht sitzt. Den Rücken in der Endposition wieder gerade halten.

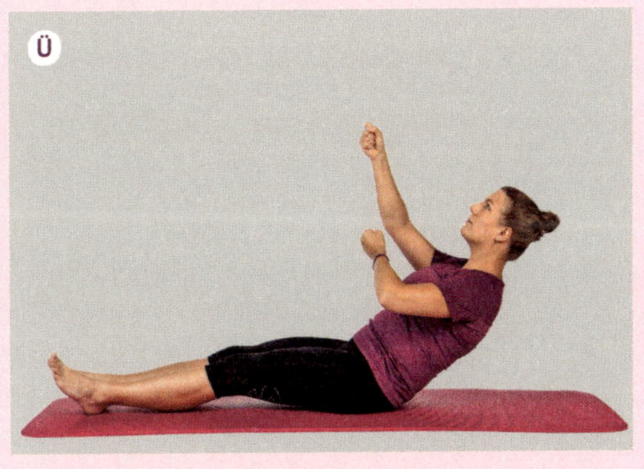

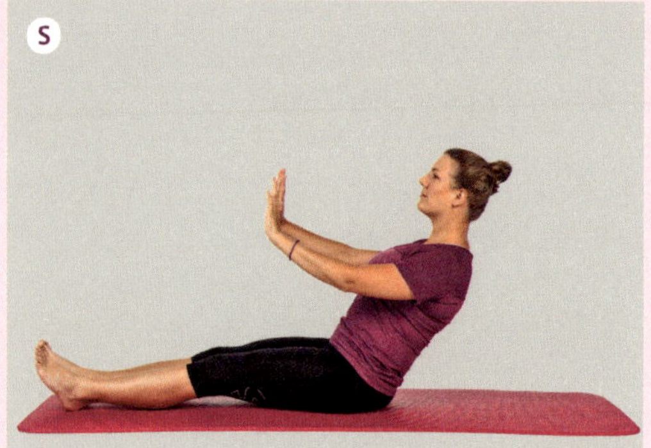

Variante »Schieben«

S Halte die Hände auf Schulterhöhe, drehe die Handflächen vom Körper weg, die Ellbogen sind angewinkelt. Schiebe dann die Hände nach vorn, bis deine Arme ganz gestreckt sind. Rolle dich gleichzeitig aus dem Bauch heraus nach unten, bis du wieder in der Ausgangsposition bist.

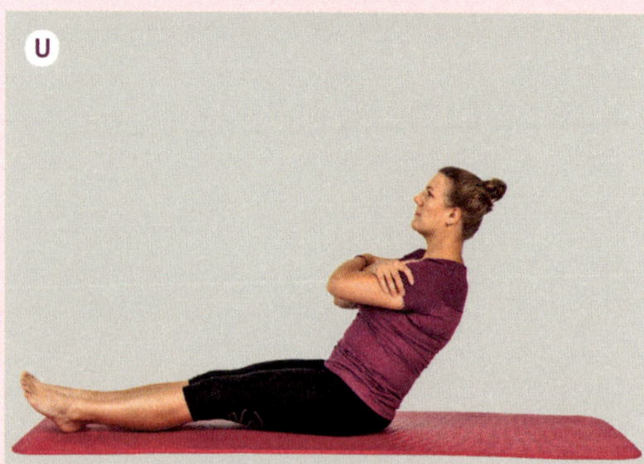

Variante »Umarmen«

U Der erste Teil mit dem Seil bleibt gleich. Wenn du aufrecht sitzt, umarme dich und halte dich fest, die Handflächen liegen jeweils auf dem Oberarm der anderen Seite. Rolle dich in dieser Haltung zurück auf die Matte. Arbeite auch hier aus dem Bauch heraus und halte ihn angespannt.

+ So wird die Übung anstrengender: Halte deinen Oberkörper beim Hoch- und Runterrollen ein paar Sekunden in der schrägen Position, bevor du dich weiter nach oben oder unten bewegst.

– So wird die Übung leichter: Du kommst gar nicht nach oben? Beginne im Sitzen und lehne dich schräg zurück, sodass du die Spannung im Bauch gerade noch halten kannst. Ziehe dich aus der Schräge heraus nach oben und rolle wieder so weit zurück wie möglich. Das ist vielleicht nur eine kleine Bewegung, aber so kann sich dein Körper an die Bewegung gewöhnen.

Wenn du mit der Zeit besser nach oben kommst, versuche, das Seil wie ein Lasso zu verwenden: Bringe die Arme in der Ausgangsposition weit über den Kopf und wirf das Seil in die Ferne. Komme dadurch mit etwas Schwung nach oben.

1 Wiederholung: einmal hochziehen und in der jeweiligen Variante zurück nach unten auf die Matte kommen
1 Satz: 10 Wiederholungen

Wassermensch

Beanspruchte Muskulatur

- Oberschenkelrückseite
- Gesäß
- unterer Rücken

Die Affirmationsgeschichte

Wasser ist für unseren Körper und für das gesamte Leben auf der Erde unverzichtbar. Wir Menschen bestehen bis zu 75 Prozent aus Wasser. Unsere Tränen sind ebenfalls aus Wasser. Doch in ihnen steckt noch viel mehr. Emotionale Tränen beinhalten, wie wir bereits wissen, Stresshormone, die sich ihren Weg über deine Augen nach außen suchen, um deinen Körper zu erleichtern. Kämpfe deshalb nicht gegen deine Tränen an, sondern lass sie fließen, wie sie gerade kommen.

Stell dir vor, du bist ein Wassermensch wie die kleine Arielle und kannst mit deinen Tränen schwimmen, statt dagegen anzukämpfen. Schwimme durch Ozeane und Flüsse, spüre die Kraft des Wassers und werde eins mit ihm. Auch das Mitschwimmen ist anstrengend und tut weh, aber nur so kannst du mit jeder Träne stärker werden und daran wachsen. So kannst du die Angst vor deinen Tränen loslassen und ihre Kraft entdecken. Sei ein Wassermensch und fließe mit ihnen, denn sie wollen dir Gutes tun.

Affirmationssätze

- Meine Tränen sind ein Geschenk.
- Jede Träne darf geweint werden.
- Ich darf mit meinen Tränen schwimmen/fließen, anstatt dagegen anzukämpfen.

Hinweis: *Vergiss nicht, dass du die Affirmationen selbst variieren kannst, je nachdem, was gerade für dich passt.*

Übungsablauf **Wassermensch**

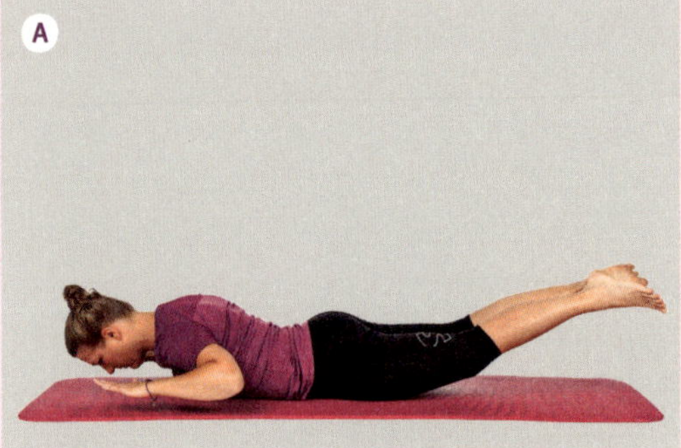

A Leg dich auf den Bauch. Spann das Gesäß und die Beinrückseiten an, sodass sich deine Beine leicht anheben. Bring die Füße an den Fersen zusammen, als würdest du damit eine Flosse bilden. Heb deinen Oberkörper aus dem Rücken heraus leicht an und heb die Arme seitlich um etwa 45 Grad angewinkelt ebenfalls vom Boden an. Nun solltest du eine Spannung im Rücken spüren. Der Blick bleibt nach unten gerichtet. Der Nacken ist die Verlängerung deiner Wirbelsäule.

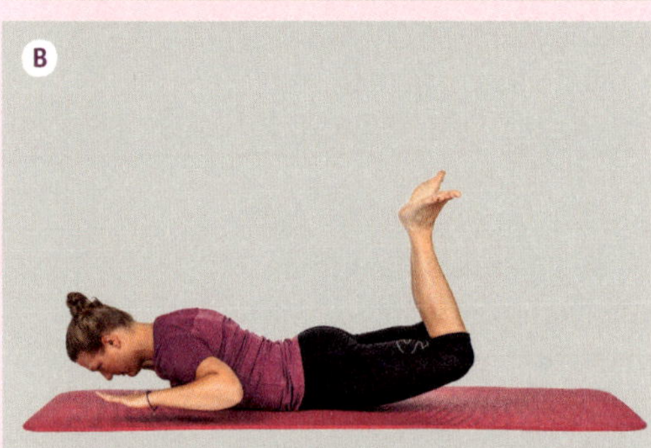

B Winkle deine Beine an und streck sie wieder aus, als würdest du deine Flosse bewegen. Die Fersen bleiben dabei fest aneinandergedrückt. Führ deine Füße so nah an dein Gesäß heran, wie es dein Körper zulässt, und komm dann wieder in die Streckung, setz die Füße aber nicht auf dem Boden ab.

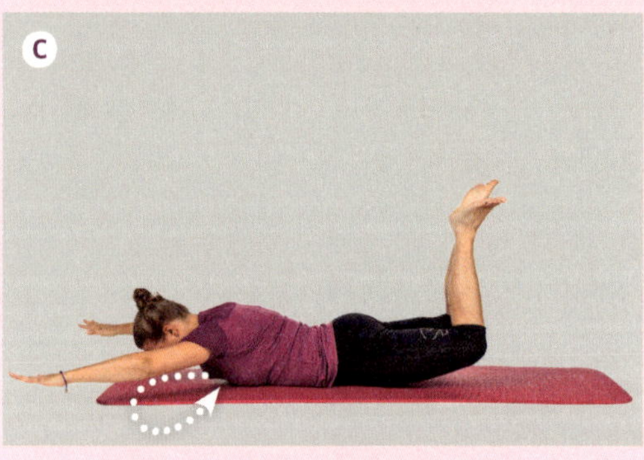

C Bring nun deine Arme mit in den Bewegungsablauf, indem du sie kreisend parallel zum Boden bewegst, als würdest du schwimmen. Streck die Arme nach vorne und führ sie über außen wieder nach hinten zurück. Heb gleichzeitig deine Beine weiter abwechselnd gestreckt und angewinkelt.

– So wird die Übung leichter: Leg die Arme seitlich ab und setz bei der Streckung der Beine deine Füße immer kurz auf dem Boden auf.

1 Wiederholung: Winkle deine Beine in Richtung Gesäß an und streck sie wieder aus, deine Arme ziehen währenddessen einen Kreis über dem Boden.
1 Satz: 10 Wiederholungen

Haar der Berenike

Beanspruchte Muskulatur
- Beine
- schräge Bauchmuskeln

Die Affirmationsgeschichte

Der Legende nach war Berenike die Frau eines ägyptischen Königs, lange Zeit vor Christi Geburt. Einem berühmten Gedicht nach opferte sie einen Teil ihrer Haarpracht, damit der König, der in den Krieg gezogen war, gesund wieder heimkehren möge. Laut Mythologie verschwand diese Locke und wurde später als Sternbild am Himmel wiederentdeckt.

Was hat diese kurze Geschichte nun mit dir und deiner Sehnsucht zu tun? Auch du hast dich vielleicht von einem wertvollen Teil von dir trennen müssen. Wir sehnen uns nach diesem Teil und bemerken gar nicht, wie viel von dem vermeintlich Verlorenen ganz tief in uns verborgen ist – und wie viele andere Teile noch in uns vorhanden sind, auch in unserer Erinnerung.

In dieser Übung geht es darum, deine Sehnsucht über den Körper auszudrücken und gleichzeitig zu erkennen, dass vieles in dir selbst steckt und du dadurch einen Teil der Sehnsucht stillen kannst. Manches muss aber nicht gestillt werden und darf sehnsüchtig bleiben.

Fokussiere dich während der Übung auf das Gefühl der Sehnsucht, spüre, was es in dir auslöst. Richte deine Aufmerksamkeit in der Pause nach einem Satz auf die Frage, wie für dich Veränderung möglich ist. Lausche deinen Gedanken. Was flüstern sie dir zu?

Überlege, bevor du die Übung beginnst, wonach du dich gerade sehnst. Finde eine einzelne Sache und konzentriere dich nur auf sie.

Affirmationssätze
- Meine Sehnsucht hilft mir, ins Handeln zu kommen.
- Alles, wonach ich mich sehne, kann ich in mir finden.

Hinweis: *Vergiss nicht, dass du die Affirmationen selbst variieren kannst, je nachdem, was gerade für dich passt.*

Übungsablauf **Haar der Berenike**

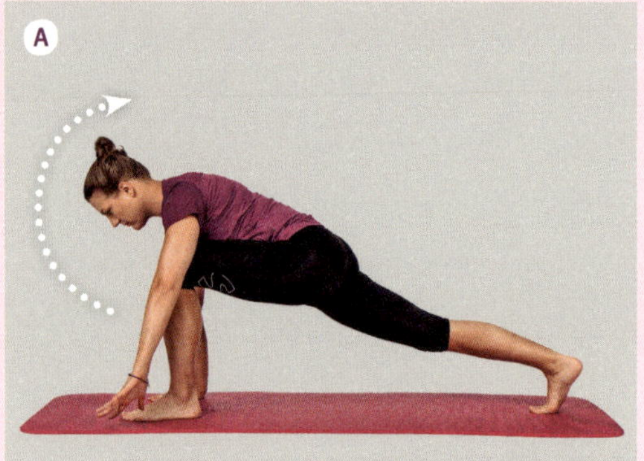

A Stell dich in einen weiten Ausfallschritt, dein linker Fuß ist vorne. Dein linkes Bein ist in einem 90-Grad-Winkel gebeugt, der rechte Fuß hinten auf den Zehenspitzen abgestellt. Dein Rücken bildet damit eine Verlängerung des rechten Beins. Leg deine rechte Hand neben dem linken Fuß auf der Matte ab. Halte den linken Arm seitlich links neben dem linken Bein gestreckt, die Fingerspitzen zeigen in Richtung Matte. Spreiz dabei die Finger. Richte deinen Blick nach unten.

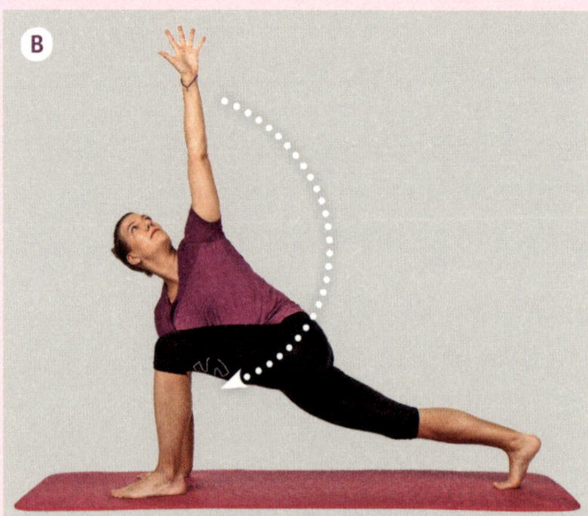

B Führe den linken Arm langsam in einer Kreisbewegung nach oben und wieder nach unten in die Ausgangsposition. Dein Blick folgt der linken Hand. Wiederhole die Kreisbewegung fünf Mal und wechsle dann die Richtung des Kreises.

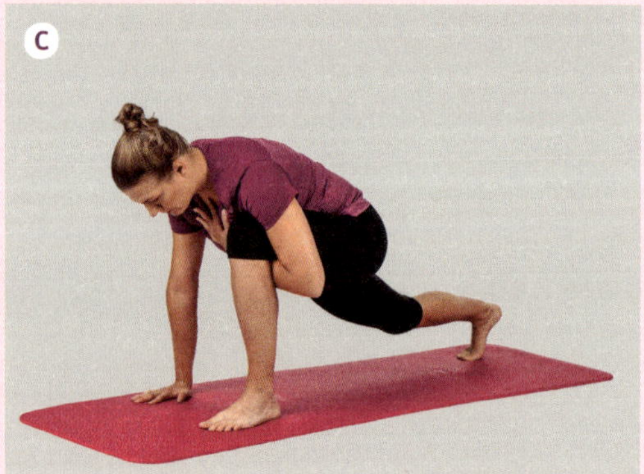

C Führe deine linke Hand unter dem linken Bein hindurch, sodass du deinen Brustkorb berühren kannst. Halte diese Position für einige Sekunden. Wechsle anschließend die Körperseite.

– So wird die Übung leichter: Setz das Knie des ausgestreckten Beins auf dem Boden ab.

1 Wiederholung: Mit dem Arm fünf Kreise in die eine und fünf in die andere Richtung ziehen, dann unterhalb des Beins durchgreifen und die Hand aufs Herz legen. Beinwechsel nach einer Wiederholung.
1 Satz: 8 Wiederholungen in abwechselnder Folge

Pendeluhr

Beansprucht Muskulatur

- Oberschenkelaußenseite
- Gesäß

Die Affirmationsgeschichte

Der Schmerz fühlt sich allgegenwärtig an, und du hast manchmal das Gefühl, dass es nie mehr besser werden wird. Doch das stimmt nicht – auch wenn du es jetzt gerade vielleicht nicht glauben magst. Der Schmerz verändert sich mit der Zeit, wird weniger intensiv, dauert, wenn er dich überfällt, weniger lange an, aber er geht niemals ganz. Er pendelt von »schwächer« hin zu »stark« und manchmal auch zu »unerträglich«.

Mit dem Hin-und-her-Pendeln des Beins ahmen wir den Schmerz auf körperlicher Ebene nach. Du spürst ein deutliches Brennen in der Außenseite des Oberschenkels. Wenn du das Bein mittig hältst, scheint der Schmerz nicht mehr auszuhalten zu sein. Ziehst du das Bein vor und zurück, wird der Schmerz wieder etwas schwächer. Diese Bewegungen stehen für den Schmerz in der Trauer. Wenn du langfristig auf der Stelle stehen bleibst, wird der Schmerz irgendwann unerträglich. Doch mit der Bewegung im Leben, einem ständigen Pendeln, mit dem Handeln und Ins-Tun-Kommen wird auch der Schmerz leichter werden. Vergiss niemals: Du bist nicht der Schmerz, du fühlst ihn nur!

Nicht vergessen: Nutze die Kraft deiner Stimme, um den Schmerz rauszuschreien.

Affirmationssätze

- Ich darf/kann meinen Schmerz fühlen, ohne dass er mich vollkommen bestimmt.
- Mein Schmerz verändert sich und pendelt mit der Bewegung in meinem Leben hin und her.

Hinweis: *Vergiss nicht, dass du die Affirmationen selbst variieren kannst, je nachdem, was gerade für dich passt.*

Übungsablauf **Pendeluhr**

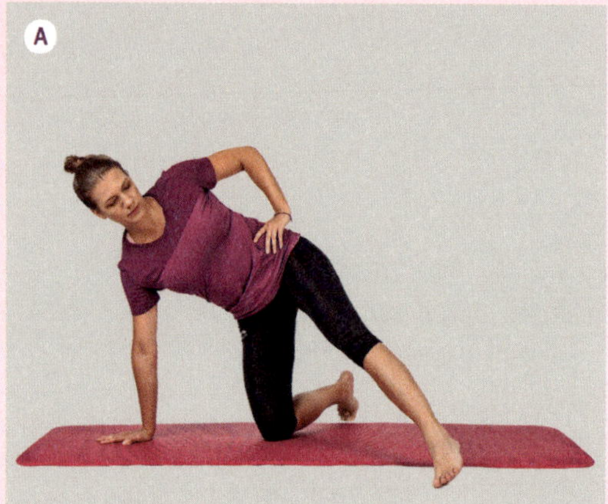

A Setz deine rechte Hand und das rechte Knie in einer Linie auf der Matte ab. Die Fingerspitzen zeigen vom Körper weg. Dein rechter Fuß ist auf den Zehenspitzen abgestellt. Stütz deine linke Hand in der Hüfte ab und dreh dich mit der linken Schulter nach außen, ohne dich dabei in die rechte Schulter sinken zu lassen. Halte dein linkes Bein gestreckt und setz den Fuß schräg links vor der Matte ab.

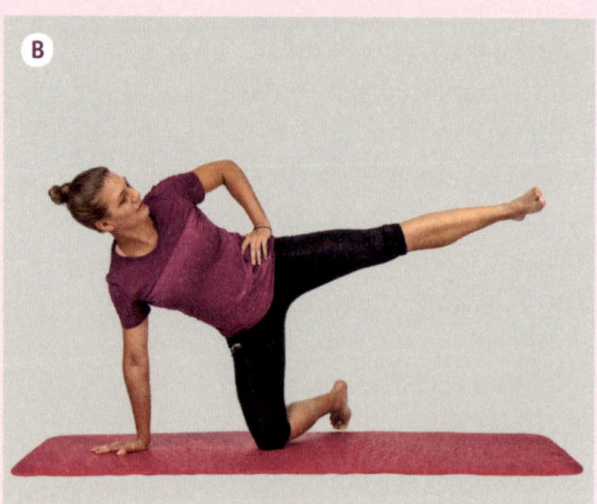

B Heb dein linkes Bein an und bring es in einer halbkreisförmigen Bewegung nach hinten. Setz den linken Fuß kurz ab und heb ihn gleich wieder an. Pendle mit dem Bein fünfmal abwechselnd vor und zurück. Zieh während des Pendelns die Zehenspitzen in Richtung deines Oberkörpers heran, sodass der Fußrücken in einem rechten Winkel zum Schienbein steht. Halte nach den fünf Wiederholungen dein Bein drei bis fünf Sekunden mittig gestreckt und wippe leicht damit. Wechsle anschließend die Seite.

+ So wird die Übung anstrengender: Ziehe die Zehenspitzen des ausgestreckten Beins noch weiter in Richtung des Oberkörpers heran.

– So wird die Übung leichter: Stütz dich statt auf deiner rechten Hand auf dem rechten Unterarm ab. Streck dein rechtes Bein aus und leg dich auf die rechte Hüfte und die Außenseite des rechten Beins.

1 Wiederholung: 5 Mal vor- und zurückpendeln und anschließend drei bis fünf Sekunden halten
1 Satz: 3 Wiederholungen pro Bein. Beinwechsel nach einem Satz.

Wut, Zorn und Ärger

Das Gefühl des Zorns bezieht sich immer auf ein Objekt oder eine Person. Entsprechend sagen wir: »Ich bin zornig auf ...«, auch wenn diese Formulierung in unserem Sprachgebrauch ein wenig verloren gegangen ist und wir viel eher davon sprechen, dass wir »auf etwas wütend sind«. Wenn wir jedoch von Wut sprechen, können wir streng genommen kein einzelnes Objekt oder keine Person direkt benennen. Vielmehr sind es mehrere Situationen, die einen wütenden Zustand ergeben, den wir über mehrere Tage oder Wochen erleben und wahrnehmen. Wenn ich in meinen Wut-Workshops frage, was die Menschen wütend macht, stammeln die meisten unsicher los: »Ich weiß auch nicht. Dass das halt passiert ist, dieser Verlust. Dass das Leben selbst so ist, wie es ist. Die Menschen, die mich blöd anmachen und ständig lachen. Die Arbeit, meine Freunde, das Leben, verdammt, einfach dieses neue Leben.« Wir sprechen also von vielen Situationen, die auf eine große, grundlegende Veränderung zurückzuführen sind. Ein Ereignis, das unser bisheriges Leben auf den Kopf gestellt und zu diesem neuen Leben geführt hat.

Was aber möchte diese Wut erreichen? Sie will erneut verändern, zurück zum ursprünglichen Zustand. Sie möchte nicht annehmen, was passiert ist, und sorgt dafür, dass wir alles dafür tun, damit diese neue Situation nicht unsere Realität bleibt. Der Wut liegt ein subjektives Gefühl von Ungerechtigkeit zugrunde. Wir fühlen uns unfair behandelt und hintergangen, egal ob von einem Menschen oder Gott, dem Schicksal, dem Leben selbst. Unsere Wut möchte Gerechtigkeit schaffen. Solange wir wütend sind, scheint es noch Hoffnung zu geben, das Geschehene rückgängig zu machen. Wenn ein Mensch verstorben ist, zeigt die Wut entsprechend, dass wir den Verlust noch nicht wirklich realisiert und unseren Kampf um den verlorenen Menschen noch nicht »ausgekämpft« haben. Größtenteils erleben Menschen im ersten Jahr nach Todesfällen die Wut am stärksten. Danach vergeht sie langsam, das Realisieren und Annehmen beginnt und damit auch die tiefe Traurigkeit, die sich meist hinter der Wut versteckt hat. Wir haben nur nicht gleich den Zugang dazu, denn Wut lässt sich meist besser aushalten und schützt vor einem Fall in ein tiefes Loch. Unsere Wut sorgt dafür, dass wir in Bewegung bleiben und nicht erstarren. Sie ermutigt uns, zu kämpfen und für uns einzustehen.

Machen wir diesen theoretischen Wirrwarr an einem Beispiel greifbarer: Eine Frau arbeitet seit vielen Jahren in einer Firma. Ihr wird gekündigt, weil die Firma aus wirtschaftlichen Gründen Stellen abbauen muss. Mit ihr müssen viele andere die Firma verlassen. Bevor sie traurig darüber ist, kommt die Wut. *Warum gerade ich? So viele Jahre habe ich alles für diese Firma getan. Und nun wird es mir so gedankt*, sind ihre Gedanken. Sie ist zornig auf den Chef, der die Kündigung ausgesprochen hat, aber auch wütend über diese Situation, die ihr Leben vollkommen verändert. Ihre Wut ermöglicht ihr nicht, die Situation einfach hinzunehmen. Sie verteidigt ihr Können, ihr Wissen und ihre Leistung, die in ihren Augen nun nicht wertgeschätzt werden. Sie fühlt sich ungerecht behandelt und bittet vielleicht sogar noch einmal um ein Gespräch, um eine zweite Chance. Das ermöglicht ihr die Wut. Sie kämpft für sich. Erst dann wird sie langsam zur Ruhe kommen und schließlich realisieren, was dies für ihre Zukunft zu bedeuten hat. Dann kippt der Zustand, und die Traurigkeit übernimmt das Ruder. Die Gefühle können sich manchmal auch eine Zeit lang vermischen oder schnell abwechseln.

Die Frage ist dann: Was kann diese Frau tun, um der Wut ihre Beachtung zu schenken und sie auszudrücken? Ihrem Chef gegenüber wird sie wahrscheinlich kein Wort sagen. Die wenigsten Menschen lassen ihre Wut dort, wo sie hingehört. Sie tragen sie stattdessen ins eigene Heim. Ihr Partner und/oder ihre Kinder müssen es dann ausbaden. Sie werden angeschrien, ungerecht behandelt. Wird die Wut jedoch lange nach innen gerichtet, kann das, wie wir bereits wissen, körperliche Folgen haben. Und genau deshalb, aufgrund dieser körperlichen Komponente der Wut, können wir unseren Körper perfekt dafür einsetzen, um der Wut Ausdruck zu verleihen, sie abzubauen. Die Wut sieht in unserer Natur vor, dass wir uns energiegeladen, laut und wild dazu bewegen. So lässt sich am besten kämpfen und sich verteidigen. Nutzen wir das für ein Training – jedoch schonender für uns selbst und andere. Wir fühlen uns etwas leichter und können gelassener über die wutauslösende Situation kommunizieren.

Vielleicht musstest du gerade an Kampfsport denken? Ja, absolut! Eine Runde Boxen würde super helfen. Ich selbst kannte die Wut, nachdem meine Schwester ermordet worden war. Ich hörte im Radio bei einem Arzt die Nachrichten über Larissa und wollte am liebsten den Lautsprecher aus der Wand reißen. Menschen, die sich über ihre Geschwister beschwerten oder keinen Kontakt mit ihnen hatten, wollte ich einfach nur anschreien. Ich spazierte durch die Straßen und stellte mir grauenvolle Szenarien vor, wie ich den Menschen um mich herum wortwörtlich den Schädel einschlug. Was ich mir aber vorstellte, mit dem Mörder selbst zu tun, dafür finde ich kaum Worte, so grauenvoll war es. Es machte mich derart wütend, dass ich manchmal glaubte, meine Haut bekäme bald Risse und aus mir würde gleich Feuer schießen. Über diese Wut und speziell den Zorn gegen ihn konnte ich kaum sprechen. Nur das Training selbst half mir, diese Gefühle immer wieder abzubauen, um meinen Körper zu entlasten.

Als ich mit meinem jetzigen Freund Benni zusammenkam und er von meiner Wut erfuhr, schlug er mir vor, sie im Kampf auszudrücken. Ich war skeptisch, weil ich wusste, wie schlimm diese Wut in mir brodelte, und ich Angst hatte, was sie mit mir machen würde. Wir waren in einem Wald. Benni gab mir einen großen Stock, der als eine Art Schwert fungieren sollte. Erst schlug ich damit gegen einen dicken Baum. Ich war noch zögerlich, doch Benni motivierte mich, alles rauszulassen. Also schlug ich etwas aggressiver drauf. Das funktionierte gar nicht schlecht, und ich fühlte mich schon besser. »Und nun versuch, gegen mich zu kämpfen. Schlag einfach auf den Stock, den ich in meinen Händen halte, und ich wehre ab«, schlug er mir dann vor. Also begann ich, erst zögerlich, dann mit mehr Wucht und in kürzeren Abständen, auf ihn einzuschlagen. Plötzlich kroch in mir eine tiefe, unverarbeitete Wut hoch, die mich blind machte. Ich sah nur noch verschwommen, und Bennis Gesicht verwandelte sich vor mir in das des Mörders. Ich fühlte mich, als wäre ich mit ihm allein in einem Wald. Das war meine Chance, Larissa zu rächen. Also entwickelte ich eine große Kraft, mit der ich den Stock aggressiv und schnell auf Benni einschlug – so schnell, dass er kaum noch eine Chance hatte und sich nicht mehr wehren konnte. Nur noch sein lautes Brüllen holte mich in die Realität zurück, und ich erschauderte, als ich merkte, was passiert war. Er lag halb am Boden, schaute mich mit großen, geschockten Augen an, während mir die Tränen runterliefen und ich nur noch Schmerz spürte. »Es tut mir so leid. O mein Gott. Hab ich dir wehgetan? Hab ich dich getroffen?«, weinte ich und kniete mich neben ihn. »Nein, nein. Alles gut so weit. Was für eine schreckliche Wut hast du nur in dir? Du warst ein vollkommen anderer Mensch, Katrin!«, war Benni noch immer schockiert. Er umarmte mich fest, und ich weinte meinen Schmerz laut hinaus. Heute ist diese Wut gut verarbeitet und nicht mehr mit solchen Aggressionen verbunden.

Wut hat eine so große Kraft in sich, dass sie, sofern sie in Aggression endet, Schmerz und Leid beim Gegenüber verursachen kann. Deshalb habe ich beschlossen, dass in meinen Trainings niemals gegen einen anderen Menschen gekämpft oder geboxt wird. Beim SeelenSport werden dafür nur Matte oder Polster verwendet. Sie halten deine Wut aus, du kannst dich fallen lassen und zerstören, ohne zu verletzen.

Wut auszusprechen, niederzuschreiben und auszudrücken ist wichtig. Doch wenn wir es damit übertreiben, sprich uns in einen Wutanfall stürzen, merkt sich das Gehirn diese Vorgehensweise und senkt unsere Hemmschwelle. Sich seiner Wut hinzugeben, wie ich es etwa mit Benni getan habe, hilft nicht und verschlechtert die Situation. Sie zu unterdrücken ist ebenfalls kein guter Weg und schadet uns genauso. Wichtig ist es, eine angemessene Balance zu schaffen, sich mit der Wut bewusst auseinanderzusetzen und die eigene Wut zu verstehen und zu reflektieren. Mit SeelenSport kannst du Wut entladen, dich damit befassen und dann hinter die Fassade blicken. Denn dort verbergen sich meist Verletzungen, die gesehen und gefühlt werden wollen. Bist du nun bereit, dich deiner Wut zu stellen?

SeelenSport-Übungen aus dieser Kategorie

Um dich bewusst mit deiner Wut auseinanderzusetzen, brauchst du einen kleinen Zettel in der Größe eines Post-its und einen Stift. Bevor du eine Übung auswählst, schreibe dir auf den Zettel, was dich derzeit wütend macht. Es sollte keine Liste werden, sondern begrenzt sein auf ein bis zwei Dinge. Außerdem bitte ich dich, keinen Menschen zu nennen, sondern sein Verhalten oder einen Satz, mit dem er dich wütend gemacht hat. Denn es soll kein Hass auf diesen Menschen produziert werden, sondern nur die eine Situation betrachtet werden. Dieser Mensch an sich kann gute Qualitäten haben oder sogar ein Freund sein, aber manchmal macht uns auch etwas an Freunden wütend.

Dann betrachte die Sache und spüre deine Wut im Körper. Wo genau sitzt sie gerade? Spürst du schon, wie sich dabei deine Fäuste ballen möchten? Wähle nach dem Niederschreiben deine entsprechende Wut-Übung aus und entlade dieses Gefühl für den Moment. Am Ende dieses Kapitels stelle ich dir außerdem ein paar Fragen vor mithilfe derer du, nachdem du deine Wut vorerst losgeworden bist, hinter die Wut blicken kannst. Aber jetzt wird erst mal gewütet!

Fliege

Beanspruchte Muskulatur

- gerade Bauchmuskeln

Die Affirmationsgeschichte

Hast du schon mal versucht, eine Fliege zu fangen? Schwierig, oder? Ein frustrierendes Vorhaben, das Wut aufkommen lässt. Fliegen sind oft kleine, lästige Tiere, die einen echt in den Wahnsinn treiben können. Besonders dann, wenn du zu schlafen versuchst. Heute ist dein Glückstag. Stell dir vor, der kleine Zettel ist eine nervende Fliege, die du gleich zerquetschst, sodass du endlich deine Ruhe hast – und damit auch Ruhe von der Sache, Geste, Aussage oder Situation, die dich mit Wut erfüllt, die du in der jeweiligen Situation aber nicht herauslassen konntest.

Affirmationssätze

- Ich darf meiner Wut Ausdruck verleihen.
- Ich darf ordentlich in die Matte reinhauen und alles rauslassen, was mich zornig macht.

Hinweis: *Vergiss nicht, dass du die Affirmationen selbst variieren kannst, je nachdem, was gerade für dich passt.*

Übungsablauf **Fliege**

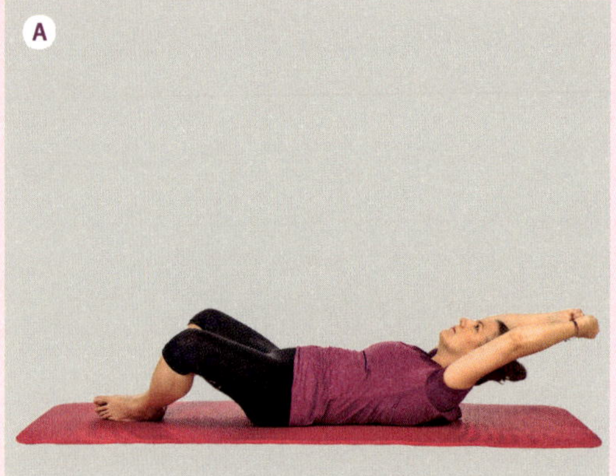

A Leg dich auf den Rücken und nimm deine Arme über den Kopf, streck sie parallel zum Boden aus. Bilde mit deinen Händen Fäuste. Führ deine Füße an den Sohlen zusammen. Sie sollten sich an den Fersen und den Fußaußenkanten berühren. Deine Beine sind dabei angewinkelt, und die Knie fallen leicht nach außen. Der Zettel liegt auf der Matte vor deinen Füßen.

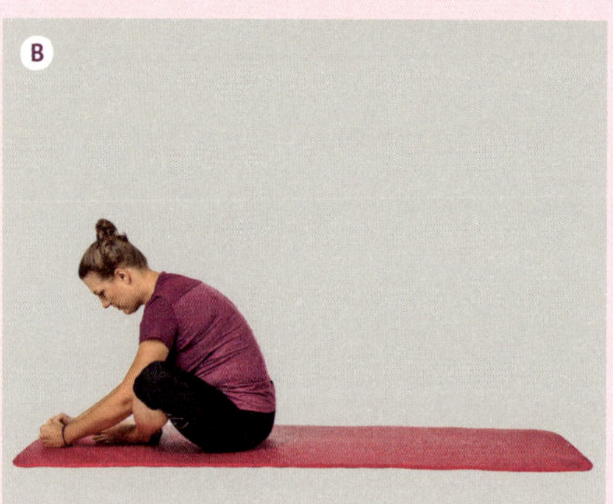

B Spann den Bauch fest an. Roll dich aus den Bauchmuskeln heraus mit ein bisschen Schwung hoch, nimm deine Arme mit und halte die Fäuste geballt. Schlag deine Fäuste vor deinen Füßen auf den auf der Matte liegenden Zettel und bring deine Arme wieder zurück über den Kopf. Bring den Oberkörper gleichzeitig wieder in die Ausgangsposition.

Tipp
Du boxt so fest in die Matte, dass deine Hand schon wehtut und ganz rot ist? Nimm dir ein weiches Kissen und leg deinen Zettel darauf. Das schont deine Handknochen! Schließlich wollen wir am Ende keinen Knochenbruch riskieren!

– **So wird die Übung leichter:** Du kommst nicht hoch? Schlag mit deinen Fäusten jeweils seitlich vom Bauch auf die Matte. Roll dich dabei nur so weit hoch, dass sich deine Schulterblätter kurz vom Boden abheben. Den Zettel kannst du links oder rechts ablegen oder zwischen den Sätzen die Seiten wechseln.

1 Wiederholung: einmal hochkommen und in die Matte schlagen, dann wieder nach hinten ablegen
1 Satz: 10 Wiederholungen

Kleiner Bär

Beanspruchte Muskulatur

- gerade Bauchmuskeln
- Schultern
- Arme

Die Affirmationsgeschichte

Manchmal macht dir ein verärgerter, böswilliger Gedanke Angst. Du bist doch sonst ein so gelassener Mensch, aber tief in dir brodelt etwas, eine kleine Flamme an Ärger flackert immer wieder auf. Sie scheint dich mehr einnehmen zu wollen, und das macht dir noch größere Angst. Wie sollst du mit diesem Ärger umgehen? Was genau ärgert dich eigentlich? Laut losbrüllen traust du dir noch nicht zu, denn du hast diesem Ärger noch nie Beachtung geschenkt. Wie ein kleiner, zaghafter Bär musst du dich erst mit der wütenden Seite in dir anfreunden und hinhören lernen. Deine Tatzen mögen noch nicht groß genug dafür sein, deine Stimme noch ein wenig leise, doch wenn du dich darin übst, dich dem kleinen Ärger anzunähern, wirst du lernen, ihn auch zu beachten. Du lernst hinzuhören, was er zu sagen hat, was hinter dem Ärger steckt. Nämlich Grenzen, die überschritten wurden – von dir selbst oder von anderen. Für diese Grenzen gilt es zu kämpfen, sie zu erkennen und zu beachten. Denn auch kleine Bären können irgendwann groß werden und für sich einstehen lernen! Aber erst lassen wir den Ärger raus, bevor wir ihn uns genauer ansehen.

Affirmationssätze

- Mein Ärger zeigt mir meine Grenzen.
- Ich darf meine Grenzen wahren und für mich einstehen.
- Ich darf hinter den Ärger schauen und diese Gefühle da sein lassen.

Hinweis: *Vergiss nicht, dass du die Affirmationen selbst variieren kannst, je nachdem, was gerade für dich passt.*

Übungsablauf **Kleiner Bär**

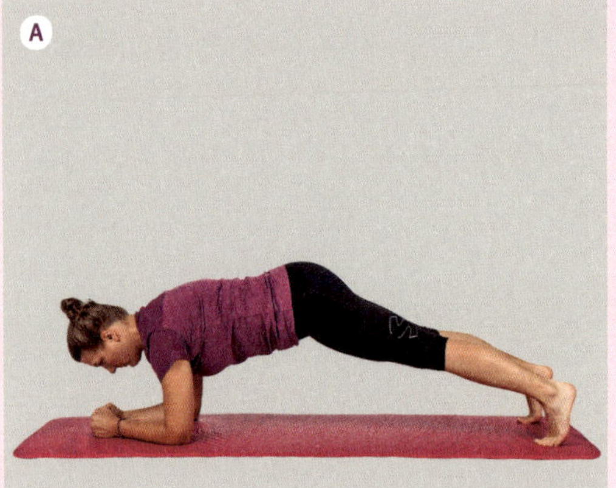

A Komm auf der Matte in den Vierfüßlerstand. Stütz dich dann mit dem Gesicht nach unten auf deinen Unterarmen ab. Achte darauf, dass die Ellbogen unter deinen Schultern platziert sind. Ball deine Hände zu Fäusten. Heb dann deine Knie vom Boden, sodass deine Beine gestreckt sind. Deine Füße stellst du dabei auf die Zehenspitzen. Positioniere deine Füße ein bisschen weiter auseinander als hüftbreit. Schieb dein Gesäß leicht nach oben, um den Rücken zu schonen, und spann den Bauch an. Halte deinen Blick nach unten gerichtet. Leg einen kleinen Zettel vor deinen Fäusten ab.

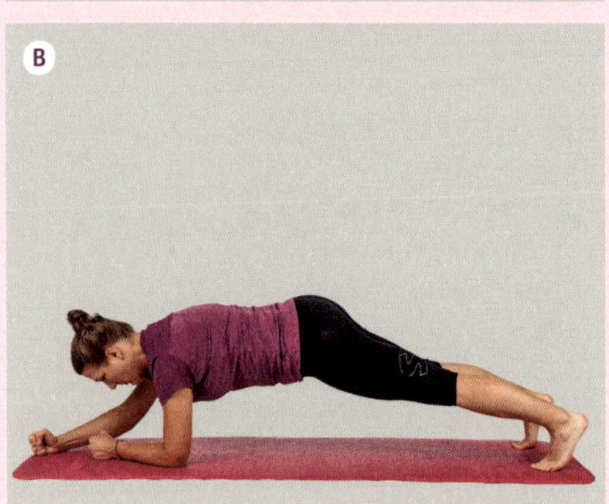

B Schlag mit der rechten Faust nach vorne auf den Zettel. Setz die Faust gleich danach wieder in der ursprünglichen Position ab und hau dann mit der linken Faust nach vorne. Versuch, deinen Körper dabei fest angespannt zu halten. Achte darauf, bei jedem Schlag in der Hüfte nicht zu weit zu kippen, sondern möglichst stabil zu bleiben.

+ So wird die Übung anstrengender: Verenge den Spalt zwischen den Füßen auf der Matte.

– So wird die Übung leichter: Setz die Knie auf der Matte ab, schieb den Oberkörper etwas nach vorne, sodass die Oberschenkel einen engen Winkel zur Matte bilden.

1 Wiederholung: einmal mit einer Faust nach vorne boxen. Armwechsel nach einer Wiederholung.
1 Satz: 10 Wiederholungen in abwechselnder Form

Großer Bär

Beanspruchte Muskulatur

- Oberschenkel
- Gesäß
- unterer Rücken

Die Affirmationsgeschichte

Wenn wir uns einen großen Bären vorstellen, sehen wir viel Macht und Gebrüll vor uns. Stell dir vor, du könntest das sein und einfach so rauslassen, was dich innerlich wütend macht. Mit jedem Schlag gegen den Boden löst sich die wütende Hitze, die über deine Fäuste in den Boden strömt. Mit der Kraft deiner Beine stemmst du dich hoch und aufrecht, setzt deinen wütenden Blick auf, der beinahe Feuer aus deinen Augen schießen lässt. Mit dem Strecken nach oben, der Anspannung im Bizeps strömt neue Kraft und Stärke über deine Fäuste hinein, sodass du die nächste Ladung an Wut rauslassen und gestärkt in den Alltag zurückgehen kannst. Sei ein großer, starker Bär, der für sich und seine Grenzen einsteht und sich mithilfe seiner Wut verteidigen kann.

Affirmationssätze

- Ich darf brüllen wie ein großer Bär.
- In mir steckt Kraft und Stärke, mit der ich meiner Wut Ausdruck verleihen kann.

Hinweis: *Vergiss nicht, dass du die Affirmationen selbst variieren kannst, je nachdem, was gerade für dich passt.*

Übungsablauf **Großer Bär**

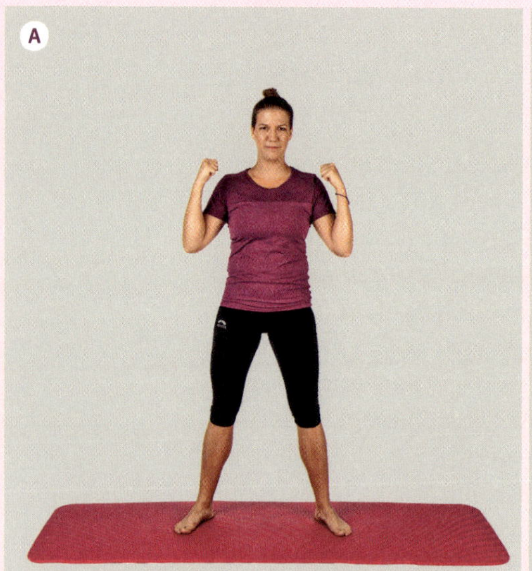
A

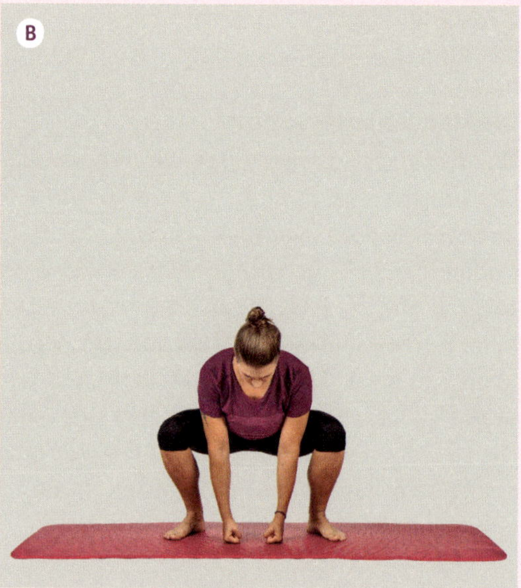
B

A Stell dich etwas breiter als hüftbreit hin und dreh die Fußspitzen leicht nach außen. Positioniere einen Zettel zwischen deinen Fußspitzen. Winkle deine Arme in einem 45-Grad-Winkel ab und halte sie seitlich von deinem Oberkörper. Spanne deine Oberarme fest an und balle die Hände zu Fäusten. Spanne auch deinen Bauch fest an.

B Geh in die Kniebeuge. Achte darauf, dass deine Zehenspitzen und Knie nach außen gedreht bleiben und die Fersen fest in den Boden gedrückt sind. Schieb dein Gesäß nach hinten, als würdest du dich hinsetzen wollen. Beuge deinen Rücken nach vorn und achte darauf, dass er gerade bleibt und nicht rund wird. Die Beuge in den Knien sollte etwa 90 Grad ergeben. Während der Kniebeuge bringst du deine Arme nach unten in Streckung und boxt mit den Fäusten gegen die Matte. Halte Bizeps und Bauch weiter angespannt. Komm zurück in die Ausgangsposition (Bild A). Spanne dabei den Po an. Halte die aufrechte Position eine Sekunde.

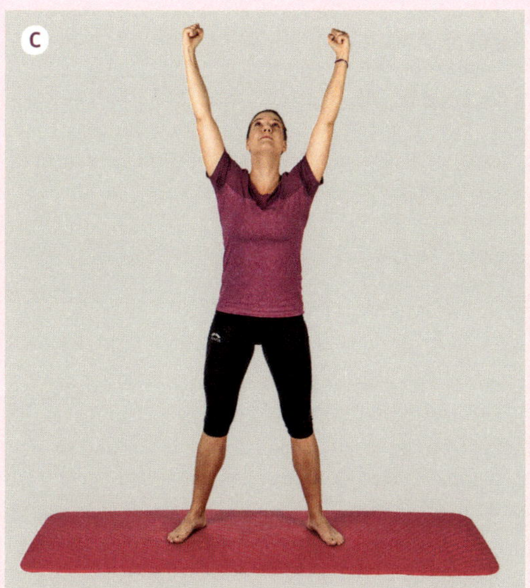

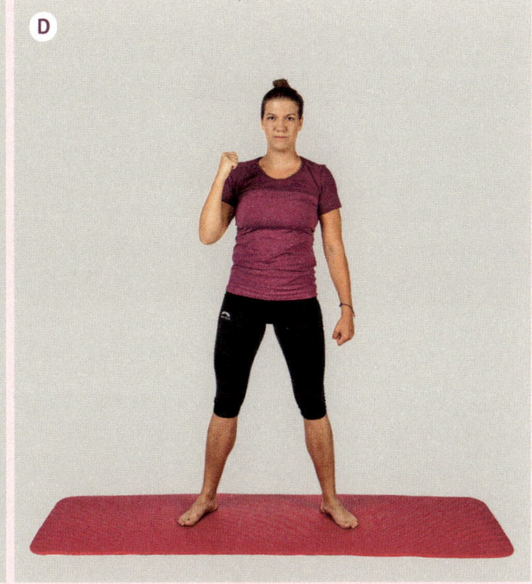

C Streck deine Arme nach oben. Dein Blick folgt deinen Händen. Halte die Fäuste fest geballt und den Bauch in Spannung. Kehre zurück in die Ausgangsposition, bevor du wieder in die Beuge gehst.

1 Wiederholung: einmal nach unten kommen bis in die gestreckte Position
1 Satz: 10 Wiederholungen

Einarmige Ausführung

Hier trainieren wir noch die schräge Bauchmuskulatur mit.

D Bring deine Beine in die gleiche Position wie bei der Variante mit beiden Armen. Positioniere den Zettel an der Innenkante deines linken Fußes. Beuge nur den rechten Arm und spanne den rechten Bizeps an. Der linke Arm bleibt nach unten gestreckt, aber trotzdem in Spannung. Balle beide Hände zu Fäusten.

Übungsablauf **Großer Bär**

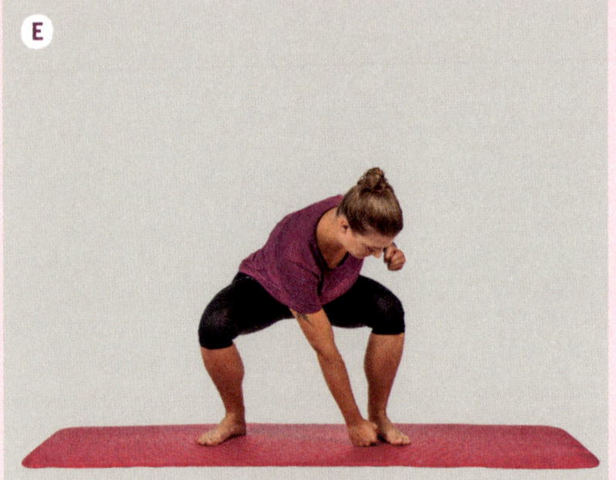

E Gehe in die Kniebeuge, strecke deinen rechten Arm aus und boxe mit deiner rechten Hand direkt neben der Innenseite deines linken Fußes gegen den Zettel. Ziehe gleichzeitig deinen linken Arm an den Oberkörper heran und winkle ihn ab, spanne den Bizeps an.

Komm zurück in die Ausgangsposition (Bild D) und halte dort eine Sekunde deine Körperspannung, besonders in Bizeps und Bauch.

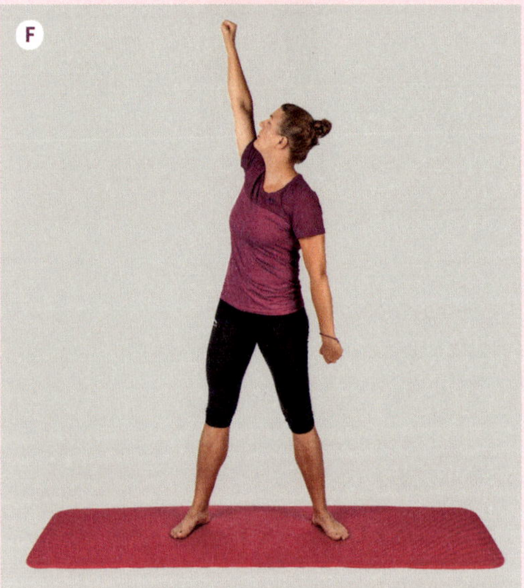

F Drehe dich mit dem Oberkörper auf der rechten Seite leicht nach hinten. Strecke gleichzeitig deinen rechten Arm nach oben und folge mit deinem Blick deiner rechten Faust. Der linke Arm bleibt gestreckt und in Spannung. Kehre zurück in die Ausgangsposition, bevor du wieder mit dem gleichen (rechten) Arm nach unten in die Kniebeuge gehst.

– So wird die Übung leichter: Stell einen Sessel hinter dich. Berühre mit dem Gesäß den Sessel, wenn du in die Kniebeuge gehst. Setze dich aber nicht vollständig hin, sondern verwende den Sessel nur für die notwendige Stabilität.

1 Wiederholung: einmal mit dem Arm nach unten boxen und in Drehung nach oben strecken
1 Satz: 10 Wiederholungen mit demselben Arm. Armwechsel nach einem Satz.

Hinter die Wut blicken

Du hast dich körperlich entladen und liegst erschöpft auf der Matte. Gut so! Dein Körper fühlt sich leichter an, und du bist bereit, einen Blick hinter deine Wut zu werfen. Was verbirgt sich denn da? Sind es vielleicht Angst und Traurigkeit? Finden wir es heraus!

Vorweg noch: Du musst nicht bei jeder wütenden Situation ausführlich im Anschluss darauf blicken. Verwende diese Methode nur, wenn es eine Situation ist, die dich lange beschäftigt. Dein kleiner Zettel sollte nun ziemliche Dellen und Risse haben, wenn du kräftigt draufgeboxt hast. Zerreiß ihn und wirf ihn nach Beenden der Wut-Übungen weg. Nimm dir nun ein etwas größeres Blatt Papier. Zeichne drei Spalten mit den Überschriften »Meine Wut-Situation und welche Veränderung ich mir wünsche«, »Meine Gefühle hinter der Wut« und »Was kann ich aktiv selbst verändern oder für mich tun?«. Widme dich der ersten Spalte und beschreibe deine Situation etwas ausführlicher als auf dem kleinen Zettel. Was genau ist passiert, das dich wütend gemacht hat? Dann frage dich, welche gewünschte Veränderung dahintersteckt. Was sollte an der Situation anders sein? Nimm dir anschließend Zeit und spüre in dich hinein, welche anderen Gefühle noch da sind, wenn du diese Situation nun entladen betrachtest. Gibt es eine Traurigkeit? Macht dir etwas Angst? Fühlst du dich verletzt? Gibt es ein Schuldgefühl? Bist du enttäuscht? Was kannst du noch hinter dieser Wut entdecken? Schreib deine Gefühle dazu gerne auf das Blatt. Und zuletzt die Frage: Welche Möglichkeiten hast du, diese Wut-Situation zu verändern? Wie kannst du da rauskommen und diese Situation auflösen, sie »entwüten«? Nicht alles können wir gut machen, aber einen Teil davon können wir verändern, sodass wir nicht total hysterisch und gebrochen darin enden.

Freude und Dankbarkeit

Freude

Wir Menschen haben nicht nur verlernt, traurig zu sein, sondern manchmal auch, uns der Freude bewusst hinzugeben. Wann hast du das letzte Mal so richtig herzhaft gelacht? Wann bist du das letzte Mal hoch in die Luft gesprungen? Lange her? *Aber es ist doch so viel passiert, und mir geht es nicht gut*, denkst du vielleicht. Ich verstehe dich sehr gut. Wir vergessen, dass wir uns nicht nur über die richtig großen Ereignisse freuen dürfen, sondern die kleinen Erlebnisse genauso feiern können. Mit einem Luftsprung und einem lauten Lachen hinterher.

Manchmal reicht es schon, einfach die Arme nach oben zu strecken und sich ein Lächeln ins Gesicht zu setzen. Denn dadurch erhält das Gehirn das Signal, dass da draußen doch gerade irgendetwas Tolles passiert, und beginnt mit der Produktion von Glückshormonen (das Serotonin tanzt los!), die uns dann wirklich glücklich machen. Mit jedem Lächeln baut der Körper Stress ab, und wir fühlen uns zufriedener. Lachen unterstützt den Heilungsprozess bei Krankheiten nachweislich. Nicht umsonst gibt es die Rote-Nasen-Clowns, die im Klinikalltag für ein Lächeln und Leichtigkeit sorgen.

Zudem sorgt Freude dafür, dass wir auch andere Dinge ganz anders wahrnehmen. Nehmen wir an, es regnet. Wir müssen zu Fuß im Regen einkaufen gehen. Aber wir hatten einen guten, freudigen Tag, sind vielleicht frisch verliebt und mit unserem neuen Partner unterwegs. Oder wir haben eine schöne, lang ersehnte Nachricht bekommen, und das Herz hüpft. Was passiert in Bezug auf das graue Regenwetter? Der Regen wird uns plötzlich egal sein, unsere freudige Stimmung überdeckt ihn.

Freude gibt uns seelische Kraft und lässt uns Belastendes besser aushalten. Ein bewusstes Lächeln kann uns helfen, uns wohler zu fühlen. Nur dann aber, wenn wir das auch freiwillig möchten und diese Chance darin sehen. Fühlt sich das Lächeln gezwungen an und wir spüren einen Widerwillen, dann klappt es nicht und schadet mehr, als es uns unterstützt. Alles, was wir gegen unseren Willen tun, kostet uns Kraft. Ich habe lange neben der Uni als Kellnerin gearbeitet, Dabei gab es Tage, an denen es mir sehr schlecht ging, wie etwa, als meine Mutter an Krebs erkrankt war. An diesen traurigen Tagen sah mir das auch mein Chef an und schimpfte laut mit mir: »Schau doch nicht so grimmig drein. Lach doch mal!« Ich zog meine Lippen bewusst nach oben, doch es fühlte sich falsch und gezwungen an. Ich fühlte mich noch trauriger und noch mehr von außen bestimmt. Es ist wichtig, dass wir diesen schweren Gefühlen erst Raum geben, bevor wir (von selbst) an einen Punkt kommen, an dem wir bereit sind, einem Lächeln eine Chance zu geben. Nur so funktioniert diese Methode!

Wenn du also bereit bist, dich auf ein Lächeln einzulassen und es auszuprobieren, dann versuche dich gleich jetzt daran. Aber nur, wenn du es wirklich willst! Zieh deine Mundwinkel bewusst nach oben, zeig auch deine Zähne. Halte das Lächeln mindestens zehn Sekunden lang. Mach kurz Pause und wiederhole das Ganze einige Male. Spüre, was sich in dir verändert. Alternativ kannst du dir eine lustige Erinnerung suchen, ein Foto oder Video, das dich immer zum Lachen bringt. Sieh es dir an und lass deinem Lachen freien Lauf. Nicht nur deine Grundstimmung wird dadurch besser werden, du wirst dadurch auch offener und risikofreudiger, wirst dir mehr zutrauen und dich eher ins Leben stürzen. Mit der Übung »Pfau« kannst du dein Lächeln sogar in dein Training integrieren. Ähnlich verhält es sich mit dem Gefühl von Dankbarkeit.

Dankbarkeit

Inmitten einer Lebenskrise ist es schwierig, Positives im Leben zu sehen und zu spüren, geschweige denn dankbar dafür zu sein. Der Schmerz und die unangenehmen Gefühle überwiegen – eine Phase, die schmerzhaft ist, die schmerzhaft sein darf. Das bedeutet nicht, dass wir nicht für das, was noch da ist, dankbar sind. Der Zugriff darauf ist nur etwas schwieriger, braucht Übung. Er darf aber nicht darauf abzielen, die Traurigkeit und den Schmerz auszuradieren oder zu übertünchen. Beides sollte nebeneinanderstehen dürfen.

Ich begleitete einmal eine junge Witwe, die zwei kleine Kinder hatte und mit ihren Gefühlen haderte. »Ich vermisse meinen Mann so sehr und könnte alles verfluchen. Gleichzeitig bin ich so dankbar, dass ich meine Kinder habe«, betonte sie immer wieder. Dieser Sprung zwischen Dankbarkeit und Schmerz ist wichtig für uns. Beides braucht seinen Raum, und beides sollte niemals erzwungen werden, sondern akzeptiert, wie es gerade da ist. Die Dankbarkeit hat die Aufgabe, uns bei Verlusten zu zeigen, dass im Leben noch Schönes und Lebenswertes vorhanden ist. Sie schenkt uns, wenn auch inmitten des Schmerzes nur kurz, ein friedvolles Gefühl, das Kraft spendet.

An manchen Tagen überwiegt das Gefühl des Verfluchens, und die Dankbarkeit scheint Urlaub zu machen. Nichts läuft so richtig rund, ständig fällt dir etwas runter, eckst du bei jemandem an, kommst zu spät und fühlst dich genervt vom Schicksal, das sich scheinbar den ganzen Tag gegen dich stellt. An solchen Tagen darfst du dich mal scheiße fühlen. Es tut manchmal gut, sich richtig ausheulen zu können und laut zu sumsen, wie wir es in Tirol nennen, also vor sich hin zu nörgeln. Und wenn du von deinem Gejammer die Schnauze voll hast, kannst du dir einen Blick auf das gönnen, was dich mit Dankbarkeit erfüllt.

Nimm dir dazu ein Stück Papier und lass den Tag Revue passieren. Wofür bist du trotz der unangenehmen Situationen heute dankbar? Schreibe mindestens drei Dinge auf. Vielleicht das Lächeln einer Arbeitskollegin oder eines Kassierers oder ein Kaffee, der dir besonders geschmeckt hat, die Umarmung deines Kindes, eine liebe Nachricht, die Tatsache, dass du ein weiches, warmes Bett dein Eigen nennst. Richte den Fokus auf diese kleinen Dinge und lass die Dankbarkeit zu, dann nimmt sie dir ein kleines Stück weit die Schwere aus deinem Herzen.

Als ich am Tag des Prozesses gegen den Mörder meiner Schwester in Desenzano am Gardasee war, weil ich mir diese Situation nicht antun wollte, stellte ich eine sehr lange Dankbarkeitsliste zusammen. Darauf notierte ich Menschen und Situationen, für die ich in den letzten neun Monaten unendlich dankbar war – allerdings tat ich das erst, nachdem ich in einem ausgedehnten Training meiner Traurigkeit und meiner Wut Raum gegeben hatte. Das Niederschreiben und Öffnen meines Blickes nach diesem Training schenkte mir einen Hauch von Frieden. Ich weiß, wie kitschig das gerade klingt. Ich würde es selbst nicht glauben, hätte ich es nicht erlebt. Aber so empfand ich, und ich war froh, diese Kraft an jenem Tag zu besitzen. Denn wäre ich damals in ein Loch gefallen, wer weiß, ob und wie ich jemals wieder herausgekommen wäre.

Die Bereitschaft aufzubringen, trotz eines schweren Schicksalsschlags oder schlechten Tages, dem Leben immer wieder eine neue Chance zu geben und für die kleinen Dinge im Leben dankbar zu sein, braucht Mut. Und um es noch einmal zu betonen: Nur dann, wenn wir zuvor den belastenden Gefühlen in uns ausreichend Platz gegeben haben, kann Dankbarkeit aufkommen.

SeelenSport-Übungen aus dieser Kategorie

Wenn du voller Freude in ein Training startest, kannst du sie vervielfachen, indem Elemente wie Hüpfen, Tanzen, Lächeln und Arme-nach-oben-Strecken mit körperlicher Ausdauer und Kraft verbunden werden.

Doch auch wenn du aktuell sehr traurig bist, dich aber nach Freude sehnst, kannst du ein solches Training nutzen, um dich daran zu erinnern, dass die Freude irgendwann wieder ihren Platz finden wird. Außerdem erinnert sich dein Körper viel schneller als dein Geist an die Freude, und wenn du bereit bist, dann wird dir ein solches Training Freude bereiten. Versuche dich daran, aber zwing dich nicht hinein! Mach es genauso mit dem Gefühl der Dankbarkeit. Mit der Übung »Füllen« kannst du dein Herz mit neuen Erinnerungen und Momenten auffüllen und dankbar sein für das, was gerade ist.

Paradiesvogel

Beanspruchte Muskulatur

- Wadenmuskeln
- Schulterblätter
- Arme

Die Affirmationsgeschichte

Paradiesvögel sind bunt, skurril und bringen alle möglichen Töne hervor. Manche von ihnen führen lustige Tänzchen auf und bringen uns Menschen schnell zum Lachen. Sie erinnern vielleicht an eine Kindheit voller Leichtigkeit. Denn auch Kinder tanzen und bewegen sich einfach, wie es sie gerade überkommt. Sie achten nicht darauf, was andere denken, sondern geben sich ihrem Gefühl hin. Auch in ihrer Trauer sind Kinder viel impulsiver als Erwachsene. Sie können tieftraurig sein und die Traurigkeit zulassen. Im nächsten Moment lachen sie und erfreuen sich des Lebens. Sie erlauben sich jedes Gefühl, tauchen ein und nehmen es an.

Diese Übung soll dich an dein inneres Kind heranführen. Du löst dich langsam aus der Starre des Erwachsenseins, die der Alltag mit sich bringt. Die Übung hilft dir, in eine Bewegung zu kommen, schrill und bunt wie ein Paradiesvogel. Lass dich gehen, folge der Musik, tänzle alles aus dir heraus und vergiss einen Moment jegliche Sorgen. Gib dich freudigen Bewegungen hin wie ein Kind, das an einem Sommertag durch die Pfützen nach einem warmen Sommergewitter springt!

Affirmationssätze

- Mein inneres Kind darf sich der Freude hingeben.
- Leichtigkeit darf trotz der Schwere ihren Platz und Ausdruck finden.

Hinweis: *Vergiss nicht, dass du die Affirmationen selbst variieren kannst, je nachdem, was gerade für dich passt.*

Übungsablauf **Paradiesvogel**

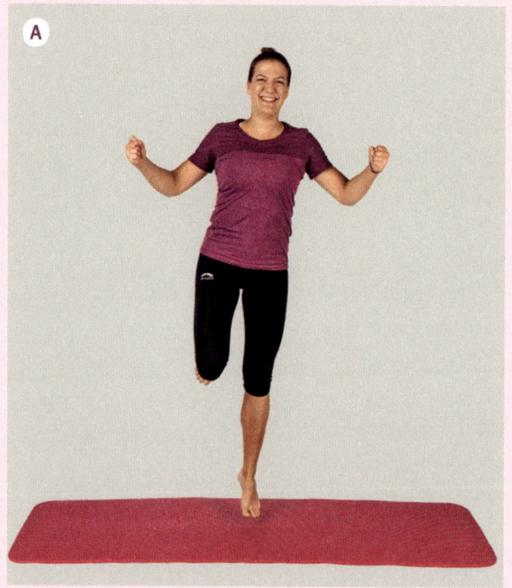

A Stelle dich aufrecht hin, die Füße stehen hüftbreit auseinander und schauen nach vorne. Winkle deine Arme ab und balle die Fäuste so, als hielten sie ein Springseil fest. Beginne, mit den Unterarmen zu kreisen. Spring dann mit deinen Füßen gleichzeitig in kurzen Sprüngen hoch, als würdest du tatsächlich mit einem Springseil springen. Achte auf eine gute Bauchspannung und einen aufrechten Rücken. Variiere deine Sprünge, indem du abwechselnd auf dem rechten und dann auf dem linken Bein springst. Versuch auch, zweimal nur rechts, dann zweimal nur links zu springen. Währenddessen schwingen deine Arme im Takt in Kreisbewegungen mit. Wechsle auch bei den Armen zwischendurch die Richtung.

– **So wird die Übung leichter:** Gehe statt zu springen einfach rhythmisch auf der Stelle, während du die Arme kreisend schwingst.

Wiederholungen: Diese Übung wird nicht in der Anzahl der Wiederholungen, sondern in ihrer reinen Dauer gemessen. Mach die Übung also eine Minute lang oder versuch dich an der Länge deines liebsten Gute-Laune-Songs.

Pfau

Beanspruchte Muskulatur

- Beine und Gesäß
- unterer Rücken
- Schultern

Affirmationsgeschichte

Sehen wir einen Pfau, sind wir sofort von seinem prächtigen Gefieder angetan. Seine bunten Farben leuchten so hell wie das Leben. In dir selbst ist dieses Strahlen vielleicht derzeit verloren gegangen beziehungsweise tief drin versteckt, und du bist wie ein Pfau, der nicht mehr weiß, wie es ist, sein Gefieder zu öffnen und die Schönheiten des Lebens zu genießen. Aber der Körper erinnert sich daran, und manchmal müssen wir ihn einfach absichtlich in diese Position bringen, damit wir wissen, dass die Möglichkeit zu lächeln und zu strahlen noch da ist, auch wenn sie derzeit vielleicht verborgen liegt.

Nur wenn wir immer wieder aus diesem schmerzvollen Zustand heraus aufstehen, uns hochdrücken und gedanklich sagen, dass es möglich ist, werden wir uns an diesen Zustand wieder annähern. Das Leben hält noch viel Schönes bereit, trotz aller Schmerzen und Traurigkeit. Das eine muss das andere nie ausschließen, beides darf da sein.

Mit dem Schwingen der Arme zeigst du dein eigenes Gefieder, deine Hingabe zum Leben.

Manchmal darf es ein Erinnern an die Freude von damals sein und eine Hoffnung, dass diese Freude anders, aber doch wieder möglich sein kann.

Affirmationssätze

- Egal, wie sehr das Leben schmerzt, ich kann mich immer wieder hochdrücken und dem Leben hingeben.
- Es ist meine bewusste Entscheidung, Freude zuzulassen und zu spüren.
- Meine Freude kann, anders vielleicht, dennoch wieder möglich sein.

Hinweis: *Vergiss nicht, dass du die Affirmationen selbst variieren kannst, je nachdem, was gerade für dich passt.*

Übungsablauf **Pfau**

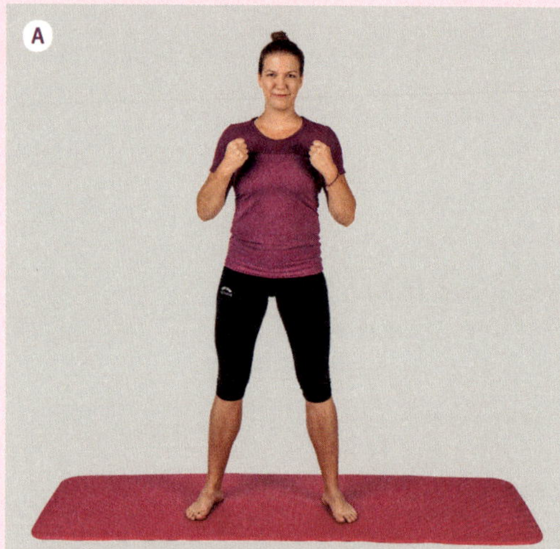

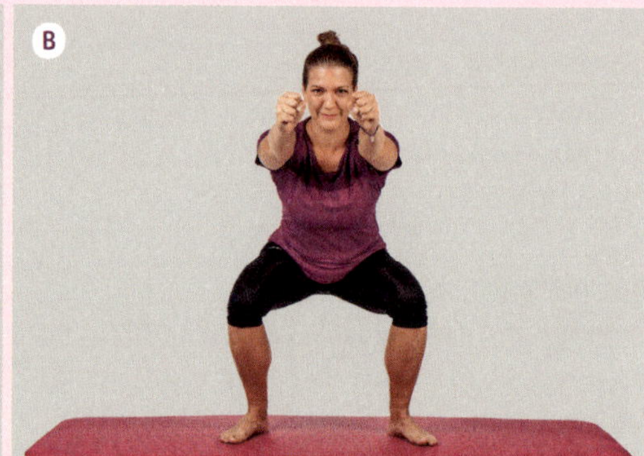

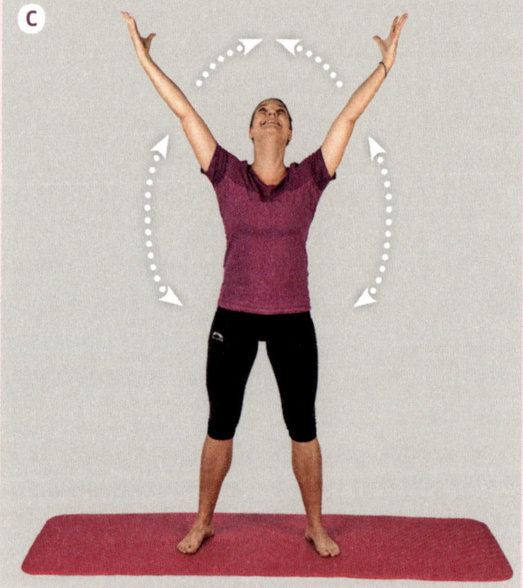

A Stell dich hüftbreit hin, die Füße leicht nach außen gedreht. Winkle die Arme an, die Handrücken schauen nach vorne. Balle die Hände zu Fäusten.

B Geh in die Kniebeuge. Achte darauf, dass deine Zehenspitzen und Knie nach außen gedreht bleiben und die Fersen fest gegen den Boden gedrückt sind. Die Beuge in den Knien sollte etwa 90 Grad betragen. Schieb dein Gesäß nach hinten, als würdest du dich hinsetzen wollen. Dein Rücken neigt sich dabei automatisch leicht nach vorn. Halte ihn gerade und deinen Blick nach vorne. Während du in die Kniebeuge gehst, öffnest du deine Hände, schwingst beim Nach-unten-Hocken deine Arme seitlich nach außen und führst beide Arme in der Hocke in gestreckter Position geradlinig vor deine Schultern. Die Hände bleiben noch einen Moment geöffnet. Balle sie dann wieder zu Fäusten. Zieh die Arme in Richtung deines Oberkörpers und winkle sie wieder ab, so als ob du etwas heranziehen möchtest. Gleichzeitig drückst du dich aus dem Gesäß heraus zurück in die Ausgangsposition (Foto A).

C Streck deine Arme nach oben und spreiz die Finger. Beweg deine gestreckten Arme seitlich zweimal auf und ab. Geh so weit nach oben, bis die Hände sich über deinem Kopf berühren, und so weit nach unten, bis die Hände die Oberschenkel berühren. Halte deine Handflächen dabei nach innen gedreht, sodass sie in der oberen Position zueinandergedreht sind, in der unteren zeigen sie dann nach außen. Dein Blick ist nach oben gerichtet, und dein Mund bildet ein breites Lächeln. Dann zieh wieder die Arme heran und beginne von vorn.

– **So wird die Übung leichter:** s. »Großer Bär«, S. 132

1 Wiederholung: einmal nach unten in die Kniebeuge kommen und hochdrücken, dann die Arme zweimal seitlich auf und ab bewegen
1 Satz: 10 Wiederholungen

Füllen

Beanspruchte Muskulatur

- Beine
- Gesäß
- unterer Rücken
- Schulterblätter

Affirmationsgeschichte

In herausfordernden Zeiten stellt sich häufig die Frage, wann wir denn wieder glücklich sein dürfen oder können. Darf ich überhaupt Dinge tun, die mir Freude und Glück bereiten? Die Übung »Füllen« bejaht diese Frage eindeutig. Du darfst alles tun, was deinem Herzen Kraft schenkt! Denn aus glücklichen Situationen und Begegnungen schöpfen wir neue Lebenskraft, um Schmerz und traurige Zeiten leichter tragen zu können. Nur wenn du dein Herz für neue Begegnungen und Situationen öffnest, um es damit zu füllen, kann tiefe Dankbarkeit aufkommen.

In der ersten Bewegung öffnest du also dein Herz für Neues. Du kannst dir gerne auch im Stillen überlegen, mit welchen Dingen du dein Herz bewusst in der nächsten Woche füllen möchtest. In der weiteren Bewegung füllst du dein Herz gezielt gedanklich mit neuen, kraftvollen Momenten. Vielleicht hast du heute schon bereichernde Situationen erlebt? Dann nimm diese noch mal bewusst in dein Herz auf! Fülle dein Herz damit und spüre die Kraft dieser Momente. Halte zuletzt die Position, um noch mal tiefe Dankbarkeit fließen zu lassen – Dankbarkeit dafür, dass du diese Möglichkeit besitzt, dein Herz mit wundervollen Dingen zu füllen.

Durch die Übung kannst du gezielt deine Gedanken auf das Wohltuende im Leben lenken.

Affirmationssätze

- Ich darf mein Leben mit wundervollen Momenten füllen.
- Ein gut gefülltes Herz stärkt meinen Körper und meine Seele.
- Dankbarkeit hilft mir durch schwere Zeiten im Leben.

Übungsablauf **Füllen**

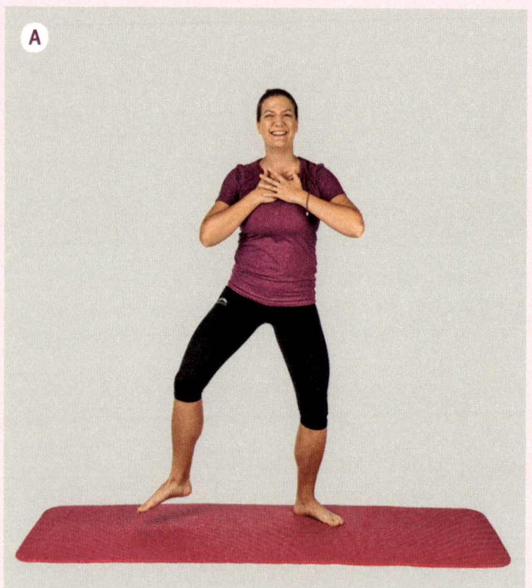

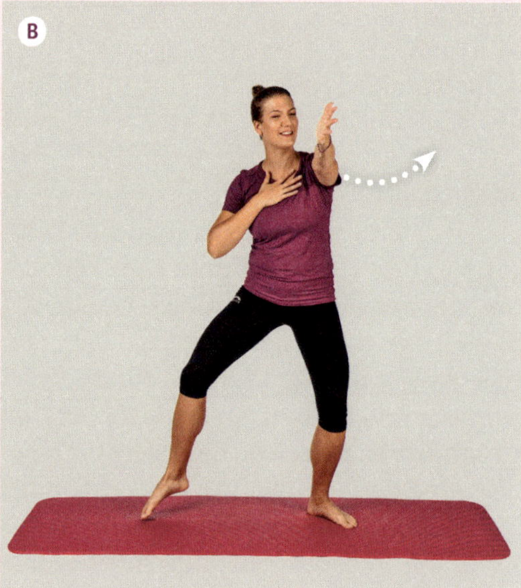

Sich öffnen

A Leg deine Hände auf deinen Brustkorb. Stell dich mit den Beinen ein wenig breiter als hüftbreit hin und dreh deine Zehenspitzen weit nach außen. Beginne, deine Füße abwechselnd vom Boden zu heben. Verlagere dafür dein Gewicht auf das linke Bein und zieh das rechte Bein aus der Hüfte heraus leicht vom Boden. Beide Beine sind leicht angewinkelt. Dann umgekehrt. Es soll dabei ein rhythmisches Treten entstehen. Achte darauf, die Ferse immer höher zu ziehen und die Fußspitze nach unten gerichtet zu lassen.

B Führe, während du die Bewegung mit den Beinen beibehältst, erst deinen linken Arm vom Brustkorb aus nach vorne und weiter in Richtung linker Seite hinaus. Die Hand ist dabei geöffnet, und die Finger sind gespreizt. Der Arm wird gestreckt.

Sobald dein Arm gestreckt auf der linken Seite angekommen ist, winkelst du ihn an und führst die linke Hand direkt zurück an deinen Brustkorb. Insgesamt soll sich eine geschlossene Kreisbewegung ergeben.

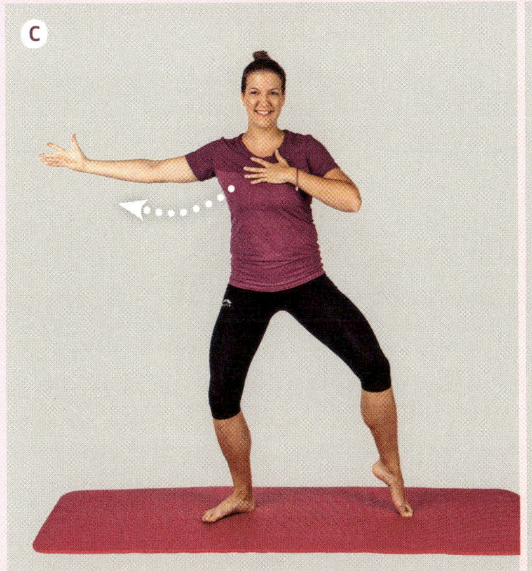

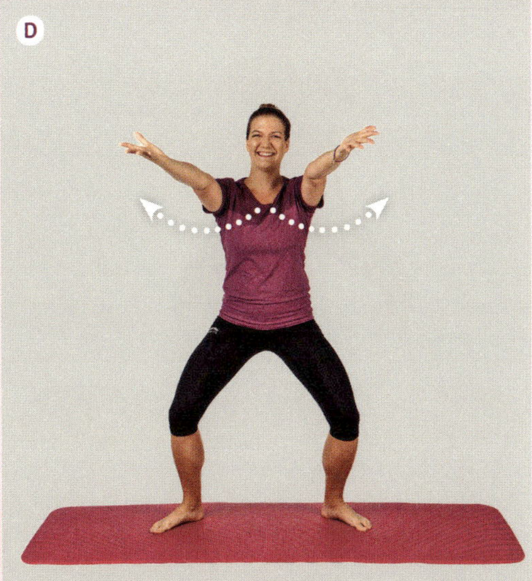

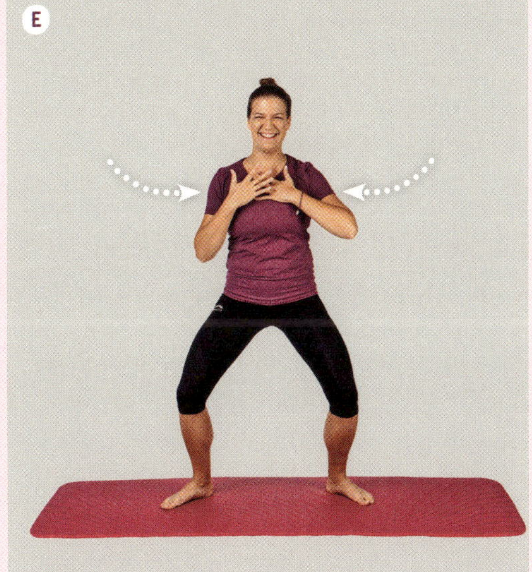

C Marschier weiter im Takt und mach dieselbe Kreisbewegung dann mit dem rechten Arm. Am Ende liegt auch die rechte Hand wieder in der Ausgangsposition auf dem Brustkorb. Behalte das rhythmische Gehen auf der Stelle bei.

D Strecke nun beide Arme gleichzeitig nach vorn und ziehe auch hier einen Kreis.

E Schließ den Kreis mit den Armen wieder wie in den einzelnen Armbewegungen, indem du die Arme anwinkelst und die Hände zurück zum Brustkorb führst.

Übungsablauf **Füllen**

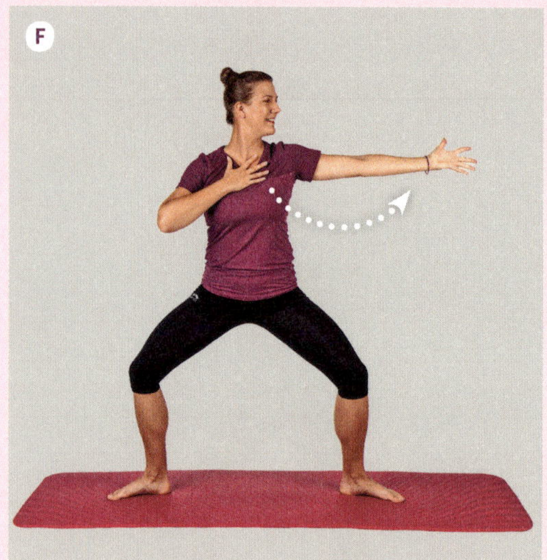

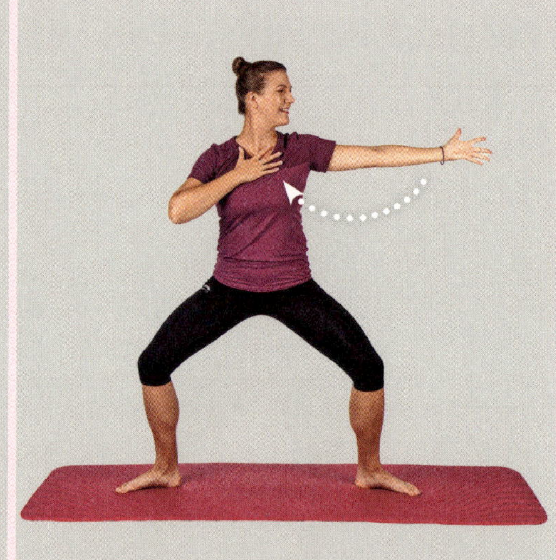

Füllen

F Komm in einen breitbeinigen Stand. Drehe deine Zehenspitzen und Knie noch weiter nach außen. Senke dein Becken in eine halbe Hocke. Halte den Rücken aufrecht und gerade. Führe den linken Arm wieder weit nach vorne und zur linken Seite hin, bis er seitlich weit von dir gestreckt ist. Ziehe ihn nun in gleicher Linie gestreckt zurück, wie du ihn geöffnet hast, so als würdest du etwas mitnehmen wollen. Es entsteht eine Halbkreisbewegung. Leg die Hand wieder an deinen Brustkorb, sobald der Arm wieder vor deiner Brust nach vorne gestreckt ist.

G Mach das Gleiche mit dem rechten Arm und anschließend mit beiden Armen gleichzeitig.

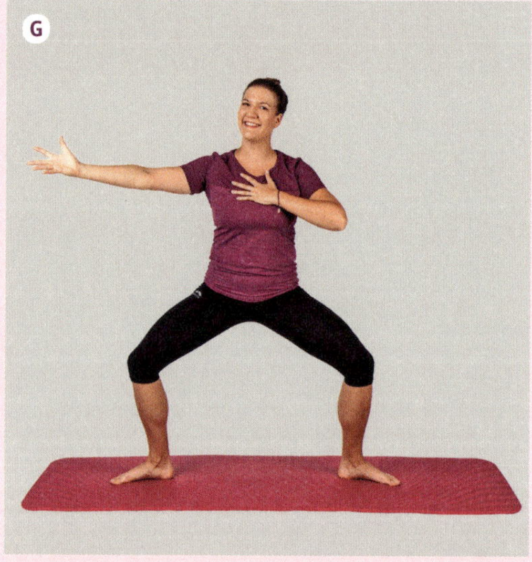

+ **So wird die Übung anstrengender:** Geh beim Füllen noch tiefer in die Hocke, sodass deine Oberschenkel parallel zum Boden sind. Die Knie drehen dann auf beiden Seiten nach außen.

1 Wiederholung: einmal das Öffnen und dann das Füllen vollziehen: die Arme einmal rechts, einmal links und dann beide gleichzeitig bewegen, währenddessen abwechselnd mit den Beinen auf der Stelle treten und dann im festen Stand die Arme einmal rechts, links und beide gleichzeitig bewegen.
1 Satz: 6 Wiederholungen

Ängste, Hilflosigkeit und Schuldgefühle

In meiner Arbeit sind mir diese drei Gefühle als besonders unangenehm begegnet. Ich selbst habe das ähnlich erlebt. Wir fühlen uns ihnen komplett ausgeliefert und hadern sehr lange Zeit damit. Aus diesem Grund habe ich sie in eine Kategorie gepackt. Schwierige Gefühle, die einen besonders achtsamen und liebevollen Umgang damit brauchen. Fangen wir aber mit der Angst an. Hier ist es wie mit der Wut und dem Zorn. In der Wissenschaft sprechen wir streng genommen von Furcht, wenn sie sich gegen etwas oder jemand Bestimmten richtet, wie etwa eine Spinne oder Schlange, einen Mann, eine Frau. Angst ist etwas weniger greifbar, sie hat kein bestimmtes Ziel. Sie ist jenes Gefühl von Beklemmung und Unruhe, das länger andauert, als es die Furcht tut. Denn sobald die Spinne weg ist, verschwindet auch die Furcht. Mit der Angst schaut das anders aus. Sie bezieht sich eher auf Situationen, die eintreten könnten, so skurril sie auch erscheinen mögen. Unser Kopf bildet hier Weltuntergangsszenarien, die manchmal weit weg von der Realität sein können. Die Furcht lässt sich dadurch meistens leichter leben, vorausgesetzt, wir sind dem Objekt oder der Person nicht ständig ausgeliefert. Körperlich betrachtet reagieren wir in beiden Fällen gleich, Angst hält nur länger an als Furcht. Dennoch müssen wir hier auch deutlich differenzieren, wenn es sich um eine Angststörung handelt. Beim SeelenSport geht es um alltägliche Ängste und Sorgen und nicht um ein Krankheitsbild.

Wenn wir uns ängstlich fühlen, spüren wir eine Hilflosigkeit, als wären wir den Situationen ausgeliefert und hätten keine Handlungsmöglichkeit mehr. Angst und Sorgen lähmen uns, drücken uns zu Boden, machen das Leben und den Alltag schwer. Manchmal handeln wir dann unbedacht, um uns ein Stück Kontrolle zurückzuholen. Denn das ist es meistens, was hinter unseren Ängsten und Sorgen steckt: das Gefühl, keine Kontrolle zu haben über uns selbst, über unser Leben und unsere Zukunft.

Als Larissa starb, verankerte sich eine tiefe Angst vor einem weiteren Verlust in mir. Ich fürchtete, nun auch meine beiden anderen Schwestern verlieren zu können. Ich hatte das Gefühl, gar nichts unter Kontrolle zu haben. Von dieser Angst geleitet begann ich, besonders meiner jüngsten Schwester Mara alles vorzuschreiben. Ich wollte genau wissen, wohin sie ging, mit wem sie sprach, wie viel sie trank, wenn sie mal aus war. Ich war teilweise besessen davon, sie zu beschützen. Irgendwann spürte ich, dass ich Mara dadurch erst recht verlieren würde, denn unsere Unterhaltungen handelten nur noch von meiner Kontrollsucht oder waren geprägt von meinem Bedürfnis, sie zu beschützen, was dazu führte, dass sie mir immer weniger erzählte, sich von mir abwandte.

Also stellte ich mich diesen Ängsten und begann Schritt für Schritt, dem Leben und auch Mara als Person wieder zu vertrauen. Ich konnte die Zukunft nicht ändern, aber sehr wohl das Hier und Jetzt, das in meinen Händen lag. Und gleichzeitig musste ich akzeptieren, worauf ich keinen Einfluss hatte. Irgendwann würde auch sie sterben, so auch ich, und einmal trifft es auch dich. Wann, das weiß niemand. Ganz verhindern? Das kann ebenso niemand. Also entschied ich mich dafür, mehr den Moment zu genießen, als mich von der Angst über die Zukunft beherrschen zu lassen. Wenn sie dann doch aufploppte, ging ich gezielt vor, boxte sie gedanklich zur Seite und ließ ihr nicht die Macht über den Moment. Sie durfte da sein, aber mich nicht beherrschen. Dabei halfen mir meine SeelenSport-Übungen aus dieser Kategorie in Kombination mit einer Gesprächstherapie.

Manchmal sind es nicht die offensichtlichen Dinge, die uns Furcht einflößen und uns erzittern lassen. Manchmal liegen dahinter andere Ängste verborgen, die wir erst dann erkennen und entdecken, wenn wir hinschauen und uns der Furcht und den Ängsten stellen. Das heißt nicht, sich immer und überall in die Angstmomente hineinzubegeben, aber es kann hilfreich sein, diese doch einmal zu hinterfragen und sich – gut begleitet – damit auseinanderzusetzen. Denn wenn wir wissen, was uns wirklich Angst macht, können wir lernen, damit umzugehen. Mein Training hat mir zum Beispiel meine Angst vor Männern fast ganz genommen. Durch den Aufbau meiner Armmuskulatur fühle ich mich körperlich stark und selbstbewusst. Meine Muskulatur wurde eine Art Ritterrüstung, die mir Halt gibt, wenn ich Männern begegne. Ich fühle mich dann weniger hilflos und ausgeliefert, auch wenn mir bewusst ist, dass ich keine wirkliche Kontrolle habe. Trotzdem wird ein Teil meiner Ängste immer bleiben, denn meine Vergangenheit lässt sich nicht auslöschen. Mit den passenden Strategien kann sich aber jeder gut selbst helfen, wenn wir uns darauf einlassen. Meine Strategie ist die Bewegung, deine vielleicht auch. Sie kann dir ein Stück Handlungsfähigkeit und Sicherheit zurückgeben.

Genauso ausgeliefert fühlen wir uns den Schuldgefühlen, die uns in manchen Fällen jahrelang beschäftigen können.

Jeder kennt sie im Kleinen. Sie belasten unser Gewissen, wenn wir uns Niederlagen oder falsches Handeln vorwerfen. Zu den Schuldgefühlen zählen das schlechte Gewissen und Selbstvorwürfe. Bereits in der Kindheit wird uns Schuld schnell zugesprochen. Da ist die Mama, die zu spät kommt und dem Kleinkind die Schuld aufdrückt: »Weil du dich nicht so schnell angezogen hast, komme ich jetzt zu spät. Du bist schuld!« Oder wenn sich das Schulkind nicht so »brav« an die Hausaufgaben macht und durch Vergleiche ein schlechtes Gewissen eingetrichtert bekommt: »Lena aus deiner Klasse macht ihre Hausaufgaben immer. Nimm dir da mal ein Beispiel!«

In unserer Gesellschaft gibt es Regeln und Normen. Beachten wir diese nicht, wird uns klargemacht, dass wir einen Fehler gemacht haben. Wir fühlen uns mit der Zeit automatisch schuldig dafür, sogar wenn wir von außen nicht verantwortlich gemacht werden. Nehmen wir ein Beispiel aus dem Sport. Überall wird erklärt, wie wichtig es ist, sich regelmäßig zu bewegen. Lassen wir ein Training aus, machen wir uns sofort Vorwürfe. Deine Freundin würde wahrscheinlich nie zu dir sagen, dass du dich deswegen schlecht zu fühlen hast. Besonders stark vertreten und auch gefährlich ist dieses schlechte Gewissen beim Essverhalten. Ein kleines Stück Schokolade kann bei manchen Menschen quälende Schuldgefühle hervorrufen. Sie beschimpfen sich dann und bestrafen sich womöglich noch mit einem Extra-Workout, das meistens aber nur wenig Freude bereitet.

Schuldgefühle sind keine Basisemotionen, sondern werden uns antrainiert. Sie sind sehr kopflastig und eher als Gedanken zu bezeichnen, die dafür sorgen, dass wir uns körperlich und seelisch schlecht fühlen. Sie haben keinen konkreten körperlichen Ausdruck. Trotzdem sind sie hier, in der Kategorie »Gefühle ausdrücken«, vertreten, um dir die Möglichkeit zu verschaffen, ihnen Raum zu geben und sie auszusprechen.

Doch so schlimm sich Schuldgefühle auch anfühlen, haben sie doch wichtige Funktionen. Sie helfen uns, die herrschenden Regeln und Gesetze besser einzuhalten und uns selbst und das eigene Handeln zu hinterfragen. Dadurch können wir zu besseren, aufmerksameren Menschen werden.

Trotzdem passieren Fehler im Leben, die weitaus größere Folgen haben, als ein Stückchen Schokolade zu essen. Dann, wenn wir am Steuer eines Autos kurz unaufmerksam gewesen sind und einen Unfall verursacht haben. Oder wir haben unsere unfitte Mutter überredet, mit uns wandern zu gehen, und sie hat einen Herzinfarkt erlitten. Oder wir haben die jüngere Schwester dazu ermutigt, sich mit einem scheinbar netten Mann zu treffen, der sie zwei Monate später ermordet. Letzteres ist meine Schuldgeschichte. Viele Jahre hat sie mich begleitet. Was genau bezwecken Schuldgefühle aber?

Bei plötzlich auftretenden Ereignissen, die unser Leben vollkommen aus der Bahn werfen und einfach keinen Sinn ergeben, suchen wir nach genau diesen Zusammenhängen. Wir verstehen die Welt nicht mehr, weil das Ereignis uns so schrecklich unlogisch vorkommt. Unsere Schuldgefühle stellen einen Zusammenhang her. Sie geben uns ein Gefühl von Macht und Kontrolle zurück, wenn wir die Geschichte im Kopf anders ablaufen lassen. Außerdem schenken sie eine kleine Auszeit von der bitteren Realität. Sollten dich über einen längeren Zeitraum tiefe Schuldgefühle quälen, findest du weiterführende Literatur im Anhang. Damit wir in ein Handeln kommen und uns nicht mehr hilflos ausgeliefert fühlen, widmen wir uns nun den einzelnen Übungen für diese schweren Gefühle.

SeelenSport-Übungen aus dieser Kategorie

Die erste Übung, das Netz, hilft dir, wenn du einen dieser Tage hast, an dem die Sorgen im Kopf laut hämmern und deine Zukunftsängste dich zu ersticken drohen. Bei der zweiten Übung, dem Bärenhüter, geht es um Angstsituationen, in die du dich immer wieder begibst, obwohl sie dir nicht guttun: Gewaltbeziehungen, Beziehungen zu Menschen, die dir Energie rauben, eine Arbeitsstelle, bei der du nicht gut behandelt wirst und dich unwohl fühlst. Diese Übung zeigt dir einen Weg auf, den Ängsten zuzuhören und ins Handeln und Gestalten zu kommen, sodass du dich nicht vollkommen ausgeliefert fühlst. Der Widder, die dritte Übung, gibt dir die Kontrolle und Macht zurück, vor allem in akuten Angstphasen, die dich lähmen und hilflos zurücklassen. Mit diesen Angst-Übungen kannst du dich für den Moment entlasten, in das Hier und Jetzt kommen und dir die Macht über dich, deine Gedanken und den Körper zurückholen. Für die Vorwürfe und das schlechte Gewissen, die dich im Alltag begleiten, habe ich eine Übung entwickelt, die dich stets daran erinnert, dir selbst zu vergeben und dich als Mensch mit

Fehlern zu akzeptieren. Ich nenne sie das Dreieck. Sich selbst zu vergeben und dies auszusprechen braucht große Überwindungskraft und Mut. Gib nicht auf, wenn es auf Anhieb nicht funktioniert. Vielleicht magst du erst einmal mit der Bewegung starten und erst nach mehreren Durchgängen die entsprechenden Worte dazu verwenden.

Netz

Beanspruchte Muskulatur

- Sägezahnmuskel
- Schulterblattmuskeln
- Beweglichkeit in Hüfte und Beinen wird gefördert

Affirmationsgeschichte

Kennst du die Comicfigur Spiderman? Der Mann, der von einer radioaktiv verseuchten Spinne gebissen wurde und die Fähigkeit entwickelte, wie eine Spinne Netze aus seinen Händen zu schießen? Wie schön wäre die Vorstellung, deine Sorgen und Ängste in einem Netz fangen zu können, wo sie kleben bleiben und sich schließlich auflösen?

Heute bist du dieser Spiderman (Spiderwoman für uns Frauen)! Du wirfst kleine Netze nach all den Dingen, die dir gerade Angst machen, fängst sie und ziehst sie heran. Wenn du alle gesammelt hast, betrachte sie noch einmal, spüre die Macht in ihnen, die sie offenbar auf dich und dein Leben ausüben. Aber das haben sie nicht! Denn du kannst sie für diesen Moment auflösen mit der Kraft deiner Gedanken. Die Netze zerspringen in tausend kleine Teile, die du in alle Richtungen davonfliegen siehst wie kleine Papierschnipsel im Wind. Du fühlst dich frei und mächtig. Die Sorgen und Ängste scheinen kleiner zu werden. Im Hier und Jetzt machen die Sorgen eine Pause.

Affirmationssätze

- Meine Ängste und Sorgen dürfen sein, lösen sich aber im Moment auf.
- Ich kann bestimmen, welchen Raum ich meinen Ängsten gebe.

Hinweis: *Vergiss nicht, dass du die Affirmationen selbst variieren kannst, je nachdem, was gerade für dich passt.*

Übungsablauf **Netz**

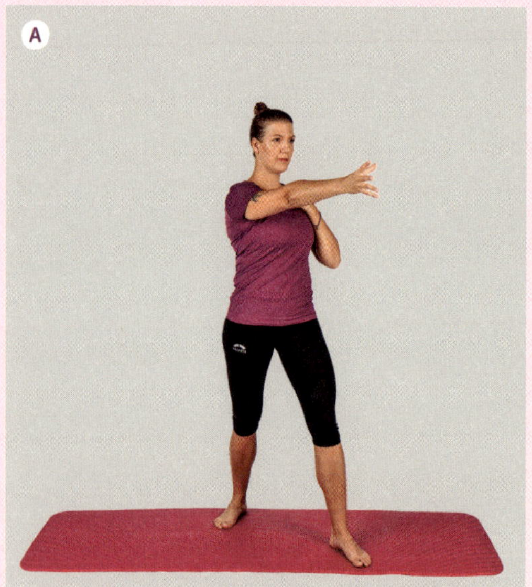

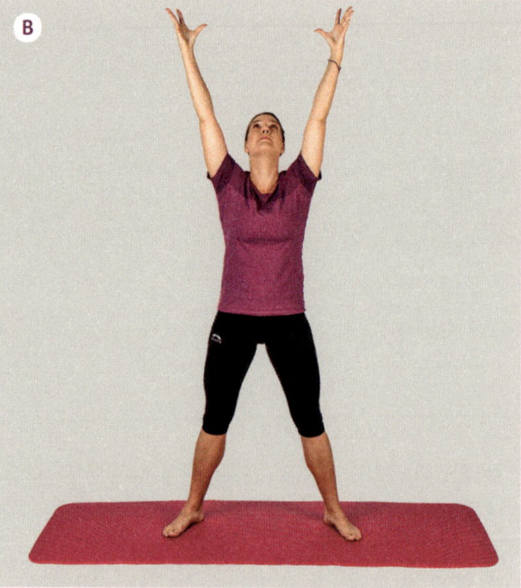

A Stell deinen linken Fuß vor den rechten, sodass ein hüftbreiter Spalt entsteht. Der linke Fuß ist nach vorne gerichtet, der rechte dreht leicht nach außen. Zieh den linken und den rechten Arm zu dir heran und balle die Hände zu Fäusten. Boxe mit der rechten Hand nach vorn und atme dabei in einem Stoß aus. Öffne, wenn du vorn bist, deine Hand, als würdest du wie Spiderman ein Netz schießen. Dreh deine rechte Hüfte leicht mit der Bewegung des Arms. Halte deinen Blick nach vorn gerichtet. Schließ die Hand wieder zu einer Faust und kehre zurück in die Ausgangsposition. »Boxe« fünf Mal hintereinander und wechsle dann zum linken Arm. Stell dich dafür umgekehrt hin, indem du den rechten Fuß vorn absetzt und den linken hinten. Leg die rechte Hand auf den Brustkorb. »Boxe« auch hier fünf Mal.

B Stell dich nun breiter als hüftbreit hin und dreh die Zehen leicht nach außen. Streck deine Arme weit nach oben und spreize die Finger. Halte den Blick nach oben gerichtet.

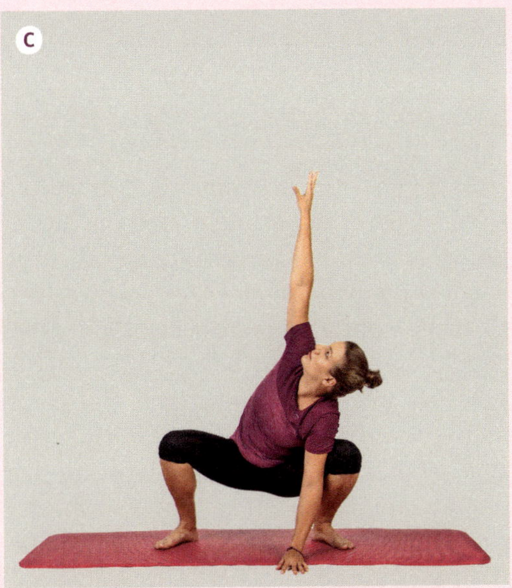

C Wirf deine Arme mit Schwung zwischen deine Beine und komm in eine tiefe Hocke. Atme während dieser Bewegung schnell aus. Leg deine Handflächen auf die Matte. Halte die tiefe Hocke. Deine Beine sollten weniger als 90 Grad gebeugt sein, und dein Gesäß sollte fast den Boden berühren. Halte den Rücken gerade und die Fersen gegen den Boden gedrückt. Streck nun deinen rechten Arm senkrecht nach oben, während die linke Hand fest am Boden bleibt. Dein Blick richtet sich auf die Hand des gestreckten Arms. Bring nun den rechten Arm wieder nach unten und wiederhole das Ganze mit der linken Hand. Öffne dich seitlich nach oben, jeweils nur ein Mal. Führe anschließend wieder beide Hände auf den Boden und streck die Beine langsam durch. Behalte, wenn möglich, die Hände noch am Boden. Lass sie andernfalls in der Luft baumeln und bleib vornübergebeugt. Richte dich dann langsam Wirbel für Wirbel wieder auf, sodass du in einen aufrechten Stand kommst.

– **So wird die Übung leichter:** Schnapp dir bei der tiefen Hocke zwei Yogablöcke oder Bücher, die gleich dick sind (du kannst auch Handtücher verwenden, die du zusammenrollst) und leg sie unter deine Fersen.

1 Wiederholung: Schieße mit jedem Arm fünfmal ein Netz und komm anschließend in die Hocke, strecke beide Seiten jeweils einmal hoch.
1 Satz: 5 Wiederholungen

Bärenhüter

Beanspruchte Muskulatur

- schräge Bauchmuskeln

Affirmationsgeschichte

Manchmal sind es akute Ängste, ausgelöst durch Situationen, die bedrohlich für uns sind. Nach außen präsentieren wir meistens die starke, furchtlose Person, obwohl wir regelrecht gefangen sind in diesen Angstsituationen. Wie ein großer, starker Bär wirken wir, innerlich zitternd vor Angst. Trotzdem begibst du dich immer wieder in dieselben Situationen, obwohl du dich nicht wohlfühlst, es dir nicht gut dabei geht.

Dieser starke Bär braucht Schutz, eine schützende Hand, eine Geste, die etwas verändert, anstatt darin zu verharren. Nur du selbst kannst dir das geben, nur du selbst kannst handeln! Beschütze dich, sage Stopp zu dieser Situation, beginne zu verändern, zu gestalten. Lass dich von deinen Ängsten leiten und höre ihnen zu. Sie zeigen dir, welche Situationen nicht gut für dich sind. Deine Hände können diese Situationen aufbrechen. Denn auch der stärkste Bär muss behütet werden, um seine wahre Stärke zu zeigen.

Affirmationssätze

- Meine Ängste sind wichtig und zeigen mir, was ich brauche.
- Ich darf meine Handlungen selbst bestimmen und für mich einstehen.

Hinweis: *Vergiss nicht, dass du die Affirmationen selbst variieren kannst, je nachdem, was gerade für dich passt.*

Übungsablauf **Bärenhüter**

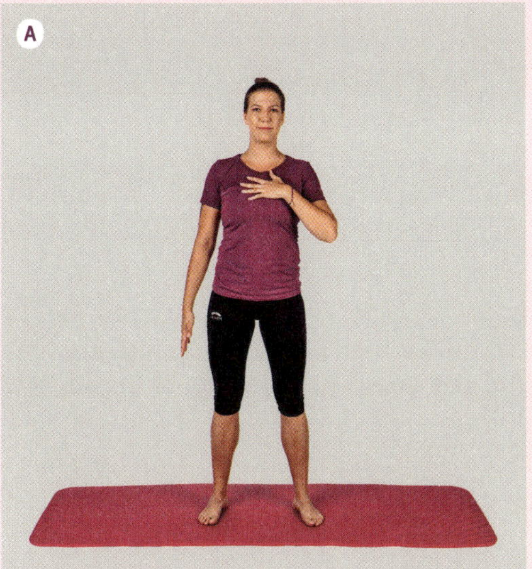
A

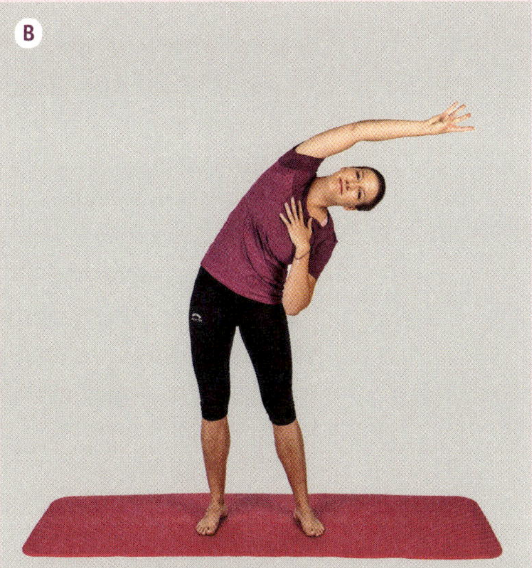
B

A Stell dich hüftbreit hin und leg deine linke Hand auf den Brustkorb. Halte den rechten Arm ausgestreckt nach unten. Atme durch die Nase ein, bevor du in die Bewegung startest.

B Atme durch den Mund aus und führe währenddessen deinen rechten Arm über die rechte Seite über den Kopf. Neige dich im Rumpf weit zur linken Seite und halte die Spannung in Arm und Rumpf. Bleibe kurz in der Position. Atme wieder durch die Nase ein und führe den Arm zurück in die Ausgangsposition. Arbeite hier ohne Schwung aus der linken Rumpfseite.

C Atme durch den Mund aus und drehe dich aus dem Rumpf zur linken Seite. Führe gleichzeitig deinen rechten Arm ausgestreckt vor dem Körper entlang nach links und halte die rechte Hand, als würdest du etwas von dir schieben, Stopp sagen wollen. Achte darauf, im Oberkörper aufrecht zu bleiben. Atme ein und führe den rechten Arm wieder zurück in die Ausgangsposition.

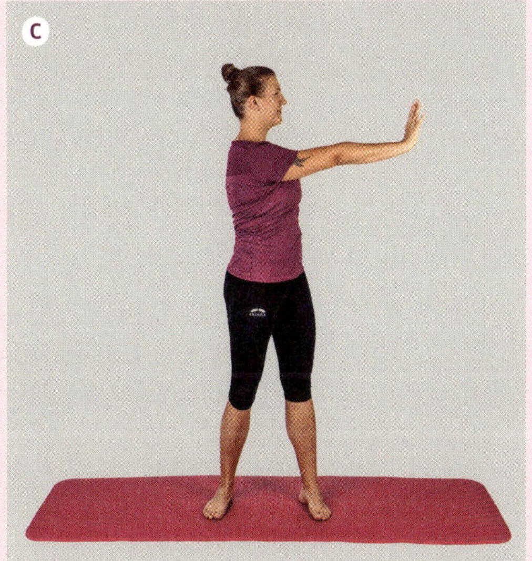
C

1 Wiederholung: Neige dich auf einer Körperseite einmal und drehe dich anschließend einmal.
1 Satz: 6 Wiederholungen. Seitenwechsel nach einem Satz.

Widder

Beanspruchte Muskulatur

- gerade Bauchmuskeln
- Gesäß
- Beine
- Sägezahnmuskel

Affirmationsgeschichte

Angst schafft oft ein lähmendes Gefühl der Ohnmacht. An manchen Tagen überkommt sie dich und zwingt dich zu Boden. Die irreale, aber real gefühlte Angst. Du fühlst dich davon beherrscht und überwältigt, fällst in eine Starre.

Mit dem Widder verbinden wir Kampfgeist und Durchsetzungsvermögen. Bei dieser Übung gilt es, sich gegen die Angst durchzusetzen, diese für den Moment zu bekämpfen und die Oberhand zu gewinnen. Sie darf sein, aber du bist stärker und kannst jetzt und hier über sie herrschen, nicht umgekehrt. Sie bringt dich zwar immer wieder auf den Boden, doch du gibst nicht kampflos auf, lässt dich nicht unterkriegen und zeigst ihr deutlich, wer hier der Boss ist. Nämlich *du!* Also ballst du deine Fäuste, bringst dich in Position, holst Schwung und zerschlägst die Ängste für den Moment mit deinen Händen. Denn du bist ein*e Kämpfer*in! Die Angst kann dich heute mal!

Affirmationssätze

- Ich finde heute Kraft, um die Oberhand zu gewinnen, obwohl mich meine Angst auf den Boden zwingt.
- Mithilfe meiner Gedanken und Fäuste kann ich der Angst heute Einhalt gebieten.
- Ich fühle die Angst zwar, ich beherrsche sie aber.

Hinweis: *Vergiss nicht, dass du die Affirmationen selbst variieren kannst, je nachdem, was gerade für dich passt.*

Übungsablauf **Widder**

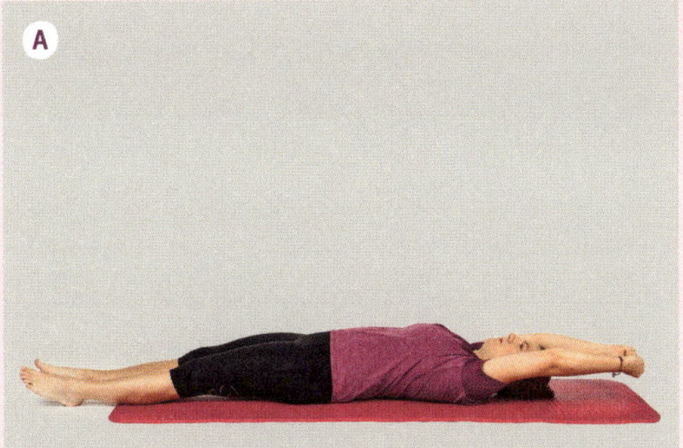

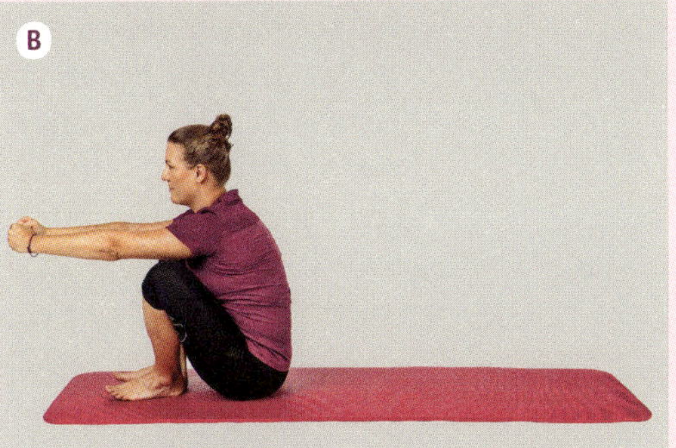

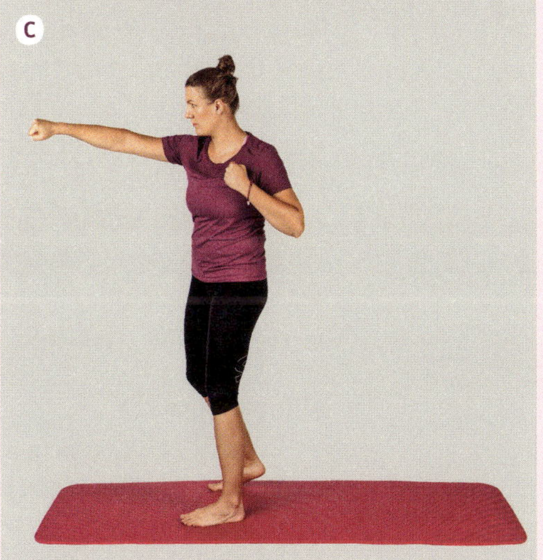

A Leg dich mit dem Rücken auf die Matte und bring deine Arme ausgestreckt über den Kopf. Balle deine Hände zu Fäusten. Deine Beine bleiben gestreckt. Spann den Bauch fest an.

B Schwing deine Arme nach vorn und roll dich aus dem Bauch heraus hoch. Zieh dabei deine Beine nah an den Körper heran, sodass die Knie links und rechts von deiner Brust positioniert sind und dein Oberkörper zwischen deinen Beinen Platz findet. Deine Füße sind mit der Außenkante und den Fersen auf der Matte. Drück dich aus dieser Position aus Gesäß und Bauch heraus fest in den Stand. Stemm dafür deine Füße fest in den Boden. Halte die Arme halb gestreckt nach vorn, um dein Gewicht zu verlagern und hochzukommen. Achte auf eine hohe Geschwindigkeit und ausreichend Schwung, wenn du muskulär noch nicht genug Kraft besitzt.

C Boxe abwechselnd mit der linken und der rechten Hand nach vorn in die Luft. Dreh deinen Rumpf entsprechend mit und spann ihn voll an. Heb die Ferse auf der Seite der boxenden Hand ein wenig von der Matte, um dich im Rumpf besser bewegen zu können. Leg dich nach dem Boxen in umgekehrter Bewegungsabfolge zurück auf die Matte.

– So wird die Übung leichter: Leg ein bis zwei dicke Kissen unter dein Gesäß. Leg dich nicht flach auf die Matte und die Kissen, sondern setz dich darauf und lehn dich leicht nach hinten. Die Arme und Fäuste sind über dem Kopf gestreckt. Die Beine befinden sich ausgestreckt in der Ausgangsposition.

1 Wiederholung: einmal aufstehen und zehnmal boxen und sich dann wieder hinlegen
1 Satz: 8 Wiederholungen

Dreieck

Beanspruchte Muskulatur

- Beine
- Gesäß
- unterer Rücken

Affirmationsgeschichte

Täglich werfen wir einander Anschuldigungen und Erniedrigungen an den Kopf. Schuldgefühle und ein schlechtes Gewissen sind das Ergebnis. Sie gehören zum Leben. Sie zeigen uns die Wichtigkeit bestimmter Dinge. Manchmal ist es dann an der Zeit, uns selbst zu vergeben.

Ein Dreieck besteht aus drei Eckpunkten. Der erste steht für einen Abstand zum Vorwurf, der dir einen anderen Blick verschafft. Der zweite für die Last auf den Schultern, die die Vorwürfe mit sich bringen. Der dritte für die Vergebung. Gemeinsam bilden sie ein Dreieck, das dir in Zukunft hilft, achtsamer im Umgang mit dir selbst und dem Anspruch an dich zu werden.

Hole dir einen der Sätze aus der Vergangenheit, mit denen du dich selbst verletzt hast. Welchen Vorwurf hast du dir an den Kopf geworfen? Worüber hast du dir ein schlechtes Gewissen gemacht? Schiebe diesen mit der Kraft deiner Hände von dir und tritt gleichzeitig zurück, gewinne Abstand dadurch. Die Last des Satzes, des Vorwurfes sitzt oft schwer auf deinen Schultern, erdrückt dich. Mit deinen Händen kannst du diese Last symbolisch von dir wegdrücken, dich entgegenstrecken und dich groß machen. Du lässt dich davon nicht niederdrücken! Mit einem großen Schritt nach vorne blickst du positiv in die Zukunft, die einen liebevolleren Umgang mit dir selbst bereithält. Halt dich, spür dich und sag laut: »Ich vergebe mir.« Du bist gut so, wie du bist, keiner ist perfekt und fehlerlos.

Affirmationssätze

- Ich darf Fehler machen.
- Schuldgefühle zeigen mir die Wichtigkeit der Sache und dürfen ihren Raum haben.
- Ich darf mir vergeben.

Hinweis: *Vergiss nicht, dass du die Affirmationen selbst variieren kannst, je nachdem, was gerade für dich passt.*

Übungsablauf **Dreieck**

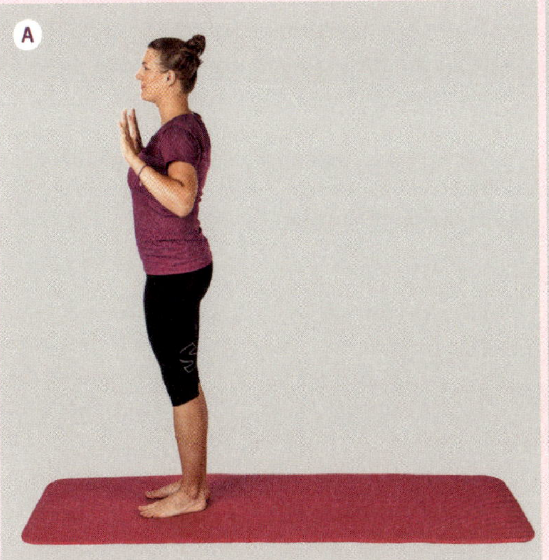

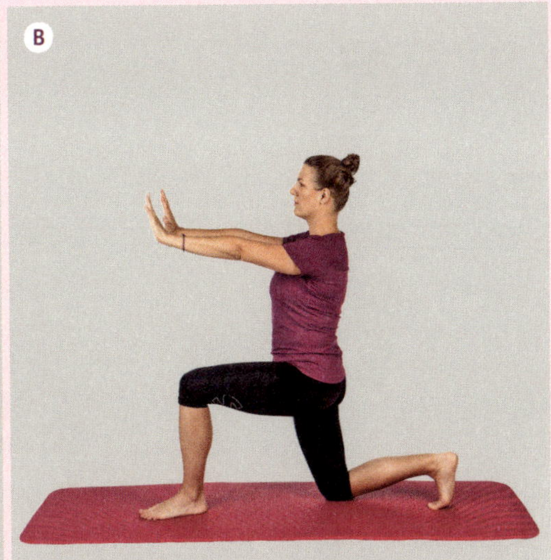

A Stell dich im oberen Drittel der Matte hüftbreit hin. Halte deine Hände auf Schulterhöhe, die Handflächen sind nach vorn gerichtet. Deine Arme sind eng angewinkelt, sodass deine Hände einen möglichst geringen Abstand zu den Schultern haben.

B Mach mit dem rechten Bein einen großen Ausfallschritt nach hinten. Setz dein rechtes Knie und den rechten Fuß auf den Zehenspitzen auf der Matte ab. Dein linkes Knie sollte in einem 90-Grad-Winkel gebeugt sein. Achte darauf, das linke Knie nicht nach vorn zu schieben. Deine Arme kommen beim Zurücktreten gestreckt nach vorn, als würden sie etwas wegschieben. Dein Rücken bleibt aufrecht und gerade. Die Schultern sind nach unten gezogen.

C Bleib in dieser Position und führ deine Hände zurück zu den Schultern, sodass sie deine Schlüsselbeine fast mit dem Handrücken berühren. Heb dein rechtes Knie vom Boden und streck dein rechtes Bein langsam durch. Gleichzeitig bringst du das linke Bein in eine halbe Streckung. Drück dich geradlinig mit beiden Beinen nach oben, arbeite aus dem Gesäß heraus. Streck währenddessen deine Arme nach oben, als würdest du etwas von dir wegdrücken, dein Kopf liegt zwischen den Armen.

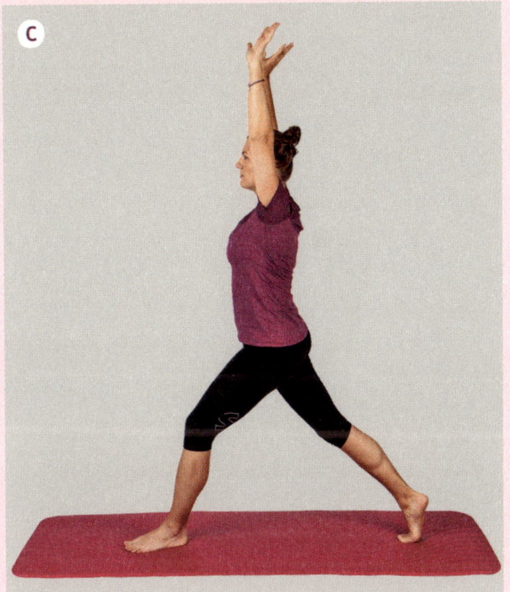

Übungsablauf **Dreieck**

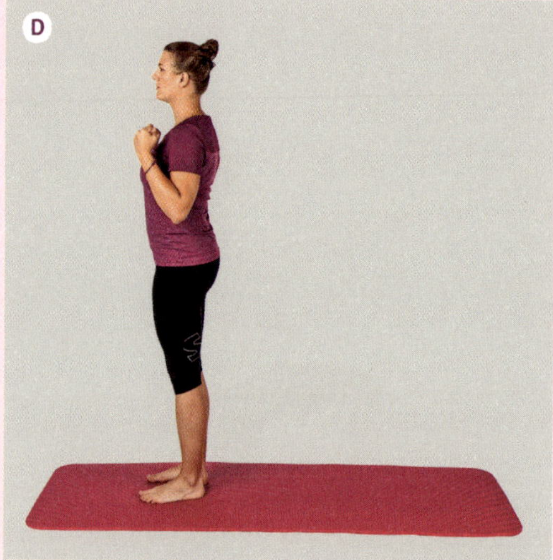

D Setz den rechten Fuß wieder parallel zum linken Fuß vor. Öffne gleichzeitig deine Arme zur Seite hin nach unten, bis die Hände neben dem Gesäß sind. Die Handflächen schauen nach vorn und sind geöffnet. Nimm die Hände dann vor dem Körper nach oben und führ sie zurück zu deinen Schultern, schließ dabei die Hände.

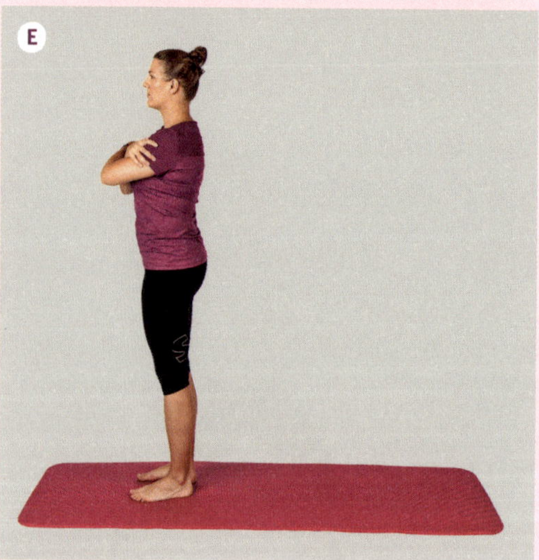

E Umarme dich selbst fest und halte dich einen Moment lang, vergib dir.

– So wird die Übung leichter: Setz das Knie beim Zurücktreten nicht auf dem Boden ab, sondern tritt nur nach hinten und bleib mit dem rechten Knie ein gutes Stück von der Matte entfernt.

1 Wiederholung: Das Dreieck (nach hinten treten, hochdrücken, nach vorne treten und sich vergeben) mit einem Bein ausführen. Beinwechsel nach einer Wiederholung.
1 Satz: 12 Wiederholungen in abwechselnder Form

Gefühle erzeugen

Im ersten Übungsteil hast du dir Erleichterung verschafft, indem du deinen Gefühlen jede Menge Raum und Ausdruck gegeben hast. Jetzt wird es Zeit, in die Erzeugung stärkender Gefühle zu gehen, damit du gut gefestigt und selbstsicher durch den Alltag kommen kannst.

Selbstfürsorge, Selbstliebe und Selbstschutz

Wir kümmern uns um unsere Kinder, unsere Geschwister und später um unsere Großeltern und Eltern. Dabei lassen wir nichts aus, setzen uns für sie ein und schützen sie vor jeglicher Anstrengung und dem Bösen da draußen in der großen, weiten Welt. An welcher Stelle aber stehen wir selbst? Viel zu oft leider an der letzten. Die meisten Menschen, die zu mir in ein Training kommen, rattern erst mal eine endlos lange Liste herunter, was sie alles in den letzten Jahren erledigen und worum sie sich kümmern mussten. Dann fällt jedes Mal derselbe Satz: »Jetzt aber, ja jetzt habe ich endlich Zeit für mich und meinen Körper.«

Wir schieben unsere persönlichen körperlichen und seelischen Bedürfnisse vor uns her wie eine unwichtige Tätigkeit. Körper und Seele üben sich währenddessen in Geduld, darin müssen sie Weltmeister sein – bis der Geduldsfaden schließlich reißt. Der Körper und die Seele schreien dann laut auf: »Hallo, hörst du mir jetzt endlich zu und sorgst auch mal für mich?« Burn-out und ein körperlicher Streik, sprich Krankheiten sind die Folgen.

Selbstfürsorge bedeutet nicht, sich erst einmal für alles andere aufzuopfern und dann um sich selbst zu kümmern. Sie sollte vielmehr ein Teil des täglichen Lebens werden und dort an erster Stelle stehen. Das ist nicht egoistisch, sondern notwendig, um gesund und kraftvoll jegliche Sorgen und Probleme besser tragen zu können.

Jahrelange hatte ich mich nur um meine Schwestern gekümmert, darauf geachtet, dass es ihnen gut ging. Das große Übel der Erstgeborenen. Als Larissa starb, wurde mein Verhalten noch extremer. Ich wollte 24/7 bei meinen Schwestern sein, sie unterstützen, wenn sie was brauchten. Täglich hatte ich meine jüngste Schwester in der Psychiatrie besucht, um sie zu stützen und zu ermutigen. Gleichzeitig musste ich in meinem Alltag funktionieren, arbeiten und an die Uni gehen. Für mich selbst nahm ich mir keine Zeit. Dann entdeckte ich den Sport für mich und erkannte, wie wichtig es ist, täglich einen Zeitraum zu haben, in dem es nur um einen selbst geht. Ich begann, meine Prioritäten neu zu setzen, sagte Freunden oft ab, sogar Mara, wenn ich spürte, dass mir die Kraft fehlte. Ich fühlte mich meist schlecht deshalb, aber ich wusste, wenn ich so weitermachte wie zuvor, würde ich irgendwann zusammenbrechen und am Ende eine größere Belastung für meine ganze Familie werden.

Also begann ich, mich um meinen Körper und meine Gefühle zu kümmern. Ich sagte Nein zu Dingen, die mir nicht guttaten. Ich hörte auf, Alkohol zu trinken, ging nicht mehr nächtelang aus, verzichtete auf Zucker, beendete Bekanntschaften, die mir Energie raubten.

Ich stellte mich selbst an erste Stelle!

Mit dieser Entscheidung entwickelte sich eine unerwartete Dynamik. Meine Schwestern und Eltern fühlten sich automatisch besser, weil sie sahen, dass es mir gut ging und ich nicht vollkommen abgestürzt war. Sie sahen mich als Vorbild und begannen ebenfalls, sich regelmäßig zu bewegen, mehr auf sich zu achten. Ich weiß heute: Nur wenn es dir selbst gut geht, kann es auch deinen liebsten Menschen gut gehen. Entweder weil du sie inspirieren kannst – oder weil du dann auch wirklich Kraft hast, wenn sie Unterstützung brauchen.

Selbstfürsorge beginnt für mich mit Abgrenzung, das heißt Nein zu sagen, Stopp zu sagen, sich zu schützen und seine Grenzen zu wahren und für sich einzustehen. Was ich dagegen nicht meine, ist, sich ab und zu mal eine Massage zu gönnen und sich etwas Nettes zu kaufen. Es geht um deine Grundhaltung dir selbst gegenüber, deine Wertschätzung, die du dir und deinem Körper entgegenbringst. Selbstfürsorge beginnt mit unseren Gedanken, die freundschaftlich und wohlwollend mit uns sprechen.

Damit wir uns vor den Körperübungen einstimmen können, würde ich von dir gerne fünf positive Eigenschaften hören, die dich ausmachen und die du an dir magst. Dir fällt keine ein, du verziehst vielleicht den Mund und bist skeptisch, dieser kleinen Aufgabe gerecht zu werden? Ich kenne das. Früher gab es kein einziges positives Wort, das sich in Verbindung mit mir richtig anfühlte. Würde ich dich darum bitten, Schwächen an dir aufzulisten, könntest du wahrscheinlich nicht mehr damit aufhören, oder?

Sträubst du dich vor dieser Aufgabe, wird sie nicht funktionieren. Dann ist es auch okay, und du brauchst dafür noch Zeit. Vielleicht willst du aber erst einmal mit einer einzigen Sache beginnen, die du an dir magst. Eine findet bestimmt jeder an sich! Wie fühlt es sich an, während du die Eigenschaft laut aussprichst? Sehe ich da ein kleines Schmunzeln? Oder kommen vielleicht sogar Tränen vor Rührung? Egal was, es darf nun da sein und gespürt werden.

SeelenSport-Übungen aus der Kategorie

Ich habe zwei Übungen für dich, um das Abgrenzen und die Selbstfürsorge zu verinnerlichen, die dir aber auch helfen, gut beschützt durch den Alltag zu gehen.

Der Schütze ist eine der ersten Übungen, die ich für mich entdeckt habe. Da ich selbst große Probleme hatte, mich abzugrenzen und Selbstfürsorge zu leben, versuchte ich mich mit der einfachen Handbewegung des aktiven Wegschiebens vor dem Spiegel. Dieses Bild entstand in meinem Kopf immer dann, wenn ich an den bevorstehenden Prozess gegen den Mörder meiner Schwester dachte. Ich schob sie gedanklich weg von mir. Irgendwann beschloss ich, diese Handhaltung in mein Training zu integrieren. Mit der Zeit entstand daraus der Schütze. Schlussendlich war er einer der Gründe, warum ich es schaffte, mich aktiv gegen die Teilnahme an der Verhandlung zu entscheiden. Zahlreichen SeelenSportlerinnen hat diese Übung geholfen, sich mehr für sich selbst einzusetzen, sie gingen aus belastenden Situationen heraus, sorgten besser für sich.

Die Übung »Zirkel« entstand aus einem Gespräch mit Mara. Eine Therapeutin empfahl meiner Schwester, sich vorzustellen, dass sie in einem Gummiball steckte, an dem verletzende Aussagen, das Gerede um sie herum abprallen könnten. Daraus entwickelte ich den Zirkel, der heute vielen im Alltag mit ähnlichen Gedanken hilft und gleichzeitig den Körper ordentlich kräftigt.

Lass uns also in eine fürsorgliche Haltung kommen und uns gut schützen!

Schütze

Beanspruchte Muskulatur

- Beine
- Gesäß
- unterer Rücken
- schräge Bauchmuskeln

Affirmationsgeschichte

Das wichtigste Attribut des Schützen ist sein Bogen, mit dem er sich beschützt, seine persönliche Grenze bewahrt und zeigt, dass er sich verteidigen kann. Der Schütze repräsentiert Stärke und Selbstbewusstsein und steht zu sich.

Im alltäglichen Leben gehst du selbst oft unter. Du vergisst dich, bist viel für andere da, gibst ihnen deine ganze Kraft, sodass du selbst keine mehr hast, um den Bogen zu halten, geschweige denn zu spannen. Du wirst angreifbar, kannst dich nur schwer abgrenzen. Aber du kannst das ändern und dir diese Kraft zurückholen, dich selbst beschützen und gut auf dich achten.

Mit dieser Übung lädst du über das Aufziehen des imaginären Bogens deine Kraft auf und grenzt dich anschließend ab, indem du sie gegen Dinge und Menschen einsetzt, die dir Energie rauben, anstatt dir selbst in den Fuß zu schießen. Sag einfach mal Nein, entscheide dich für *dich!* Spanne den Bogen und beschütze dich selbst, denn du bist es wert, beschützt zu werden.

Affirmationssätze

- Ich darf Nein sagen und mich abgrenzen.
- Es ist meine bewusste Entscheidung, für mich einzustehen.
- Mit meinen Händen, meinem Handeln und meinen Worten kann ich mich beschützen.
- Ich darf an erster Stelle stehen und helfe damit meinen Liebsten.

Hinweis: *Vergiss nicht, dass du die Affirmationen selbst variieren kannst, je nachdem, was gerade für dich passt.*

Übungsablauf **Schütze**

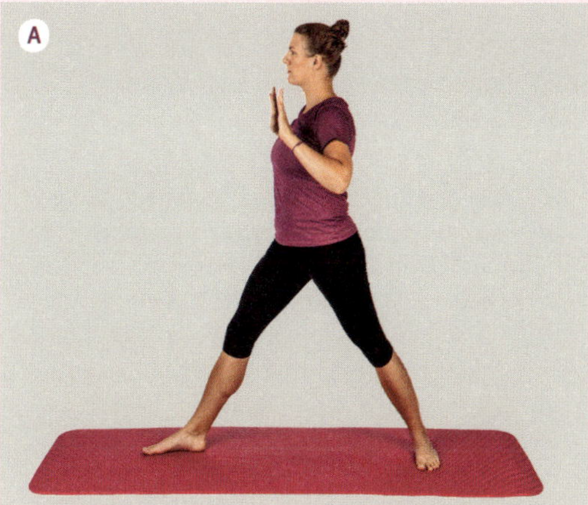

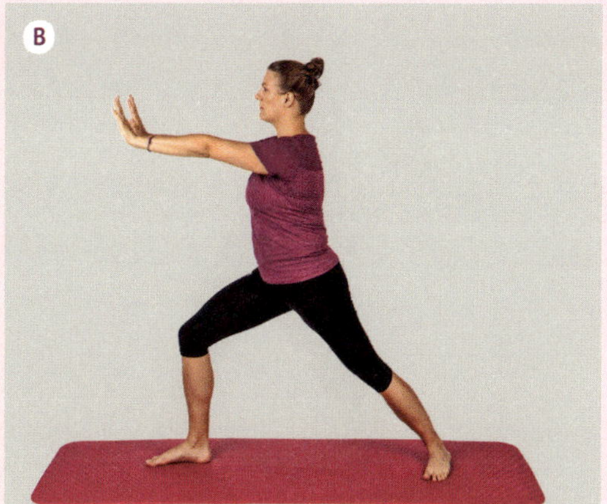

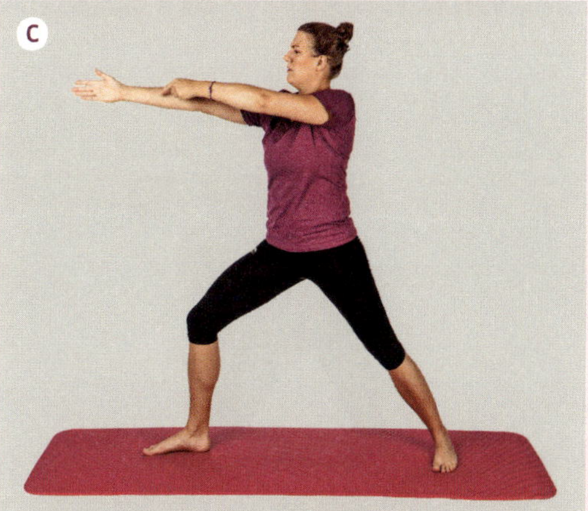

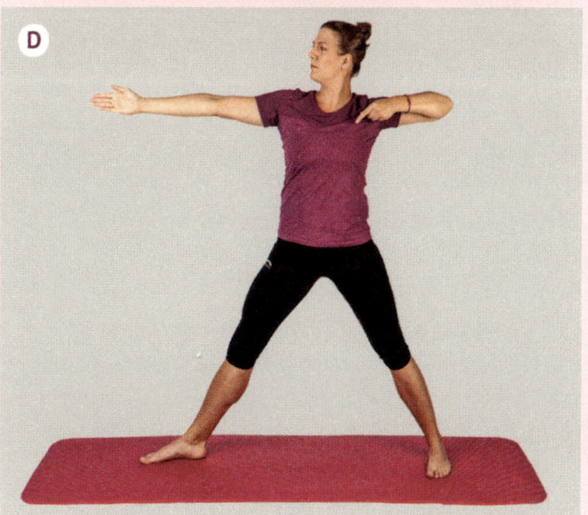

A Stell dich mittig auf die Matte, die Beine sind etwas mehr als hüftbreit gespreizt. Dreh die rechte Fußspitze nach rechts. Die linke Fußspitze zeigt nach vorn. Dreh auch deinen Oberkörper nach rechts, dein Blick folgt. Führe deine Hände vor die Schultern und halte die Arme eng angewinkelt, die Handflächen zeigen vom Körper weg. Halte deinen Bauch in Spannung.

B Schiebe deine Hände nach vorn und strecke die Arme aus. Beuge dabei dein rechtes Knie leicht, das linke Knie bleibt gestreckt. Achte beim rechten Knie darauf, es nicht vor den Fuß zu schieben, sondern den Unterschenkel senkrecht zum Boden zu halten. Halte deinen Oberkörper aufrecht und gerade.

C Die rechte Hand ist ausgestreckt, sodass deine Handfläche parallel zur langen Kante der Matte verläuft. Mit der linken Hand ziehst du entlang des rechten Arms eine Art Bogen nach hinten auf, bis dein linker Arm vollkommen angewinkelt ist. Dein rechtes Bein kommt gleichzeitig in die Streckung zurück.

D Achte darauf, den linken Ellbogen in einer Linie zu halten, dich im Oberkörper zu strecken und die Brust herauszudrücken. Halte hier ein bis zwei Sekunden. Nimm dann beide Handflächen gleichzeitig wieder in eine Abwehrhaltung und schiebe

Übungsablauf **Schütze**

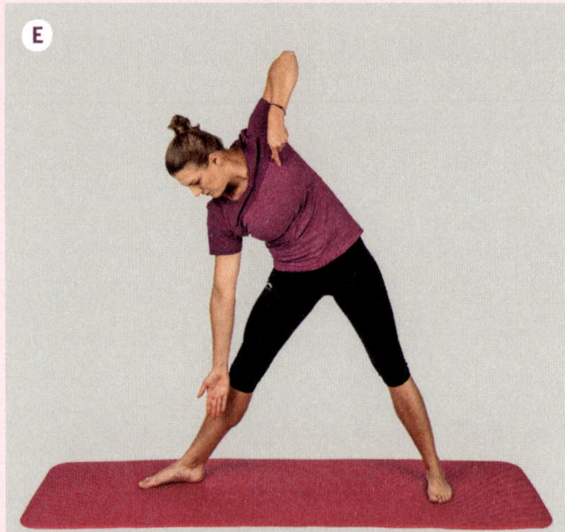
E

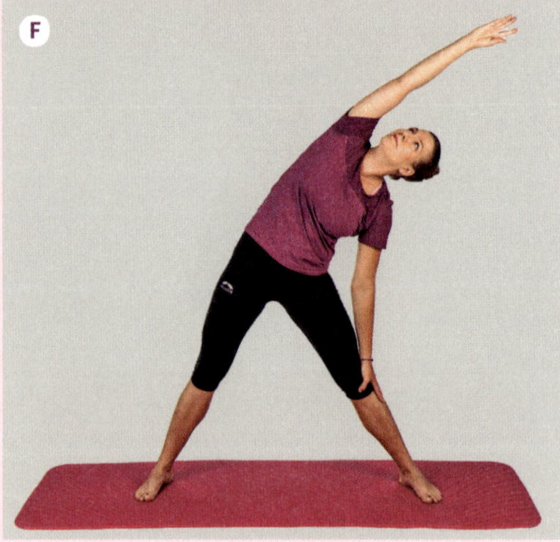
F

mit den Armen nach vorn. Beuge das rechte Knie. Du solltest wieder in der Position von Bild B stehen. Wiederhole das Aufspannen und Abgrenzen anschließend fünfmal.

E Beuge nach dem letzten Aufspannen deinen Oberkörper seitlich nach vorn und führe die rechte Hand zur Innenseite des rechten Unterschenkels. Beide Beine sind weiter gestreckt. Der linke Arm bleibt in Spannung und hält den Bogen gespannt. Zieh den rechten Arm in der angespannten Position wieder nach oben, sodass er in die Position von Bild D kommt. Nun schiebe ein letztes Mal beide Hände nach vorn und bleibe in der Position von Bild B. Balle deine Hände dann zu Fäusten, als würdest du etwas greifen wollen, und ziehe sie zum Oberkörper zurück. Die geschlossenen Handinnenflächen zeigen in Richtung deines Brustkorbs. Komm gleichzeitig mit dem rechten Knie in eine Streckung. Du solltest nun in derselben Position stehen wie auf Bild A, nur dass deine Fäuste nach innen gedreht geballt sind.

F Richte die rechte Fußspitze nach vorn und führe den rechten Arm weit über den Kopf. Dein Blick richtet sich auf deine rechte Hand. Neige dich weit zur linken Seite und streck dich in der rechten Rumpfseite. Lege die linke Hand auf den linken Oberschenkel oder die Knieaußenseite. Strecke anschließend deinen linken Arm über den Kopf und neige dich zur rechten Seite. Wechsle danach für eine weitere Wiederholung die Richtung des Schützen zur anderen Seite und setz den linken Arm gestreckt und den rechten Arm zum Aufspannen des Bogens ein. Achte auch auf die umgekehrte Schrittstellung. Der linke Fuß dreht nun zur Seite, der rechte bleibt nach vorne gerichtet.

+ So wird die Übung anstrengender: Du kannst in der Position von Bild B viel tiefer nach unten gehen, wenn es deine Beweglichkeit zulässt. Dein rechter Oberschenkel sollte dann waagrecht zur Matte sein, dein rechtes Knie dennoch nicht vor den Fuß kommen.

1 Wiederholung: Den ganzen Zyklus, wie es in den Bildern zu sehen ist, einmal für eine Seite durchgehen. Richtungswechsel nach einer Wiederholung.
1 Satz: 4 Wiederholungen in abwechselnder Form

Zirkel

Beanspruchte Muskulatur

- Gesäß
- Oberschenkelrückseite
- unterer Rücken

Affirmationsgeschichte

Worte können verletzen und unsere Gedanken zum Kreisen bringen. Ratschläge von außen sind oft gut gemeint, tun aber häufig weh. Wie schön wäre es, wenn verletzende Worte stattdessen an dir abprallen würden? Mithilfe der Kraft deiner Gedanken und ein bisschen Übung können sie das.

Stelle dir vor, du hast Pinsel in der Hand, die alles malen können, was du dir wünschst. Alle Farben, Figuren, von Wiesen über Berge und das Meer bis hin zum Himmel und der Sonne. Nimm diese Pinsel fest in deine Hände und male dir deinen persönlichen Schutzwall um dich herum, an dem alles Verletzende abprallt, verpufft und zu kleinen Wölkchen wird. Oder vielleicht zu Schmetterlingen? Spüre die Sicherheit und Leichtigkeit, die dir dieser Schutzwall bietet. Behalte diese Gedanken und Bilder fest im Kopf, male viele einzelne Schichten, um ganz sicher zu sein, dass nichts mehr durchkommt, außer das Gute und Bestärkende der Menschen. Sei ein Picasso, Monet oder Da Vinci ... egal wer, aber male!

Zusatz: Du kannst, nachdem du diese Übung ausgeführt hast, auch ein richtiges Bild von deinem Schutzwall malen, wenn du kreativ sein möchtest. Hänge es dir an einen gut sichtbaren Ort, und der Schutzwall wird sich noch fester in deinem Kopf verankern.

Affirmationssätze

- Mein Schutzwall wird mich beschützt durch den Tag tragen.
- An meinem Schutzwall prallen alle Worte ab, außer die guten.

Hinweis: *Vergiss nicht, dass du die Affirmationen selbst variieren kannst, je nachdem, was gerade für dich passt.*

Übungsablauf **Zirkel**

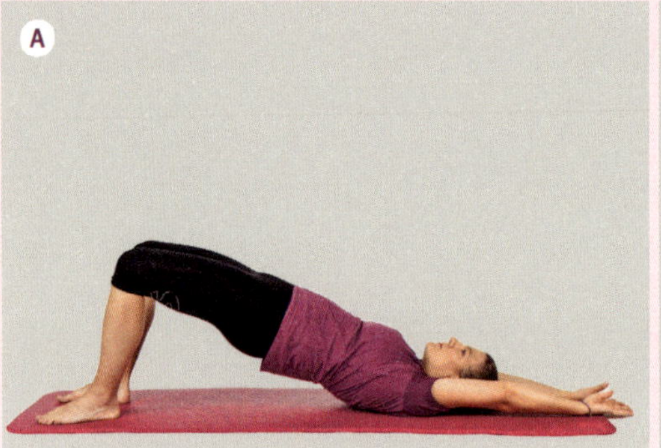

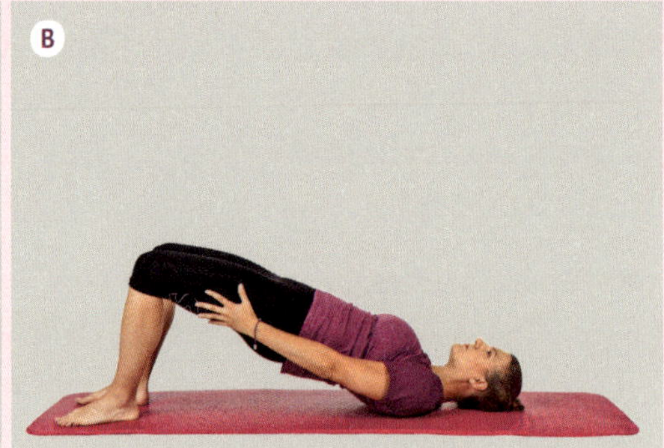

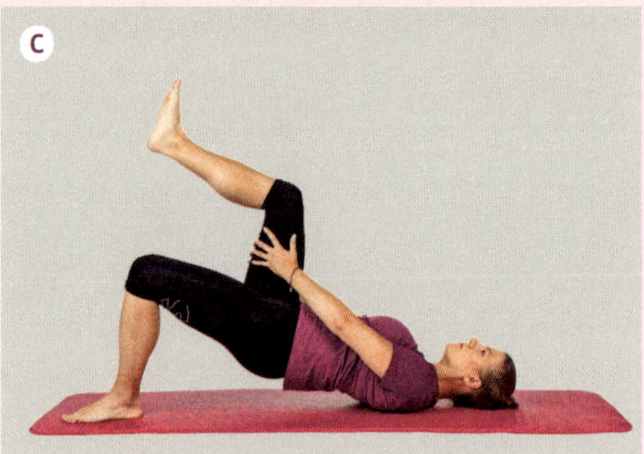

A Leg dich auf den Rücken. Winkle die Beine an und setz deine Füße hüftbreit mit der ganzen Fußsohle auf die Matte. Leg deine Arme neben deinem Kopf ab, die Handflächen zeigen geöffnet nach oben. Denk an der Stelle an die imaginären Pinsel aus der Affirmationsgeschichte, die in deiner Hand liegen. Drück dein Becken hoch, sodass nur noch die Schulterblätter die Matte berühren. Die Beine sind in einem 90-Grad-Winkel angewinkelt. Spann deine Pobacken fest an.

B Führe deine Arme mit den imaginären Pinseln in den Händen gestreckt in einem Halbkreis entlang des Bodens zu deinen Oberschenkeln, bis deine Hände diese berühren. Die erste Schicht des Schutzwalls ist damit gemalt.

C Heb das rechte Bein an, lass es dabei angewinkelt. Dein Becken bleibt weiter nach oben gedrückt. Umfasse mit deinen Händen den rechten Oberschenkel und halte ihn kurz fest. Damit festigst du jede Schicht des Schutzwalls an deinem Körper. Löse dann den Griff und setze das Bein zurück auf die Matte. Hebe das linke Bein an und greife mit den Händen genauso danach. Setze das linke Bein wieder ab. Drücke dein Becken noch mal höher und führe die Arme seitlich gestreckt wieder in die Ausgangsposition zurück.

+ So wird die Übung anstrengender: Setz deine Füße nur auf den Fersen oder den Zehenspitzen ab. Je weiter entfernt von deinem Gesäß du die Füße absetzt, desto schwerer wird die Übung.

– So wird die Übung leichter: Lass das Anheben der einzelnen Beine weg.

1 Wiederholung: den Kreis bis zu den Beinen ziehen, je ein Bein anheben und die Arme wieder nach oben zurückbringen
1 Satz: 10 Wiederholungen

Bärenhüter

Diese Übung aus dem Kapitel »Ängste« kannst du auch hier einsetzen, um dir fürsorglich und schützend zu begegnen.

Selbstvertrauen: innere Stärke, Anerkennung und Mut

Wer innere Stärke besitzt, Stolz zeigt und mutig ist, wird entweder bewundert oder für arrogant gehalten. Meistens steckt Neid hinter so einer Sichtweise. Denn wer neidisch ist, ist auch unsicher, ihm fehlt der Mut, und er besitzt nur wenig Selbstvertrauen in sich, seine Fähigkeiten und sein Leben. Neidisch zu sein fühlt sich nicht gut an. Selbstvertrauen zu haben fühlt sich dagegen sicher an, ist aber nicht so leicht zu erlangen, sofern dieses Selbstvertrauen in der Kindheit oder Jugend bereits erschüttert wurde. Es ist ein Prozess und ein stetiges Üben. Mut und Anerkennung sich selbst gegenüber sind Voraussetzungen, um Selbstvertrauen und innere Stärke zu bekommen.

Ich hatte einmal eine ältere Dame in einem meiner Workshops, die sich nicht mit dem Gefühl von Anerkennung und Stolz sich selbst gegenüber anfreunden konnte. »Warum soll ich auf mich stolz sein? Das ist doch peinlich und arrogant, oder? So habe ich das zumindest immer gelernt«, teilte sie der Gruppe mit. Sie spiegelte die Werte unserer früheren Gesellschaft wider, in der Stolz mit Überheblichkeit gleichgesetzt wurde. Nur besonders große Leistungen wie etwa bei Sportlern wurden als Grund anerkannt, auf sich stolz zu sein. Einen Alltag als Mutter zu meistern und gleichzeitig zu arbeiten war ja nur Pflicht und nichts, worauf jemand hätte stolz sein können.

Mittlerweile hat ein stolzes Gefühl im Hinblick auf den persönlichen Weg in unseren Reihen seinen Platz gefunden. Wir hören vermehrt Sätze wie: »Da kannst du jetzt aber echt stolz drauf sein!« Erreichte Ziele werden gefeiert und von außen gelobt. Nur das Sich-selbst-Loben und Stolz-auf-sich-Sein fühlt sich für manche noch seltsam an. Da fallen leider noch immer Aussagen wie: »Ja, aber so eine große Leistung war das ja doch nicht. Andere schaffen da schon noch mehr als ich.«

Der Vergleich. Er macht uns klein, und unser Selbstvertrauen geht flöten. Die Sozialen Medien bieten dafür die perfekte Plattform, um Selbstvertrauen, Mut und ein stolzes Gefühl mit nur einem Bild zu zerstören und platt zu drücken. Sich davon zu distanzieren, sich nicht zu vergleichen und die eigenen Fortschritte und Errungenschaften zu feiern kann heute eine Herausforderung sein. Wann hast du dir das letzte Mal auf deine Schulter geklopft und warst stolz auf deinen Weg? Denke nicht nur an die großen Ziele, sondern auch an die kleinen. Für eine Witwe kann es ein unglaublicher Erfolg sein, wenn sie es schafft, für sich allein zu kochen oder in den Urlaub zu fahren. Darauf darf sie stolz sein. Und wenn wir dieses Gefühl des Stolzes zulassen können, gibt uns das ein Gefühl von innerer Zufriedenheit und einen Antrieb für weitere mutige Schritte.

Nicht zu verwechseln ist diese Art von Stolz übrigens mit »falschem« Stolz. Wenn wir stolz sind auf Dinge, die vergehen können, wie etwa unser Aussehen oder Geld, dann kann uns das bei dessen Verlust in tiefe Krisen stürzen. Daher ist es wichtiger, stolz auf seine Handlungen zu sein statt auf vergängliche, oberflächliche Dinge.

Um also stolz auf uns sein zu können, müssen wir die Herausforderungen dieses Lebens aktiv annehmen. Doch es braucht eine Portion Mut, um sich diesen Herausforderungen überhaupt erst zu stellen. Krisen, Probleme, unangenehme Situationen machen uns Angst. Wenn wir aber über die Schwelle treten, uns mutig darauf einlassen, fühlen wir uns dadurch selbstsicher – wir sind stolz auf uns, vertrauen uns mehr und trauen uns was zu.

Als ich beschloss, einen Blog über Trauer, Tod, Gefühle und Bewegung zu schreiben, hatte ich große Angst vor den Reaktionen und Rückmeldungen. Trotzdem habe ich meinen ganzen Mut zusammengenommen, weil ich wusste, warum ich es tat. Ich wollte Menschen erreichen, denen es ähnlich ging wie mir. *Davon muss es doch noch mehr geben,* dachte ich. Also startete ich den Blog und wurde mit Dankbarkeit überschüttet. Die Reaktionen ließen mich mutiger werden, und ich sprach noch mehr Themen an, die tabu waren. Ähnlich große Angst hatte ich, als mein erstes Buch herauskam, und auch während ich hier tippe, frage ich mich, ob ich das wohl wirklich so veröffentlichen kann. Doch ich fasse wieder meinen ganzen Mut zusammen – und tue es.

Es wird immer Menschen geben, die dich für deinen Mut anklagen und verachten, dann aber meistens, weil sie selbst neidisch sind und diesen Mut nicht aufbringen konnten. In ihnen lösen deine Entscheidungen etwas aus, das gar nichts mit dir selbst zu tun hat. Wenn du es geschafft hast, mutig zu agieren, lass dich nicht sofort unterkriegen, nur weil dich jemand dafür kritisiert. Halte dich an jene Menschen, die mit dir mutig sind und dich darin bestärken.

Und Mut beginnt im Kleinen. Es war mutig, dieses Buch zu kaufen, weil es bedeutet, dass du dich auf deine Gefühle einlassen möchtest. Jeder, der zum ersten Mal meinen Kurs besucht, ist unheimlich mutig, und oft blicken mir dann stolze Augen entgegen. Mut ist ein schönes, starkes Gefühl, das dich innerlich zufrieden zurücklässt. Dennoch braucht Mut Grenzen, damit daraus nicht Übermut wird; Leichtsinn, der dich selbst oder auch andere verletzen kann.

Wann warst du das letzte Mal mutig? Welcher Herausforderung gehst du schon länger aus dem Weg? Vielleicht ist es nun an der Zeit, dich den Übungen zu widmen und den Herausforderungen mutig die Stirn zu bieten!

SeelenSport-Übungen aus der Kategorie

Mut, innere Stärke und Stolz lassen sich mit dem Körper perfekt erzeugen. Wir stehen aufrecht, machen uns groß, die Brust ist nach außen gedrückt, die Arme sind angespannt, die Fäuste sind oft geballt und bereit, in Aktion zu treten. Dazu klopfen wir uns auf die Schultern, symbolisieren mit der Bewegung einen kraftvollen Weg von unten nach oben, auf den wir mutig und stolz sein dürfen.

Herkules

Beanspruchte Muskulatur

- ganzer Körper

Affirmationsgeschichte

Was kommt dir in den Sinn, wenn du an Herkules denkst? Muskeln, stark sein? Kraft und Stärke! Ein Kämpfer, der nie aufgegeben hat, auch wenn es noch so unmöglich schien. Zwölf »unmögliche« Aufgaben, ihm von Eurystheus aufgetragen, schaffte er zu bewältigen – und überlebte.

Wenn wir selbst Verluste und Krisen erleben, dann scheint es unendlich viele Aufgaben zu geben, die uns schier unmöglich vorkommen, begonnen mit dem Verlust selbst. Du liegst am Boden, und schon der Gedanke daran aufzustehen macht dir Angst. Und doch gibt es einen Teil in uns, der diese Aufgaben lösen kann, der diese Kraft besitzt, nämlich deine Gefühle. Hinter Traurigkeit, Zorn, Angst und Verzweiflung verstecken sich Mut, innere Stärke, Motivation, Hoffnung, Sehnsucht auf ein glückliches Leben, Zuversicht und vor allem Liebe zu dir und zu anderen Menschen. Sie werden dich vorantreiben, um das Unmögliche zu schaffen. Sie gilt es herauszukitzeln, nachdem alle unangenehmen Gefühle ausgedrückt wurden und ihren Raum bekommen haben.

Bleibe also liegen, sammle deine Kräfte, gib deinen Gefühlen Raum. Dann wirst du wieder die Kraft und den Mut besitzen, aufzustehen und weiterzumachen. Mit jedem Aufstehen wirst du stärker. Dann ist der Mut da, dann bist du selbst Herkules und kannst alles überwinden, was dir in den Weg gestellt wird.

Affirmationssätze

- Ich darf liegen bleiben und meinen Gefühlen Raum geben, um dann wieder aufzustehen und weiterzumachen.
- Ich kann wie Herkules sein: mutig und stark.
- Meine Gefühle sind meine stärkste Kraft.
- Ich werde niemals aufgeben.

Hinweis: *Vergiss nicht, dass du die Affirmationen selbst variieren kannst, je nachdem, was gerade für dich passt.*

Übungsablauf **Herkules**

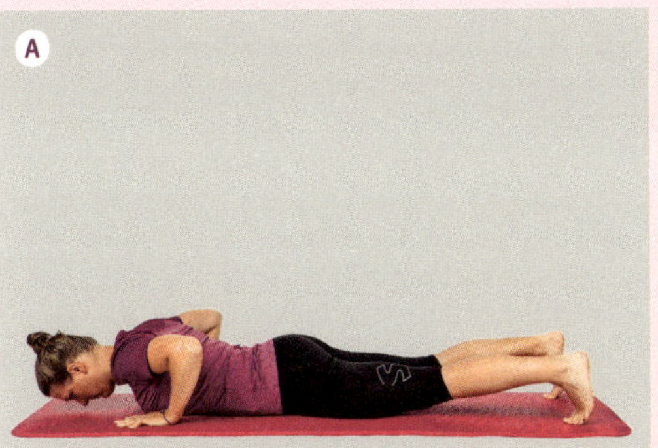
A

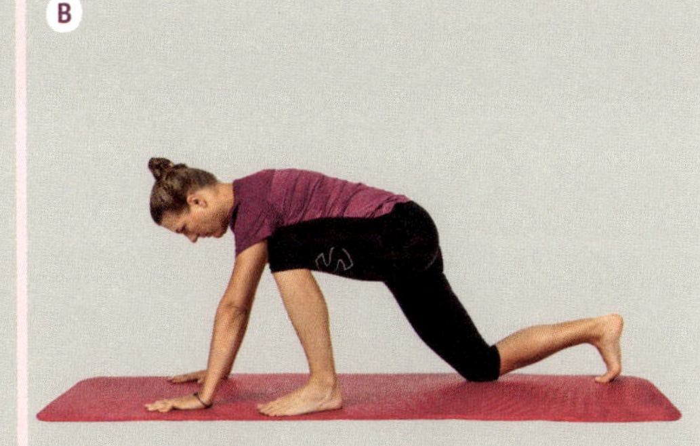
B

A Leg dich auf den Bauch, setz die Füße etwa hüftbreit voneinander entfernt auf den Fußspitzen ab. Leg die Hände mit den Handflächen nach unten seitlich von deiner Brust ab. Halte den Blick auf die Matte gerichtet.

B Drück deinen Oberkörper mit den Armen fest nach oben und schieb ihn gleichzeitig minimal nach hinten, sodass deine Arme leicht nach hinten gestreckt werden. Die Beine bleiben auf den Knien abgelegt. Spann deinen Bauch fest an. Schieb dein Gesäß nur leicht nach hinten, behalte deinen Rumpf dabei in einer schrägen Lage. Setz nun deinen linken Fuß ein wenig hinter der linken Hand ab. Dein linkes Bein ist damit angewinkelt seitlich neben deinem Oberkörper positioniert. Zieh das rechte Bein genauso heran, und setz den rechten Fuß außerhalb der anderen Seite ab, sodass du in die Hocke kommst. Die Hände bleiben währenddessen weiterhin fest auf der Matte.

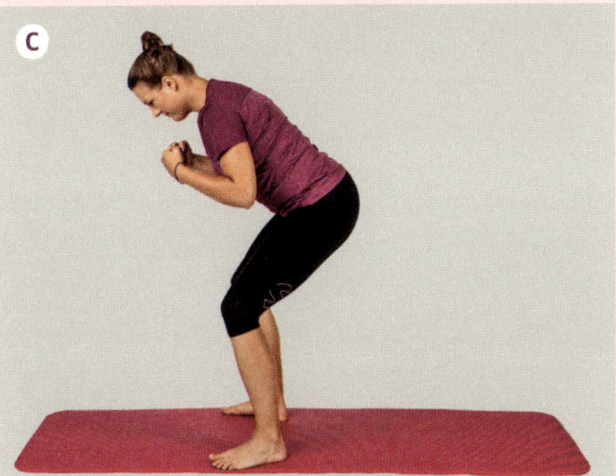
C

C Drück dich mit deiner Gesäßmuskulatur aus der Hocke heraus. Löse gleichzeitig die Hände von der Matte und richte dich im Oberkörper auf. Balle die Hände zu Fäusten.

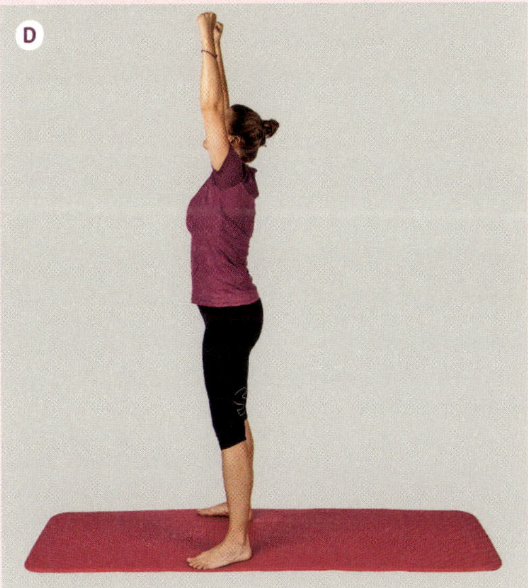
D

D Bring deinen ganzen Körper in eine gestreckte Position, spann den Bauch fest an. Streck die Arme weit nach oben, die Hände bleiben zu Fäusten geballt. Dein Blick geht mit den Händen mit.

Übungsablauf **Herkules**

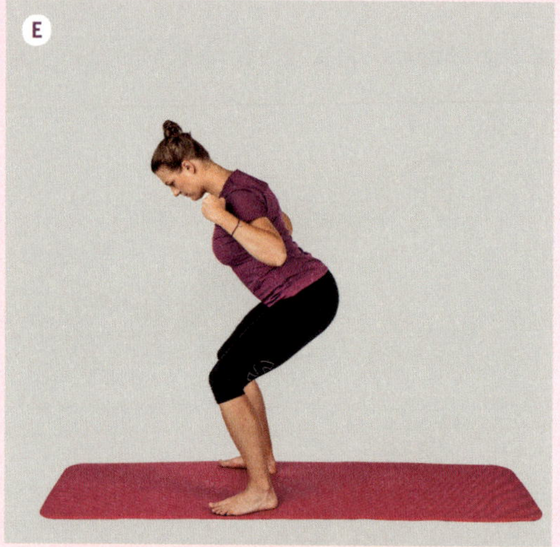

E Zieh die Arme seitlich vom Oberkörper nach unten und winkle sie dabei an, sodass du die Schulterblätter nach unten bewegst und sie im Rücken mittig zusammenführst. Beuge gleichzeitig deine Beine zu einer halben Kniebeuge. Dein Nacken bleibt in Verlängerung der Wirbelsäule, die nach vorne geneigt ist, dein Blick richtet sich schräg nach unten. Streck dich dann wieder zurück in die vorherige Position. Wiederhole diesen Bewegungsablauf (nach unten ziehen und wieder hochstrecken) dreimal.

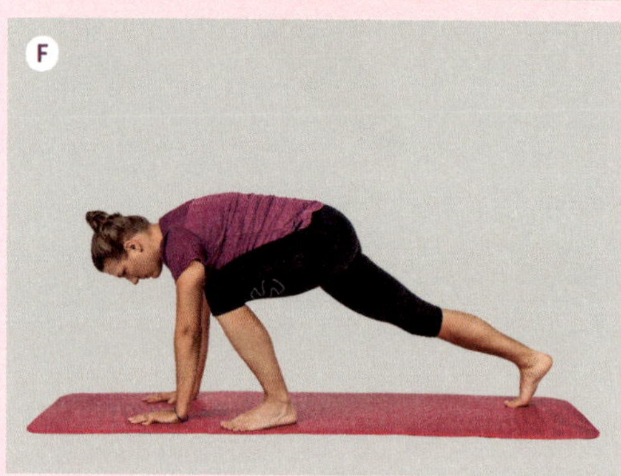

F Setz beide Hände wieder vor dir auf der Matte ab, sodass du in die Hocke zurückkommst. Achte darauf, deine Arme senkrecht zur Matte und in Spannung zu halten. Richte den Blick zur Matte. Tritt erst mit dem rechten Bein nach hinten, dann mit dem linken. Du solltest nun in einem Liegestützstand stehen, deine Füße sind auf den Zehenspitzen hüftbreit auseinander abgestellt. Beuge deine Arme langsam, die Ellbogen zeigen nach außen, sodass sich dein Oberkörper in Richtung Matte absenkt. Halte volle Bauchspannung, als wäre dein Körper ein Brett.
Leg den Oberkörper ganz ab. Achte darauf, erst mit dem Brustkorb die Matte zu berühren und erst danach den restlichen Körper abzulegen.

+ **So wird die Übung anstrengender:** Du kannst dich zu Beginn in einem ganzen Liegestütz hochdrücken und mit beiden Beinen gleichzeitig nach vorn springen. Genauso wieder zurückkommen.

1 Wiederholung: Absolviere den gesamten Bewegungsablauf wie beschrieben einmal komplett, bis du wieder auf der Matte liegst. Ob du beim Aufstehen und nach unten Absetzen erst das rechte oder linke Bein nimmst, spielt hier keine Rolle.
1 Satz: 10 Wiederholungen

Kleiner Löwe

Beanspruchte Muskulatur

- Arme
- Brustmuskulatur
- gerade Bauchmuskeln
- Schulterblatt

Affirmationsgeschichte

Wenn wir uns einen Löwen vorstellen, denken wir sehr schnell an Stolz. Überlege für einen Moment, wann du dir das letzte Mal auf die Schulter geklopft hast und stolz auf dich warst. Du musst nachdenken, nicht wahr? Wie oft sagst du dagegen deinen Lieben, wie stolz du auf sie bist? Heute schon? Gestern gerade erst? Ziemlich sicher aber diese Woche. Warum solltest du also nicht einmal dich selbst loben, dir selbst Anerkennung schenken und den Löwen für einen Moment raushängen lassen? Wenn nicht du, wer hat es denn sonst verdient?

Vielleicht denkst du jetzt: *Worauf aber soll* ich *denn bitte stolz sein?* Das müssen nicht immer die großen Taten sein. Fang beim Kleinen an, und wenn du dir dafür Wertschätzung entgegenbringst, werden die großen Taten folgen. Sei stolz drauf, dass du dir heute ein Frühstück gemacht hast, obwohl du keine Lust drauf hattest. Sei stolz, dass du überhaupt aufgestanden bist, obwohl du so viel lieber liegen geblieben wärst. Sei stolz, dass du jeden Tag dein Bestes gibst, aber auch darauf, dass du mal faul sein kannst ohne schlechtes Gewissen.

Mit dieser Übung kannst du dir Anerkennung schenken und deinem nörgelnden Ich den Kampf ansagen. Heute bist du nur stolz und richtest deine Gedanken auf das, was gelungen ist. Zeig den Löwen in dir! Strecke die Tatze aus und ermahne dich selbst: »Wehe dir, sagst du noch mal etwas Gemeines!« Ziehe die Tatze zusammen und spanne deinen Bizeps an: »Ich habe nämlich schon sehr viel geschafft!« Klopfe zum Schluss sanft auf deine Schulter: »Ich bin stolz, dass ich …« (Finde hier eine Sache, worauf du derzeit stolz bist.) Das gemeine Ich wird dich immer mal wieder nach unten drücken, und es braucht viel Armkraft, dem entgegenzuhalten. Aber mit kraftvollen Worten und deinen Gesten kannst du ihm Einhalt gebieten und das liebevolle Ich hervorholen.

Affirmationssätze

- Ich darf stolz sein wie ein Löwe.
- Mein nörgelndes Ich darf heute Pause machen.
- Kleine Errungenschaften anzuerkennen bedeutet Wertschätzung mir selbst gegenüber.

Übungsablauf **Kleiner Löwe**

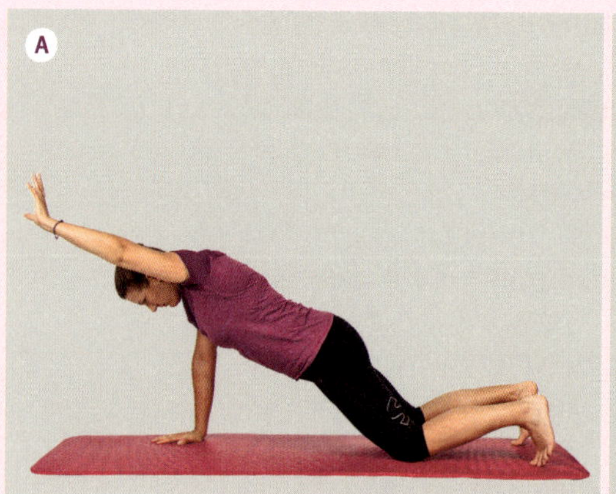
A

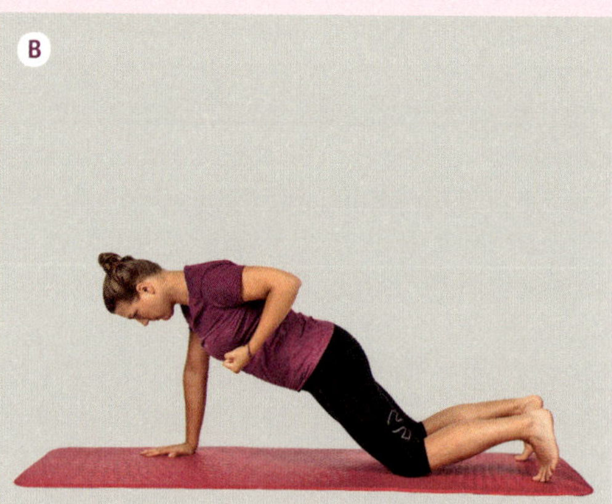
B

A Knie dich hin und stütz dich mit den Händen auf der Matte ab. Die Arme sind durchgestreckt und stehen senkrechten zum Boden. Die Zehenspitzen sind aufgestellt, die Beine hüftbreit voneinander entfernt. Dein Oberkörper und die Oberschenkel sollten eine Linie bilden. Spann den Bauch fest an, lass die Hüfte nicht durchhängen. Halte den Blick zur Matte gerichtet. Streck dann deinen linken Arm nach vorne, sodass er eine Verlängerung deines Oberkörpers darstellt. Achte darauf, dass der Arm auf Höhe deines Ohrs positioniert ist. Deine Hand bildet die Form einer Pranke (»wehe dir …«).

B Zieh den linken Arm zurück und winkle ihn an, spann dabei den Bizeps fest an und bilde eine Faust (»viel geschafft«). Spann dein Schulterblatt an und halte diese Stellung einen Moment. Dein Oberkörper bleibt in einer stabilen Position.

C Führe die linke Hand auf deine rechte Schulter und klopfe dreimal sanft darauf (»ich bin stolz«). Setz die linke Hand dann zurück auf die Matte, wechsle zum anderen Arm und beginne von vorn.

D Wenn du dich auf beiden Seiten gelobt hast, beuge deine Arme so, dass die Ellbogen nach hinten gerichtet sind. Senke den Oberkörper in Richtung Matte.

Hinweis: *Vergiss nicht, dass du die Affirmationen selbst variieren kannst, je nachdem, was gerade für dich passt. Verwende hier die Sprechanweisungen in der Bewegung und die Affirmationssätze beim Nachspüren und im Alltag.*

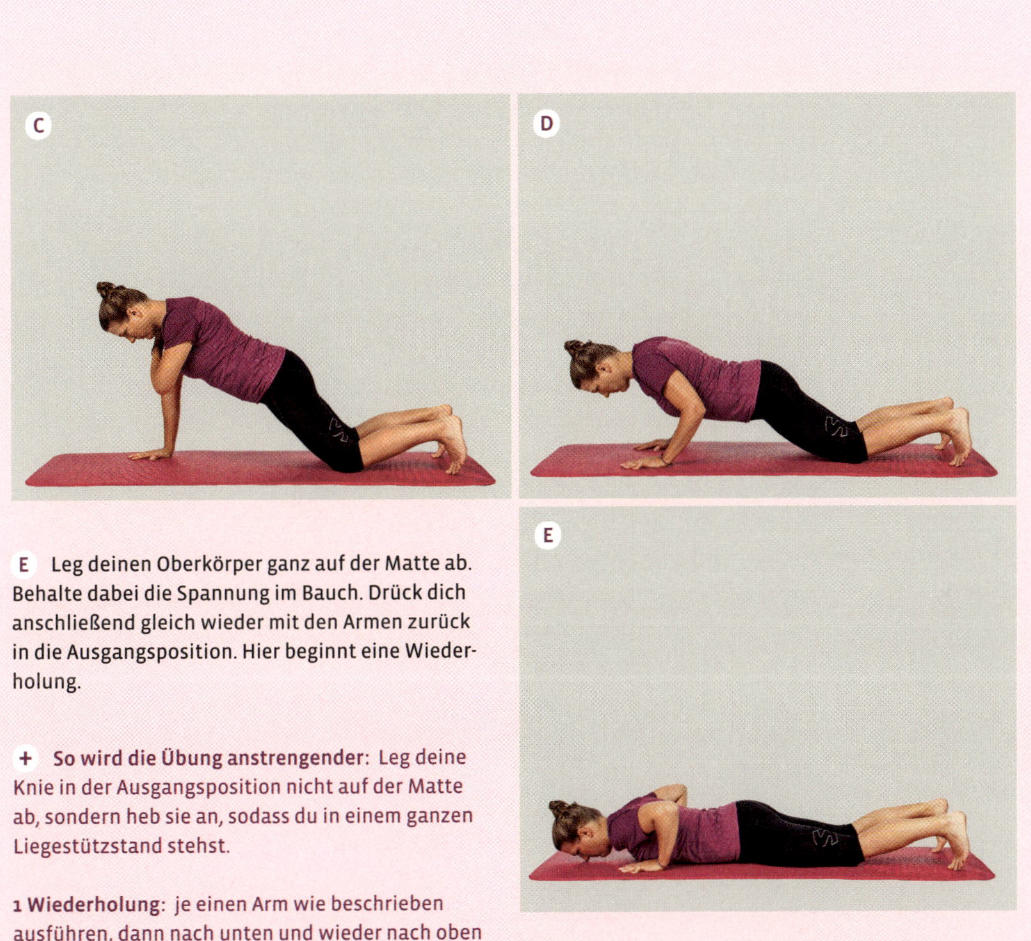

E Leg deinen Oberkörper ganz auf der Matte ab. Behalte dabei die Spannung im Bauch. Drück dich anschließend gleich wieder mit den Armen zurück in die Ausgangsposition. Hier beginnt eine Wiederholung.

\+ **So wird die Übung anstrengender:** Leg deine Knie in der Ausgangsposition nicht auf der Matte ab, sondern heb sie an, sodass du in einem ganzen Liegestützstand stehst.

1 Wiederholung: je einen Arm wie beschrieben ausführen, dann nach unten und wieder nach oben drücken
1 Satz: 6 Wiederholungen

Aushalten und annehmen können, Zielstrebigkeit

Aushalten und Grenzen kennen

Unangenehme Gefühle sind nur schwer auszuhalten. Wir wollen vor ihnen weglaufen und die Zeit vorspulen. Wie oft dachte ich, als meine Schwester gestorben war: *Kann das denn jetzt nicht endlich alles wieder gut sein und vorbei?* Doch irgendwann musste ich feststellen, dass dieses Leid nicht nur ein Abschnitt meines Lebens, sondern ab sofort fester Teil davon war. Ich musste es annehmen, akzeptieren und aushalten. Doch das können wir Menschen nicht immer. Es kommen immer wieder Tage, an denen wir dem ganzen Übel trotzen wollen. Dann braucht es Übung und eine Erinnerung daran, dass jeder dieser Tage nach Verlusten und Krisen sinnvoll ist, auch wenn sie sich noch so unangenehm anfühlen.

Doch wie viel kannst du aushalten? Was ist weit über deiner persönlichen Grenze des Erträglichen? Ich habe immer gesagt, ich könnte den Tod von einer meiner Schwestern niemals überleben. Heute sitze ich hier und schreibe dieses Buch. Ich frage mich oft selbst: *Wie, verdammt noch mal, Katrin, hast du das nur ausgehalten?* Stellst du dir auch manchmal diese Frage, wenn du zurückblickst auf eine anstrengende Zeit? Offenbar sind wir Menschen viel robuster, als wir denken. So schnell brechen wir nicht – wenn wir unsere Grenzen kennen und sie notfalls selbst ziehen. Als angesichts des Prozesses gegen den Mörder die Frage im Raum stand, ob ich hingehen wollte oder nicht, konnte ich eine Grenze ziehen und mir eingestehen: »Es ist mir zu viel. So viel halte ich nicht aus!« Obwohl ich es sicher überlebt hätte, wollte ich es nicht aushalten müssen. Denn mir war klar, dass dieses Aushalten körperliche und seelische Folgen mit sich bringen würde.

Im Alltag gehen wir ständig über unsere körperlichen und seelischen Grenzen. Wir machen Überstunden, obwohl der Rücken schon wehtut und wir uns besser bewegen sollten. Wir essen noch ein Stück Kuchen, obwohl wir schon satt sind und wissen, der Körper braucht den Kuchen jetzt nicht. Wir scrollen uns stundenlang durch Instagram und vergleichen uns, obwohl wir genau wissen, wie deprimiert wir danach wieder sind. Wir halten viel aus, was uns nicht guttut. Kurzzeitig ist das auch okay. Langfristig wird es uns krank machen, wenn wir das Aushalten überstrapazieren und zu oft über unsere Grenzen gehen.

Auch beim Training ist aushalten und Grenzen ziehen eine wichtige Thematik. Bleiben wir in einem Trainingsfeld, das uns nicht fordert, wird sich unser Körper nicht weiterentwickeln. Trainiere ich an der Grenze, werde ich wachsen und mich weiterentwickeln. Gehe ich weit darüber hinaus, dann wird mir das Training zu viel, ich habe Schmerzen und verliere womöglich den Spaß daran.

Jeder hat hier eine andere Grenze und Komfortzone. Sie sind vollkommen individuell und nicht vergleichbar! Der eine schnauft bei zehn Kniebeugen mit dem eigenen Körpergewicht, der andere macht 30 mit einer 20-Kilo-Langhantel. Der eine hält den Anblick einer kleinen Schnittwunde nicht aus, während Ärzte ganze Körper aufschneiden und darin herumwühlen. In diesem Fall kann jeder, der den Anblick nicht aushalten kann, einfach den Kopf wegdrehen, nicht hinschauen. Bei vielen Dingen im Leben, wie Tod, Verlust und Krisen, können wir das allerdings nicht, wir können keine Grenze ziehen. Stattdessen müssen wir lernen auszuhalten und die Situation annehmen.

Doch wie soll das gehen? Wir können dafür unseren Körper einsetzen und uns darin üben, Dinge auszuhalten und persönliche Grenzen zu testen. Gleichzeitig erinnern wir uns auf diese Weise daran, bei den Dingen, die über unsere Kräfte gehen, im Alltag selbst über unser Schicksal zu entscheiden. Überlege einen Moment lang, wann du das letzte Mal eine Situation als unerträglich empfunden hast. Musstest du sie aushalten, oder hätte es einen Punkt gegeben, an dem du selbst hättest bestimmen können? Hast du dich weiterentwickelt, indem du die Situation ausgehalten hast, oder hat sie in dir viel aufgewühlt und dir mehr geschadet? Hast du deine Grenzen erkannt und sie bewahrt? Oder bist du weit darüber hinausgegangen?

Nimm dir ein bisschen Zeit zu reflektieren, aber verurteile dich nicht für dein Handeln. Wir alle geben in solchen Momenten unser Bestes, werden meistens von unseren Gefühlen geleitet. Je mehr du dich mit diesen dann beschäftigst und Situationen im Nachhinein betrachtest, umso mehr wird sich dein Handeln zum Positiven für dich verändern.

Zielstrebigkeit

Manche Vertreter aus dem Bereich der Persönlichkeitsentwicklung, aber auch Trauercoaches sind der Meinung, Ziele seien kontraproduktiv und übten nur Druck aus. Ich bin da anderer Meinung. Meine Ziele haben mich am Leben gehalten. Ohne sie wäre ich in ein Loch gefallen und würde wahrscheinlich noch immer darin herumliegen. Ziele können uns vorantreiben und animieren weiterzumachen. Sie motivieren uns und helfen uns, aktiv zu werden.

Dabei ist es allerdings wichtig, diese Ziele nicht über alles zu stellen und sie voll und ganz über dein Leben bestimmen zu lassen, sondern sie vielmehr als den Anstoß zu betrachten, für eine gute Sache und besonders für sich selbst zu kämpfen. Weil du es dir wert bist und nur dieses eine Leben hast.

Zudem kommt es darauf an, welche Art von Ziel du dir aussuchst. Ziele wie »Bis zum Ende des Jahres soll die Trauer vollkommen weg sein« oder die Verbissenheit, eine bestimmte Kiloanzahl zu erreichen, halte ich für nicht sinnvoll. Sie lösen tatsächlich enormen Druck aus und können krank machen. Leider kommen aber Menschen zu mir mit genau diesen Zielen. Ich sage ihnen jedes Mal wieder deutlich: »Ich kann dir deine Trauer nicht nehmen, auch nicht mit SeelenSport, und möchte das auch nicht. Ich kann dir zeigen, wie du einzelne Gefühle ausdrücken und deinen Körper kräftigen kannst. Die Trauer aber wird bleiben.«

Besonders kritisch finde ich es, eine bestimmte Zahl auf der Waage als Ziel zu wählen, wodurch das ganze Leben zu einem ständigen Kampf ausartet. Ich sehe das in meinem Freundeskreis und war selbst lange Zeit besessen davon. Jeden Tag ab auf die Waage, und bei 200 Gramm mehr drauf ist schon der ganze Tag versaut. In meinen Einzeltrainings arbeite ich nicht mit dieser Komponente, sondern mit einem positiven Körpergefühl und – bei gravierenden Unterschieden – dem Einsatz von Vorher-nachher-Bildern oder Videos. Es braucht also nachhaltige Ziele, die dich nicht in eine Sucht treiben oder Druck ausüben, sondern dich erfüllen und motivieren.

Hinter jedem Ziel steht ein Plan, der mit Arbeit, Disziplin und Motivation verbunden ist. Wir werden an unsere Grenzen gebracht, müssen uns mit uns selbst beschäftigen und auseinandersetzen. Das kann herausfordernd sein, und viele geben auf diesem Weg auf. Deshalb ist es wichtig, besonders große Ziele in viele kleine aufzuteilen, sodass wir unsere Freude dabei behalten. Das Ziel, einen Klimmzug zu können, beginnt zum Beispiel mit dem kleinen Ziel, sich mit richtigem Griff und korrekter Anspannung im Rücken und den Armen an eine Stange zu hängen. Weitere damit verbundene Ziele sind, den Rücken über andere

Übungen zu stärken und auf den Klimmzug vorzubereiten. Kein Weg führt an den kleinen Zielen und Schritten vorbei, um diese Übung gut und richtig zu beherrschen. Jeder Tag, den wir in diese Richtung gehen, wird uns mutiger und stärker machen, wenn wir das Ziel nicht aus den Augen verlieren. Ich hänge mir meine Pläne deshalb immer gut sichtbar in den Raum.

Manchmal fühlt es sich auf diesem langen Weg aber an, als würden wir uns von unseren Zielen entfernen. Auch das ist ein Teil dieses Verlaufes. Es geht nicht immer stur geradeaus, manchmal gleicht der Weg einer wilden Achterbahnfahrt. Das macht ihn so aufregend und spannend und das Ergebnis umso erfüllender.

Fang doch gleich einmal an nachzudenken, was dein großes Ziel sein könnte. Was möchtest du mit den Übungen erreichen und schaffen? Wann möchtest du dieses Ziel erreicht haben? Wie schauen deine kleinen Zwischenziele aus?

Beispiel: »Ich möchte angemessen mit meiner Wut umgehen können.« Nimm das Workout für die Wut heran und stelle dich ihm die nächsten Wochen. Halte dich an die Vorgaben. Auch das ist eines deiner Ziele auf dem Weg zu einem besseren Umgang damit. Beschreibe genau, wie es dir am Anfang geht. Was sich verändert hat, hältst du dann ebenfalls fest, um zu vergleichen und dir deiner Entwicklung bewusst zu werden. Wir tendieren nämlich dazu, den Anfang schnell zu vergessen, und sehen dann nur noch, was wir noch nicht können, aber nicht, was wir alles bereits geschafft haben.

Beispiel: »Ich möchte an jenem Tag schaffen, mutig und selbstbewusst ein Referat zu halten.« Nimm dir das entsprechende Training zum Thema Angst heraus oder wähle selbst Übungen aus den Kategorien aus, die dir besonders gefallen und dich mutig werden lassen. Du wirst sehen, wie mutig du den Tag rocken wirst.

Doch was, wenn du dieses Ziel nicht erreichst?

Wenn wir Ziele nicht erreichen, dann bestrafen wir uns automatisch. Alte Muster brechen durch. Wir vergleichen uns mit anderen Menschen, die es geschafft haben, ihre Ziele zu erreichen. Gedanken darüber, versagt zu haben, werden groß. Doch warum so streng mit dir selbst sein? Du hast es nicht bis zu einem bestimmten Tag geschafft? Es war dein erster Versuch? Es ist noch kein Meister vom Himmel gefallen! Setze dir einen neuen Termin und arbeite weiter daran. Du hast mittendrin aufgegeben? Dann nimm das Ruder wieder in die Hand und mach weiter.

Einmal aufzugeben oder ein Ziel nicht erreicht zu haben bedeutet nicht, dass alles umsonst war. Dein Scheitern fordert dich vielmehr auf, genau hinzuschauen, woran es gelegen hat. Nimm es als eine Chance, um dich noch besser kennenzulernen, und verändere deine Ziele, indem du sie vielleicht noch einmal in kleinere Etappen aufteilst. Vielleicht war das Ziel einfach nur zu groß für den Moment. Gib nicht auf, sondern feile am Ziel selbst, denn es ist nicht in Stein gemeißelt. Hol dir Hilfe von außen, wenn du merkst, dass du es nicht allein schaffst. Gib nicht gleich jedes Ziel komplett auf, nur weil du einmal gestolpert bist. Niemand ist je an sein Ziel gelangt, ohne mal auf die Nase zu fallen.

Als ich den SeelenSport-Blog gestartet habe, lag ein langer, aufwendiger Prozess hinter mir. Das Ziel war eindeutig: Ich wollte einen Blog über Gefühle und Bewegung schreiben. Vorher waren da viele kleine Ziele, die abgehakt werden mussten: der Name, Domain sichern, Webseite gestalten, Ideen für die Texte entwickeln, Bilder machen. Nicht alles hat auf Anhieb funktioniert. Ich war in diesem Bereich eine absolute Anfängerin und musste mir selbst mit YouTube-Tutorials behelfen. Rund um die Webseitengestaltung lief fast alles schief. Ich löschte aus Versehen Geschriebenes, die Fotos waren zu groß oder zu klein, die Webseite brach immer wieder zusammen und war grauenvoll strukturiert. Benni hatte immer mal wieder im Notfall geholfen, trotzdem musste ich diese Systeme verstehen lernen, weil es nun mein Job war und ich mir noch niemanden für die Webseitengestaltung leisten konnte.

Ja, ich habe damals auch mit dem Gedanken gespielt, alles hinzuwerfen und doch keinen Blog zu schreiben. Aber da war diese innere Stimme, die sich vor allem in meinen Übungen wieder Gehör verschafft hat. Also setzte ich mich wieder und wieder hin, und heute zählt der Blog zu den bekanntesten im Trauerbereich. Frage dich immer, wohin du zurückkehrst, wenn du aufgibst – nämlich an einen Punkt, an dem du bereits warst. Unzufrieden und voller Sehnsucht nach Veränderung. Disziplin und Zielstrebigkeit dagegen zahlen sich aus!

Aber nun genug gequatscht, schauen wir uns an, wie du deine Grenzen testen und mehr Zielstrebigkeit entwickeln kannst!

SeelenSport-Übungen aus der Kategorie

Mit dem Einhorn wirst du an deine Grenze kommen und dein Aushalten testen können. Das/der Surfergirl/Surferboy zeigt dir, dass du vor schweren Zeiten und Trauerwellen keine Angst zu haben brauchst. Wenn du sie erst mal gut surfen kannst und als Teil des Lebens betrachtest, wird es den Schrecken aus den Wellen nehmen und dir stattdessen ein freies Gefühl schenken. Deine Zielstrebigkeit wird sich im Steinbock zeigen, der hohe Berge erklimmt und weite Wege geht, um an seine Ziele zu gelangen.

Pack den Rucksack, und los geht es mit den Übungen!

Einhorn

Beanspruchte Muskulatur

- Beine
- Gesäß
- unterer Rücken

Affirmationsgeschichte

Erleben wir persönliche Krisen und Verluste, fühlen wir uns plötzlich anders als die restlichen Menschen. Wir glauben, jeder würde uns anschauen, uns beobachten und sofort erkennen, wie schlecht unser Leben gerade läuft. Wir fühlen uns wie ein Einhorn in einer Menge von Pferden. Ähnlich und doch ganz anders. Wir glauben, nicht mehr dazuzugehören, und können nicht sehen, dass unter den Pferden noch viele andere Einhörner im Verborgenen sind.

Zu diesem Gefühl des Andersseins kommen so viele Empfindungen und alltägliche Situationen, die es auszuhalten gilt. Dann ist es wichtig, die eigenen Grenzen zu kennen. Wie viel an belastendem Gefühl kann ich jetzt gerade ertragen? Wie viel an dieser Situation ist im Moment aushaltbar, ohne dass ich mich überanstrenge oder zusammenbreche?

Dies zu erkennen braucht Übung und eine gute Verbindung zu dir selbst. Wenn du deine Grenzen ständig weit überschreitest, nimmt dir das Unmengen an Kraft, und die Beziehung zu dir selbst leidet darunter. Wenn du dich jedoch vor allem Schweren verschließt und gar nichts aushalten willst, dann wirst du nicht wachsen.

Mit dem Einhorn testest du deine Grenzen, lernst das Aushalten und spürst deinen persönlichen Schmerz. Du näherst dich deinem eigenen Selbst und verstehst, dass du selbst bestimmen kannst, wie viel Aushalten möglich ist und wann du dich rausnehmen darfst.

Affirmationssätze

- Es gibt noch viele andere Einhörner, ich bin von ihnen umgeben.
- Ich darf meine Kraftgrenzen kennen und wahren.
- Angemessenes Aushalten kann mich wachsen lassen und stark machen.

Hinweis: *Vergiss nicht, dass du die Affirmationen selbst variieren kannst, je nachdem, was gerade für dich passt.*

Übungsablauf **Einhorn**

A Stell dich etwas mehr als hüftbreit hin und dreh deine Füße leicht nach außen. Führe die Hände über dem Kopf zusammen, strecke dabei deine Arme, die Zeigefinger zeigen nach oben. Sie bilden dein »Horn«. Achte darauf, den Kopf zwischen den Armen zu halten. Beuge deine Knie, als würdest du dich hinsetzen wollen. Dein Oberkörper neigt sich dabei leicht nach vorn, der Rücken bleibt gerade. Die Knie drehen nach außen und bilden bestenfalls einen 90-Grad-Winkel. Spanne dabei den Bauch fest an. Behalte die Fersen gegen den Boden gedrückt. Achte weiterhin darauf, den Kopf zwischen den Armen zu halten, den Blick nach vorn zu richten und die Arme in eine Verlängerung des Oberkörpers zu bringen.

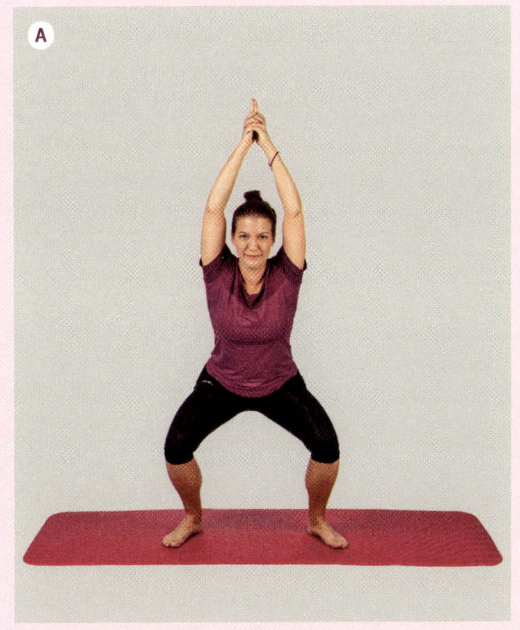

– So wird die Übung leichter: Leg Bücher oder zusammengerollte Handtücher unter die Fersen, wenn du spürst, dass sie sich anheben. Stell einen Stuhl hinter dich, den du nicht berührst, falls du dazu neigst, die Beine und Knie nach vorne zu schieben.

1 Wiederholung: Halte die Hocke für eine bestimmte Dauer. Starte mit 15 bis 20 Sekunden und finde dann deine persönliche Grenze heraus.
1 Satz: 3 Wiederholungen

Surfergirl/Surferboy

Beanspruchte Muskulatur

- ganzer Körper

Affirmationsgeschichte

Gefühle und die Trauer kommen in herausfordernden Zeiten in Wellen. Damit du nicht wie in einer Waschmaschine ständig von ihnen herumgeschleudert wirst, solltest du darauf surfen können. Niemand kann das auf Anhieb, und es braucht viel Übung, um immer wieder neue Wellen anzupaddeln, sie zu nehmen, wieder vom Brett zu fallen und von vorne zu beginnen.

Mit dieser Übung kannst du das Surfergirl/den Surferboy aus dir herauskitzeln, das/der vor Gefühlswellen keine Angst mehr hat! Irgendwann wirst du sie surfen können, sicher auf dem Brett stehen, du selbst wirst die Macht über sie haben und erkennen, dass sie dir das größte Freiheitsgefühl schenken können, das es gibt. Die Freiheit, weinen zu dürfen, wenn Schmerzen kommen. Die Freiheit, dein Herz dadurch zu reinigen. Die Freiheit, dich deiner Ängste anzunehmen. Die Freiheit, Wut ausdrücken zu können, um deine Grenzen zu wahren. Die Freiheit der Freude und Liebe. Die Freiheit, dich und deine Gefühle annehmen zu dürfen, wie sie sind und kommen.

Nach einem guten Ritt darfst du stolz auf dich sein und kannst neuen Wellen mutig und sicher entgegenblicken. Stelle dir die Weite eines Strandes vor, den blauen Himmel über dir und das Getöse des Meeres in deinen Ohren. Mehr Freiheit gibt es nicht. Du und deine Gefühle, ihr dürft sein. Du kannst jede Welle surfen. Nimm an, was kommt, und höre auf, dagegen anzukämpfen. Denn du bist ein Surfergirl/Surferboy!

Affirmationssätze

- Ich kann jede Gefühls-/Trauerwelle surfen.
- Ich bin ein Surfergirl/Surferboy.
- Ich darf annehmen, was ist.
- Gefühle bedeuten Freiheit – wenn ich mir erlaube zu fühlen, kann ich frei sein.

Hinweis: *Vergiss nicht, dass du die Affirmationen selbst variieren kannst, je nachdem, was gerade für dich passt.*

Übungsablauf **Surfergirl/Surferboy**

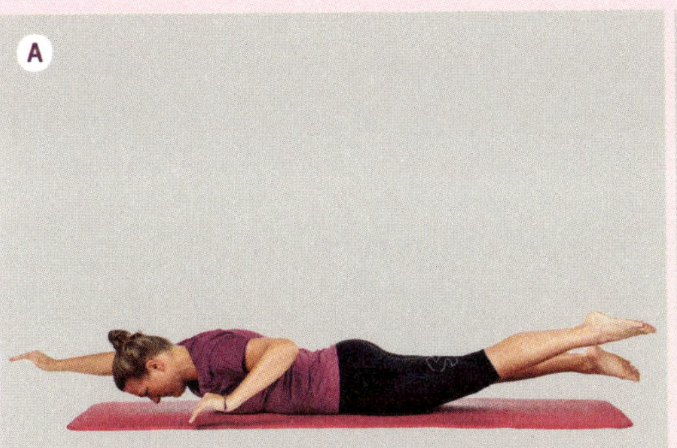

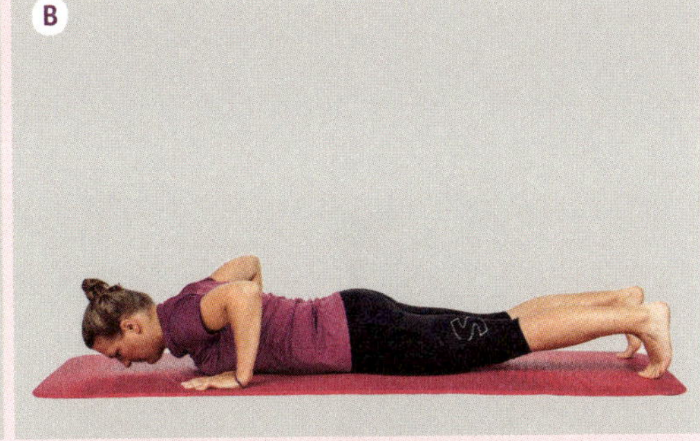

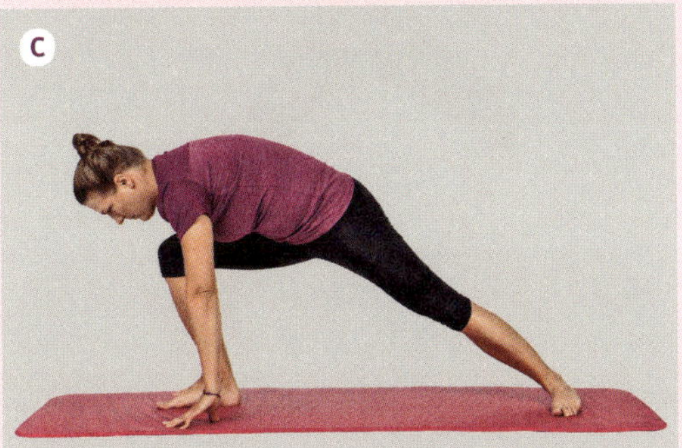

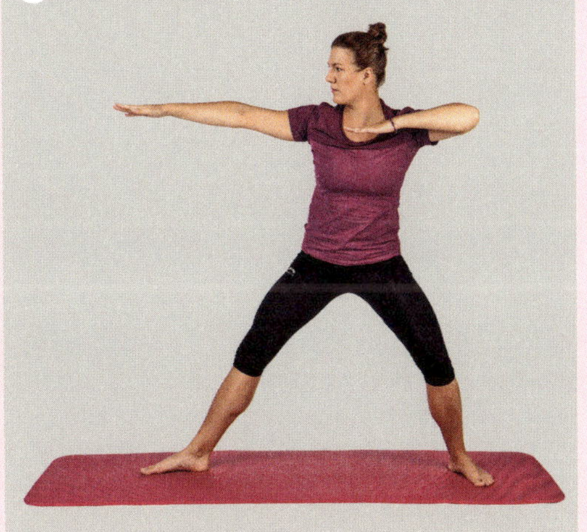

A Leg dich auf den Bauch und heb deine Beine gestreckt und in Spannung vom Boden an. Heb die Arme angewinkelt in Höhe deines Oberkörpers vom Boden an. Bilde mit deinen Händen Schaufeln, indem du die Finger leicht krümmst und sie fest zusammenhältst. Richte deinen Blick auf die Matte. Zieh die Füße in kleinen Bewegungen abwechselnd nach oben. Arbeite hier aus dem Gesäß heraus und nicht aus den Kniekehlen. Die Beine bleiben gestreckt. Zieh dich zugleich abwechselnd mit deinen Händen nach vorn, als würdest du schwimmen. Den einen Arm streckst du dabei vor und ziehst ihn dann wieder ganz zurück, während der andere entgegengesetzt arbeitet. Spann den Rücken an und arbeite aus ihm heraus.

B Leg nach zehn Paddelschlägen die Hände neben deine Brust und stell die Füße auf den Zehen ab.

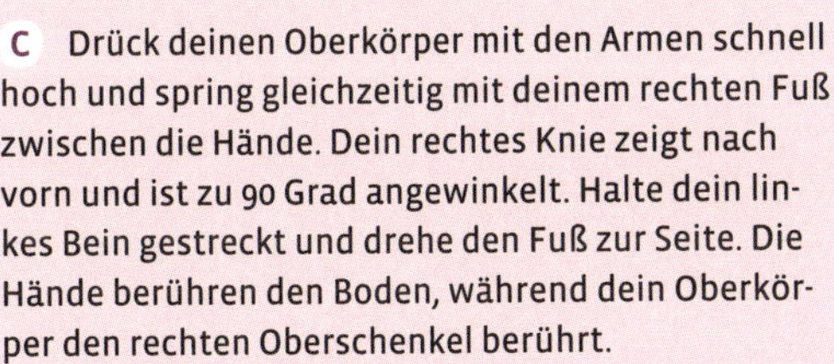

C Drück deinen Oberkörper mit den Armen schnell hoch und spring gleichzeitig mit deinem rechten Fuß zwischen die Hände. Dein rechtes Knie zeigt nach vorn und ist zu 90 Grad angewinkelt. Halte dein linkes Bein gestreckt und drehe den Fuß zur Seite. Die Hände berühren den Boden, während dein Oberkörper den rechten Oberschenkel berührt.

D Löse deine Hände vom Boden und richte den Oberkörper auf. Die Fußstellung bleibt gleich. Dein rechtes Bein ist nun gestreckt, das linke leicht angewinkelt, wie bei einer halben Kniebeuge. Strecke

Übungsablauf **Surfergirl/Surferboy**

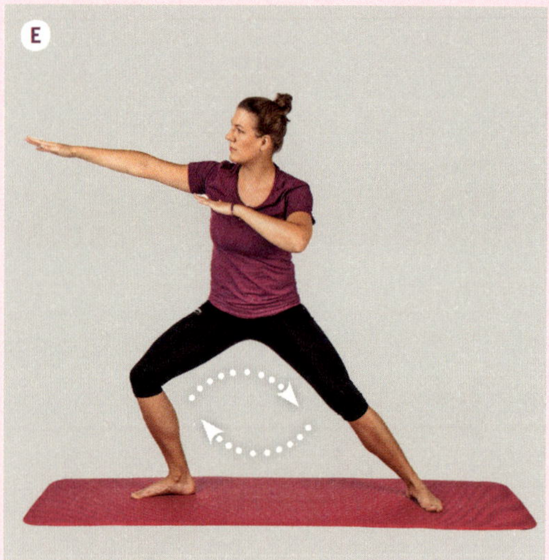

die Arme auf Schulterhöhe nach vorn und hinten. Halte den rechten Arm gestreckt und winkle den linken Arm so stark wie möglich ab. Achte auf deinen linken Ellbogen. Er sollte in einer Linie mit der Schulter bleiben.

E Komm mit dem linken Knie in eine leichte Beugung, halte den Oberkörper und die Arme wie zuvor. Das rechte Bein bleibt dabei noch gestreckt. Schiebe deinen Oberkörper nach vorn, sodass sich nun dein rechtes Knie beugt und das linke in eine Streckung kommt. Arbeite voll und ganz aus den Beinen. Um in die stehende Anfangsposition zurückzukommen, strecke nun das rechte Bein langsam wieder durch und schiebe den Oberkörper schräg zurück nach oben. Das linke Bein ist nun wieder leicht gebeugt. Du solltest wieder wie auf Bild D stehen. Achte dabei darauf, dass du die Beine nicht überstreckst, sondern Spannung hältst. Die Arme behalten ihre Position währenddessen bei. Wiederhole diese Bewegung zehnmal. Komm dann zurück in die Ausgangsposition. Leg deine Hände dafür wieder auf der Matte ab wie auf Bild C. Setze den rechten Fuß nach hinten, sodass du in einen Liegestützstand kommst, und senke dich daraus zurück auf die Matte.

Variante: Bewege dich nicht vor und zurück, sondern wippe aus der Position von Bild D hoch und runter (wippende Kniebeuge). Komm dafür mit deinem Becken noch etwas mehr zur Mitte und mach kurze Hoch-tief-Bewegungen.

1 Wiederholung: zehnmal paddeln (fünfmal pro Arm), zehnmal kreisen oder wippen auf dem »Board«. Seitenwechsel nach einer Wiederholung.
1 Satz: 6 Wiederholungen in abwechselnder Form

Steinbock und Dori

Beanspruchte Muskulatur

- gerade Bauchmuskeln
- Arme und Schultern
- Rückenstrecker

Affirmationsgeschichte

Ein Verlust und schwere Zeiten erzeugen einen massiven, riesengroßen Berg auf deinem Lebensweg. Kein Weg führt daran vorbei, du musst ihn ersteigen, bis nach ganz oben, um dann wieder in die Ebene zurückzukehren. Trauer und der Wunsch, Ziele zu erreichen, sind wie Bergsteigen: ungewiss, anstrengend, unberechenbar, schwer. Dann gibt es dazu noch einen Rucksack, der mitgetragen werden muss, manche sind schwerer, andere leichter. Doch jeder Schritt, den du gehst, bringt dich näher zu dir selbst, und du wirst trittsicherer.

Vielleicht rutschst du ab und zu aus, vielleicht musst du manches Mal eine Pause machen, und oft fühlst du dich auf diesem Weg vollkommen allein. Wenn du aber kurz stehen bleibst, nach links und nach rechts schaust, dann wirst du viele andere Bergsteiger sehen, die sich genauso nach oben wagen. Keiner kann dir sagen, welche Schritte du genau gehen musst, niemand kann für dich gehen, aber es gibt ein paar Wanderführer, die dich begleiten können, dich ermutigen und dir die nötige Sicherheit geben. Das können Freunde sein, aber auch professionelle Begleiter.

Inmitten dieser Wege können ganze Bergseen auftreten, Tage, an denen du das Gefühl hast, in den eigenen Tränen zu versinken. Doch du kannst sie durchschwimmen bis ans andere Ufer und dort kurz rasten, bevor es weitergeht in Richtung Spitze, deinem Ziel.

Dort oben wirst du nach dem langen Weg, der keine Zeitvorgabe hat, sitzen und nach unten blicken. Dann wirst du erkennen, wie viel du bereits geschafft hast. Auf der anderen Seite kannst du schon viel leichter nach unten wandern, sammelst ein paar Steine ein, die dich an den Weg erinnern werden. Besteige den Berg wie ein Steinbock und schwimme durch die Seen wie eine kleine Dori.

Affirmationssätze

- Der Weg ist das Ziel, auch wenn er sich oft schwer anfühlt.
- Ich kann jeden noch so hohen Berg besteigen und darf mir dafür Hilfe holen.
- Einen Schritt nach dem anderen zu setzen bringt mich an mein Ziel.
- Ich darf in meiner eigenen Geschwindigkeit gehen.

Übungsablauf **Steinbock und Dori**

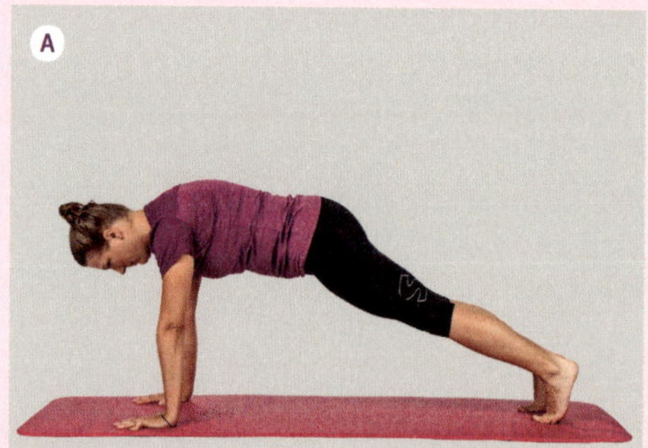

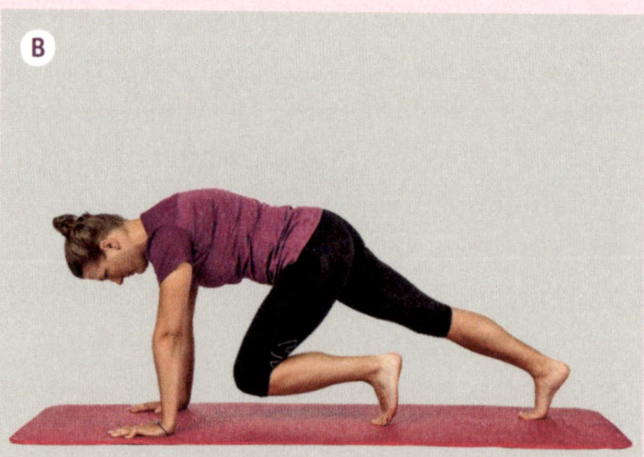

A Geh in die Liegestützposition. Setz deine Hände dafür unterhalb der Schultern ab, sodass deine Arme senkrecht zum Boden stehen. Stell deine Füße hüftbreit auf den Zehenspitzen ab. Achte darauf, dass du dich aus den Schultern herausdrückst und dass sie nicht herabhängen. Deine Schulterblätter ziehen dabei auseinander. Halte deinen Bauch in Spannung. Richte den Blick auf die Matte. Spann deinen Bauch fest an.

B Zieh dein linkes Knie heran und tippe mit dem linken Fuß auf die Matte, mindestens auf Höhe des rechten Knies. Achte darauf, das Knie gerade nach vorn zu ziehen. Deine Arme bleiben in der gleichen Position, so auch deine Hüfte. Schieb das Gesäß nicht nach oben. Bewege nur das Bein. Setz das linke Bein zurück und wechsle zum anderen Bein. Mach zehn Schritte, die Beine wechseln sich dabei ab.

Hinweis: *Vergiss nicht, dass du die Affirmationen selbst variieren kannst, je nachdem, was gerade für dich passt.*

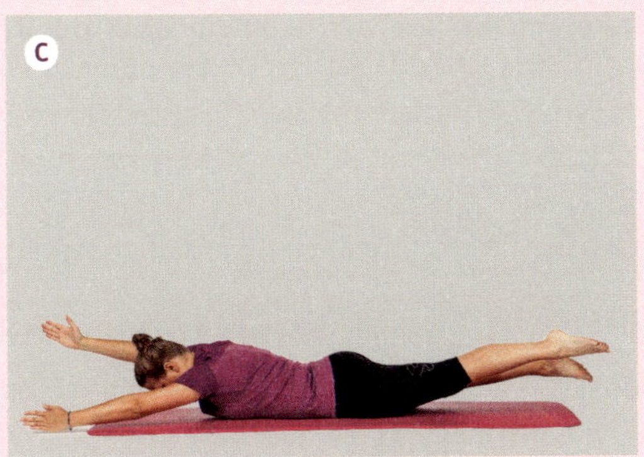

C Beuge nach den zehn Schritten deine Arme, die Ellbogen zeigen nach außen, und lege deinen Körper auf der Matte ab. Achte darauf, zuerst den Brustkorb abzulegen, dann den restlichen Körper. Strecke Arme und Beine von dir und spanne sie an. Hebe alle viere vom Boden, sodass Spannung im Rücken entsteht. Deine Handflächen sind nach innen gedreht, deine Füße spitz. Ziehe abwechselnd Arme und Beine in kurzen Bewegungen nach oben. Achte darauf, diagonal zu arbeiten. Wenn du deinen rechten Arm hochziehst, dann das linke Bein und umgekehrt. Arbeite aus Rücken und Gesäß heraus. Dein Hals bleibt in der Verlängerung der Wirbelsäule und dein Blick auf die Matte gerichtet. Mach auch hier zehn Schwimmbewegungen auf beiden Seiten.

\+ **So wird die Übung anstrengender:** Bring die Füße abwechselnd bis zu deinen Händen nach vorne, sodass die Knie außerhalb der Arme sind.

− **So wird die Übung leichter:** Leg beim Liegestützstand deine Knie auf der Matte ab. Schieb dein Becken leicht nach vorn und behalte Spannung im Bauch. Zieh deine Beine abwechselnd angewinkelt und eine Faustbreit über der Matte nach vorn, sodass die Knie fast die Ellbogen berühren.

1 Wiederholung: zehn Schritte abwechselnd rechts und links und zehnmal schwimmen wie Dori
1 Satz: 3 Wiederholungen

Emotionales Gleichgewicht und Balance

Hast du schon einmal versucht, in einem tieftraurigen oder wütenden Zustand ruhig und sicher auf einem Bein zu stehen? Es wird kaum funktionieren. Unser emotionales Innenleben wirkt sich auf unser körperliches Gleichgewichtssystem aus. Unangenehme Gefühle, die dich langfristig belasten und deine Gedanken kreisen lassen, bringen deinen gesamten Körper aus seiner Balance. Durch den erhöhten Muskeltonus kommt es schneller zu Verkrampfungen und Schmerzen.

Ich glaube jedoch nicht daran, dass es den perfekten Balancezustand im Leben gibt und wir diesen erreichen können. Das liegt nicht an uns selbst, vielmehr an unserer Gesellschaft und den Verhältnissen, denen wir uns tagtäglich anpassen müssen. Wir können den Normen nicht ganz entkommen, außer wir machen es wie die sogenannten Aussteiger. Ob diese dennoch eine vollkommene Balance in ihrem Leben haben, bleibt dahingestellt. Doch darum soll es hier nicht gehen. Vielmehr wollen wir uns immer wieder mit deiner Balance beschäftigen, um uns einem ausbalancierten Zustand anzunähern, der deinen Alltag gelassener macht.

Doch was genau ist denn aus dem Gleichgewicht geraten, wenn wir Verluste und schwere Zeiten erleben? Gefühlt alles. Unsere Welt steht komplett Kopf. In allen Lebensbereichen überwiegt das eine oder andere, gibt es zu viel oder zu wenig. Wir arbeiten zu viel oder schaffen es gar nicht mehr, zur Arbeit zu gehen. Beziehungen leiden darunter, weil wir klammern oder zu distanziert sind. Unsere Gefühle kommen mit einer Wucht, wie wir es noch nicht kannten, oder wir spüren nur Leere. Körperliche Funktionen sind unausgewogen, weil wir uns nicht mehr bewegen oder zu viel trainieren, uns schlecht ernähren oder nichts mehr zu uns nehmen.

Wenn du selbst von einem der Extreme betroffen bist, dann taste dich stetig und langsam an eine gesunde Balance heran. Hinterfrage dich selbst, ob du in einem bestimmten Bereich vielleicht zu viel oder zu wenig tust und dein Leben aus dem Gleichgewicht geraten ist. Zur Orientierung sollen dir hier die Übungen aus dieser Kategorie dienen. Und ganz wichtig: Traue dich unbedingt, professionelle Hilfe in Anspruch zu nehmen, wenn dich diese Extreme im Alltag überfordern und zu einem übermächtigen, ungesunden Zustand werden.

SeelenSport-Übungen aus der Kategorie

Die folgenden Übungen helfen dir, deine Muskulatur zu kräftigen, dein körperliches Gleichgewicht zu verbessern und dich mit den alltäglichen Dysbalancen auseinanderzusetzen, um langsam wieder eine gewisse Balance in dein Leben zu bringen.

Schiffskiel

Beanspruchte Muskulatur

- gesamte Beinmuskulatur
- unterer Rücken

Affirmationsgeschichte

In herausfordernden Zeiten spüren wir im Inneren eine Unruhe, Nervosität, die das ganze System aus dem Gleichgewicht bringt. Wir fühlen uns unausgeglichen, kommen kaum zur Ruhe. Wie denn auch? Auf einem Meer voller Trauerwellen ist es schwer, das Gleichgewicht zu halten, besonders wenn Stürme aufziehen.

Stell dir vor, dein Fuß ist ein Schiffskiel auf dem weiten Ozean der Trauerwellen und muss darauf achten, die Balance zu halten, mit dem Wind gehen, sodass er nicht kentert und darin versinkt. Konzentriere dich auf den Moment, deinen Körper, komm in eine Ruhe, und ein Gefühl von Balance wird zunehmend entstehen. Mithilfe einer langsamen Atmung kannst du noch ruhiger werden. Je häufiger du dir die Zeit dafür nimmst, desto leichter wirst du in einen Zustand der Ausgeglichenheit und der Ruhe finden, sodass dich alltägliche Stürme nicht so schnell wieder zum Kentern bringen.

Affirmationssätze

- Ich bin für meine innere Balance selbst verantwortlich.
- Je mehr ich im Innern meine Ruhe finde, desto weniger können mich äußere Stürme ins Wanken bringen.

Hinweis: *Vergiss nicht, dass du die Affirmationen selbst variieren kannst, je nachdem, was gerade für dich passt.*

Übungsablauf **Schiffskiel**

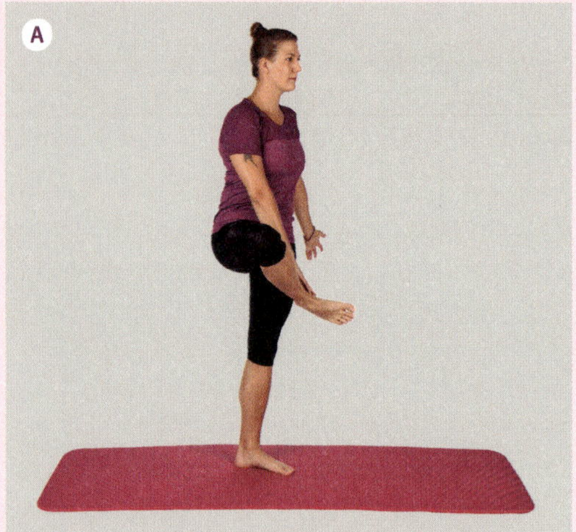

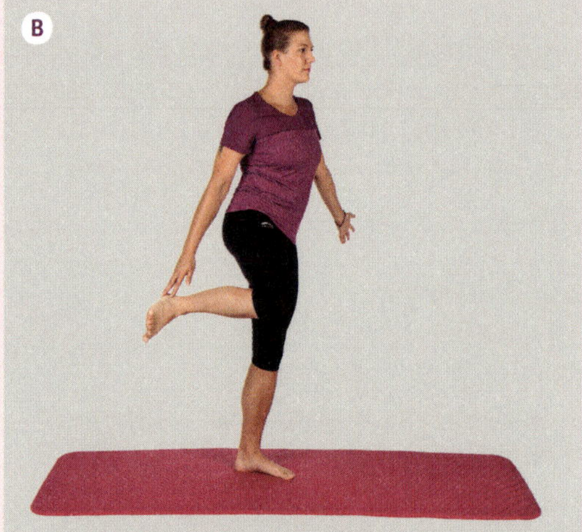

A Stell dich hüftbreit auf die Matte und halte deinen Blick nach vorn gerichtet. Spann deinen Bauch fest an. Winkle dein rechtes Bein so an, dass der Fuß vor deinem Becken positioniert wird, das Knie bewegt sich nach rechts außen. Streck deinen linken Arm seitlich von dir weg und halte die linke Hand offen, die Handfläche zeigt nach vorn. Achte darauf, deinen Oberkörper aufrecht zu halten und den Blick weiter nach vorn zu richten. Berühre mit deiner rechten Hand die rechte Ferse, ohne dich vorzubeugen. Atme immer beim Hochziehen des Beins und Berühren der Ferse aus, auch gleich bei Schritt B und C.

B Bewege den rechten Fuß nun von der Beckengegend seitlich nach außen, halte das Bein wieder angewinkelt. Versuche, den Fuß dabei nicht abzustellen. Führe die rechte Hand ebenfalls vom Becken weg seitlich außen an die rechte Ferse. Der linke Arm, der Kopf und der Rumpf bleiben in ihrer Position.

C Bewege den Fuß anschließend nach hinten und versuche, damit das Gesäß zu berühren. Schieb den rechten Oberschenkel dabei ein wenig nach hinten und lass das Bein angewinkelt. Berühre nun mit der rechten Hand die Ferse. Der Rest bleibt fest fixiert. Berühre sie also jeweils einmal vor dem Oberkörper, seitlich davon und hinten.

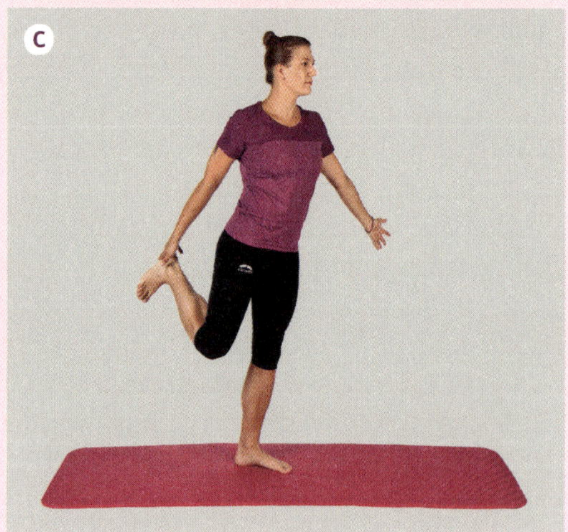

+ So wird die Übung anstrengender: Roll ein Handtuch zusammen und stell dich mit dem Standbein darauf.

– So wird die Übung leichter: Stell dich auf festen Boden statt auf die Matte. Halte dich mit der linken Hand an einer Wand oder einem Stuhl fest.

1 Wiederholung: jede Ferse einmal vorn, seitlich und hinten antippen
1 Satz: 5 Wiederholungen. Beinwechsel nach einem Satz.

Waage

Hierfür brauchst du ein Blatt Papier und einen Stift. Wir werden unsere unausgeglichene Situation notieren und uns Ziele für eine Balance setzen.

Beanspruchte Muskulatur

- gesamte Beinmuskulatur
- unterer Rücken

Affirmationsgeschichte

Wenn du Verluste erlebst, wirken sich diese auf alle Lebensbereiche aus. Sie geraten aus dem Gleichgewicht, weil du nicht mehr weißt, wer du bist, und dich erst wieder neu entdecken musst. In so einer Situation ist es für dich wichtig, dir Zeit zu nehmen für diese Bereiche, hinzuschauen, wo du mehr oder weniger tun kannst, um in eine Ausgeglichenheit zu kommen. Konzentriere dich nacheinander auf die unterschiedlichen Bereiche, niemals auf alle gleichzeitig.

Jeder Bereich deiner Beine steht für eine Lebenslage, die du in Richtung Balance führen möchtest.

- Vorderseite → Beruf, Selbstverwirklichung
- Rückseite → Beziehungen
- Außenseite → Gesundheit, Körper
- Innenseite → seelische Gesundheit, Gefühle

Überlege, welcher Bereich bei dir derzeit am wenigsten ausgeglichen ist. Entscheide dich vorerst nur für einen Bereich. Dann beginne mit der Übung für den entsprechenden Bereich. Konzentriere dich auf deinen Körper und versuche, währenddessen gedanklich zu erfassen, was du mehr oder weniger für diesen Bereich tun kannst.

Hier ein Beispiel aus jedem Bereich, um es anschaulicher zu machen:

- *Du machst ständig Überstunden und spürst, dass dein Privatleben auf der Strecke bleibt, du bist erschöpft.* Woran liegt das genau? Sind es zu viele Aufgaben, die du bekommst? Dann rede mit deinem Chef, sei ehrlich und sprich Klartext. Achte mehr auf dich, stehe für dich ein, anstatt nur auf die anderen Personen Rücksicht zu nehmen. Oder du arbeitest immer zu lange am Stück, und dir tut der Rücken weh? Baue mehr Pausen ein!

- *Dir fällt auf, dass du deine beste Freundin viel zu selten siehst und der Kontakt abflaut.* Woran liegt das genau? Was nimmt dir hierfür die Zeit weg? Was kannst du weglassen, um mehr Zeit für deine Freundin zu haben?
- *Du isst jeden Tag viel Schokolade, hast dadurch ständig viele Pickel und fühlst dich nicht wohl.* Was versuchst du mit der Schokolade zu kompensieren? Wonach sehnst du dich wirklich? Was kannst du vorher essen, sodass du gesättigt bist und nur noch die halbe Menge Schokolade isst? Gibt es Alternativen, gesündere Varianten von Schokolade?
- *In letzter Zeit bist du richtig jähzornig und lässt das oft an deinen Lieben aus.* Was löst das Grundgefühl der Wut aus, wo liegt der Ursprung? Kannst du mehr Wut-Übungen machen, um sie abzubauen, und die Dinge vermeiden, die dich ständig nur ärgern? Braucht es eine bestimmte Veränderung im Leben?

Nimm dir ein Ziel vor, das du in den nächsten zwei Wochen/im nächsten Monat erreichen möchtest, indem du aufschreibst, was du hierfür mehr oder weniger tun willst. Achte darauf, konkrete Angaben zu machen, nicht nur *mehr* oder *weniger* zu verwenden. Bleibe dabei realistisch!

Affirmationssätze

- Eine gute Balance in meinen Lebenslagen schenkt mir auch Balance im Inneren.
- Ich kann meine Lebenslagen verändern und mich einem Gleichgewicht annähern.

Hinweis: *Vergiss nicht, dass du die Affirmationen selbst variieren kannst, je nachdem, was gerade für dich passt.*

Übungsablauf **Waage**

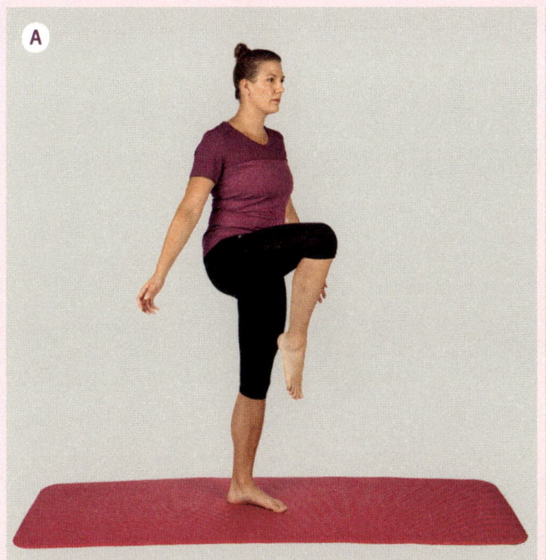

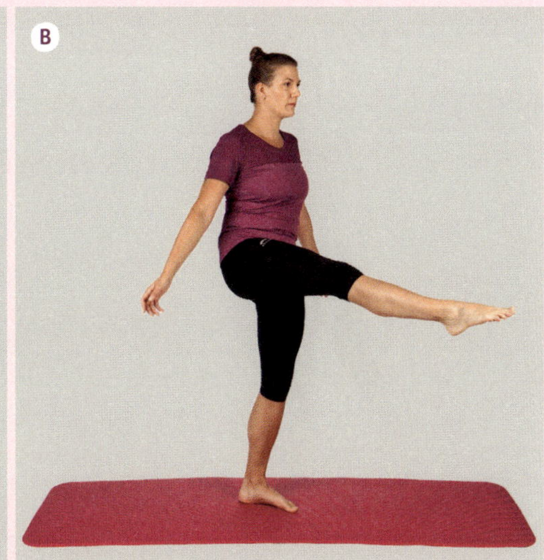

Vorderseite: Beruf, Selbstverwirklichung

A Stell dich hüftbreit auf die Matte. Halte beide Arme seitlich gestreckt etwa 45 Grad vom Oberkörper weg und ziehe dein rechtes Bein vor dem Körper nach oben. Dein Knie sollte mindestens auf Höhe deines Bauches sein. Winkle das Bein ab. Achte dabei darauf, den Fuß gestreckt zu halten und ihn nicht in Richtung Schienbein zu ziehen. Halte den Bauch fest angespannt und den Blick gerade. Atme beim Hochziehen des Beines tief durch die Nase ein.

B Streck dein Bein vollständig aus und halte den Fuß weiter spitz. Der restliche Körper bleibt stabil und angespannt. Atme beim Strecken durch den Mund aus. Versuche, das ausgestreckte Bein so hoch wie möglich zu halten. Atme wieder ein und winkle das Bein ab, sodass es in die Ausgangsposition zurückkommt.

1 Wiederholung: Strecke und beuge das Bein einmal.
1 Satz: 6 Wiederholungen. Seitenwechsel nach einem Satz.

Übungsablauf **Waage**

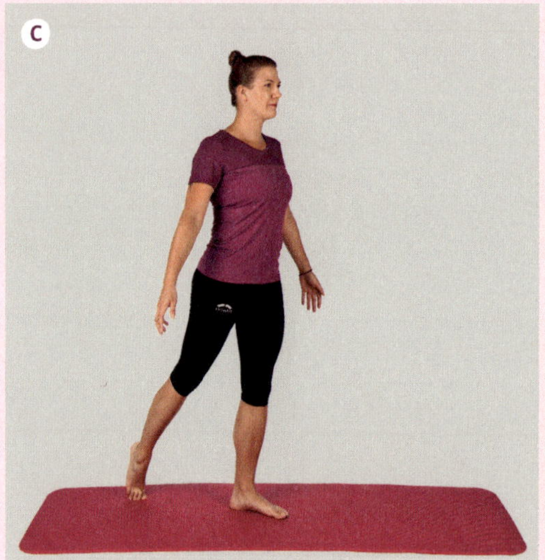

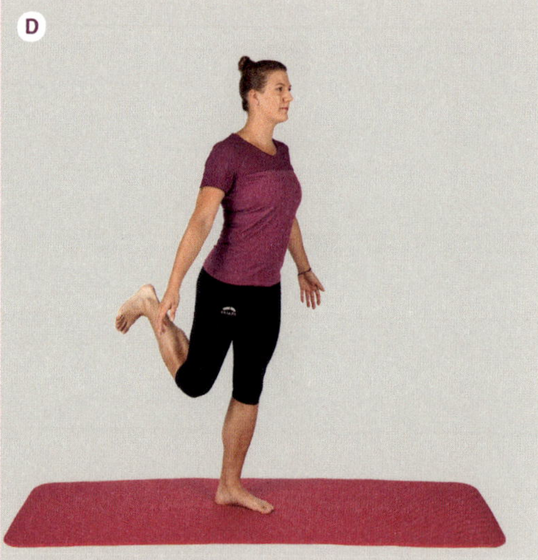

Rückseite: Beziehungen

C Stell dich aufrecht hin und setz den rechten Fuß auf den Zehenspitzen hinter dir ab. Halte beide Arme seitlich gestreckt etwa 45 Grad vom Oberkörper weg und den Blick nach vorne gerichtet. Spann den Bauch fest an.

D Winkle dein rechtes Bein ab und versuche, deine Ferse so nah wie möglich an das Gesäß heranzuführen. Achte darauf, den rechten Oberschenkel so weit zurückzuschieben, dass er hinter dem linken positioniert ist. So entsteht ein kleiner Spalt zwischen den Oberschenkeln, wie du auf dem Bild sehen kannst. Ziehe die Spitze des rechten Fußes in Richtung Schienbein. Der restliche Körper bleibt stabil und unbewegt. Die Arme bleiben nach unten gestreckt. Atme beim Heranziehen des Unterschenkels aus, und wenn du das Bein wieder ausstreckst, atme ein.

1 Wiederholung: Strecke und beuge das Bein einmal.
1 Satz: 6 Wiederholungen. Seitenwechsel nach einem Satz.

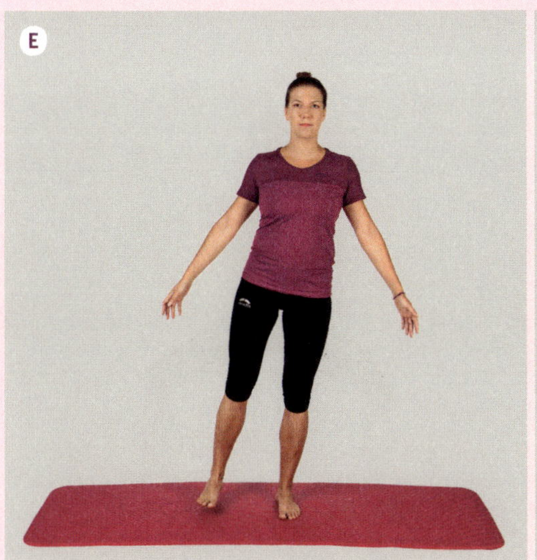

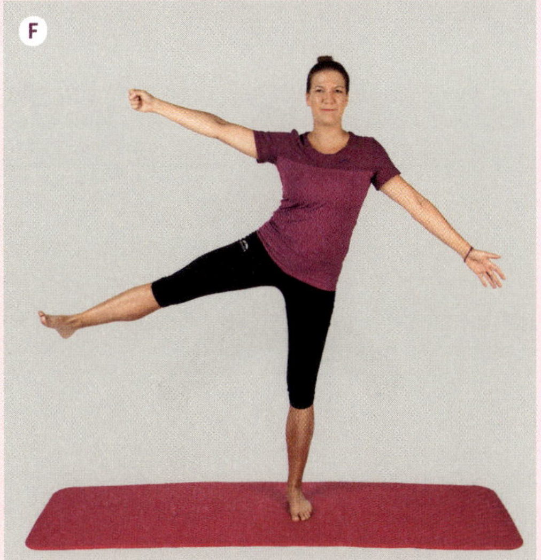

Außenseite: Gesundheit, Körper

E Stell dich hüftbreit auf die Matte und halte deine Arme nach unten gestreckt, mit etwas Abstand zum Körper. Heb den rechten Fuß leicht vom Boden an und halte das rechte Bein weitgehend gestreckt. Spann den Bauch fest an, um das Gleichgewicht zu halten, und richte den Blick nach vorn.

F Heb das gestreckte rechte Bein seitlich nach oben. Dreh den Fuß leicht nach außen, halte die Fußspitze gerade nach vorn. Bewege den rechten Arm mit dem Bein nach oben, als würdest du es hochziehen. Achte darauf, den Oberkörper gerade zu halten und nicht nach links zu kippen. Um das Gleichgewicht besser zu halten, ziehe auch den linken gestreckten Arm etwas nach oben. Atme aus, wenn du das Bein hebst, und ein, wenn du es wieder absenkst.

1 Wiederholung: Ziehe das Bein einmal seitlich hoch.
1 Satz: 6 Wiederholungen. Seitenwechsel nach einem Satz.

+ So werden die drei Übungen anstrengender: Roll ein Handtuch zusammen und stell dich mit dem Standbein darauf.

– So werden die drei Übungen leichter: Stell dich auf den festen Boden statt auf die Matte. Halte dich mit der linken Hand an einer Wand oder einem Stuhl fest. Setz dazwischen den rechten Fuß auf die Matte.

Übungsablauf **Waage**

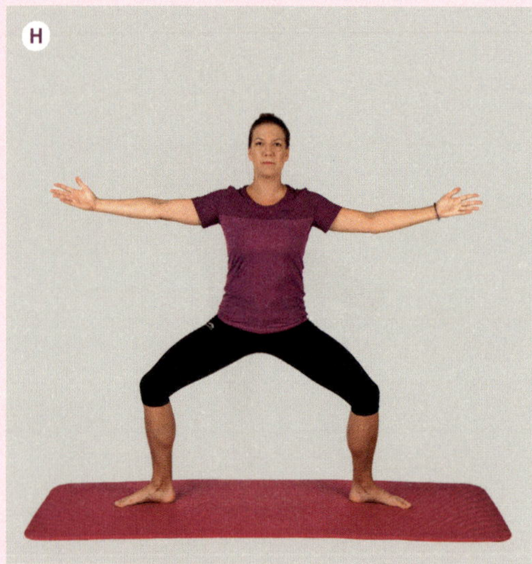

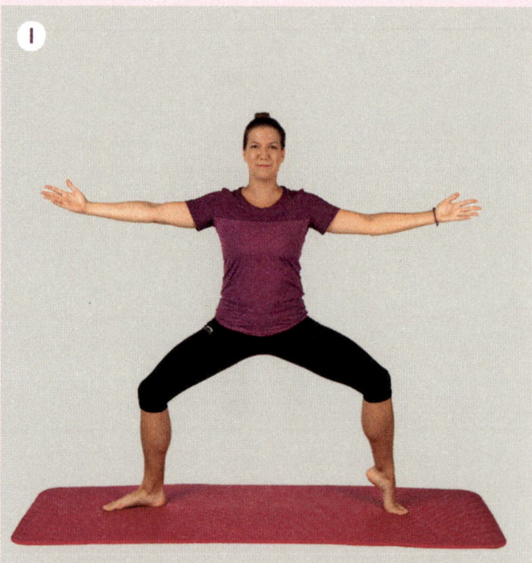

Innenseite: Seelische Gesundheit, Gefühle

H Nimm einen breiten Stand ein und dreh die Zehenspitzen weit nach außen, sodass sie zur Seite schauen. Beuge die Beine leicht und achte darauf, die Knie nach außen zu richten. Bleib im Rücken aufrecht und gerade. Streck die Arme auf Höhe der Schultern zur Seite. Die Handflächen schauen nach vorn und leicht nach oben. Richte deinen Blick nach vorne.

I Heb die linke Ferse an, sodass nur noch der Fußballen auf der Matte aufliegt. Der restliche Körper bleibt in derselben Position. Setz die Ferse wieder ab und wechsle zur rechten. Zieh die Fersen abwechselnd zehnmal vom Boden weg. Atme jeweils aus, wenn du die Ferse hochziehst, und ein, wenn du sie absenkst.

+ So wird die Übung anstrengender: Geh mit deinem Becken so tief, dass die Oberschenkel waagrecht zum Boden sind.

1 Wiederholung: einmal eine Ferse anheben. Fußwechsel nach einer Wiederholung.
1 Satz: 10 Wiederholungen in abwechselnder Form

Sonderkategorie: Schreibbewegung

In dieser Kategorie findest du noch eine Übung, die ausführliches Schreiben und Training miteinander verbindet (ähnlich wie bei der Waage). Hier spielen jedoch keine konkreten Emotionen eine Rolle, sondern die Gesamtheit deines Körpers und deiner Seele. Es geht darum, zu reflektieren, dich mit deinen Bedürfnissen auseinanderzusetzen und ihnen zu folgen.

Im Schreiben können wir manches aus einer anderen Perspektive betrachten. Wenn wir später das Blatt hernehmen, können wir sehen, was uns wichtig war, wie wir uns gefühlt und welche Gedanken uns beschäftigt haben. Dadurch erkennen wir Fortschritte viel eher, aber auch Versäumtes, das wir in unsere Erinnerung zurückholen können.

Schreiben ist also genauso eine Art Bewegung, die deine Gefühle und Gedanken sortieren kann. Als Larissa starb, habe ich täglich geschrieben. In einem Notizbuch konnte ich meinen Gedanken freien Lauf lassen, Larissa direkt ansprechen und mir den gesamten Ballast von der Seele schreiben. Einige Male schrieb ich direkt vor dem Training, absolvierte mein Workout dazwischen und schrieb anschließend auf, wie ich mich nun fühlte. So bekam ich aussagekräftige Vergleiche, was das Training mit mir gemacht hatte. War ich kurz davor von meinen Gefühlen vollkommen eingenommen gewesen und schimpfte in meinen Texten, schrieb ich danach von Freiheit und Glückseligkeit. Dieses Notizbuch war die Grundlage für mein Buch *Larissas Vermächtnis*.

Bei der nachfolgenden Übung geht es darum aufzuschreiben, in welche Richtung du deinen Weg gehen möchtest. Welche Dinge und Aktionen dich dabei unterstützen. Du lernst dich selbst besser kennen und wirst dir automatisch mehr Gutes tun.

Nimm dir diese Übung immer für einen bestimmten Zeitraum vor. Zum Beispiel jeden Monatsanfang, um auf deine Bedürfnisse noch mal einzugehen und immer wieder den Blick darauf zu richten, ob du noch auf deinem persönlichen, richtigen Weg bist oder dich verändert hast.

Kompass

Beanspruchte Muskulatur

- Hüftbeuger
- schräge Bauchmuskeln
- Schultern

Affirmationsgeschichte

Jeder Mensch ist individuell. Was er braucht und was ihm guttut, wenn er trauert oder Herausforderungen im Leben bewältigen muss, ist dadurch genauso subjektiv. Trotzdem gibt es ähnliche Muster. Ein Kompass hilft dir herauszufinden, wo du stehst und in welche Richtung du gehen möchtest. Die Nadel zeigt immer nach Norden, damit du dich besser orientieren kannst.

Mit dieser Übung kannst du innehalten, dich spüren und gedanklich deinen persönlichen Norden herausfinden. Wo bleibt deine Nadel stehen? Welche Dinge, die du in vergangenen schwierigen Situationen angewandt hast, haben dir Kraft geschenkt, sind für deinen Weg das Richtige gewesen? Sei offen für Neues und kreativ im Ausprobieren. Denn du und deine Bedürfnisse verändern sich mit der Zeit. Was damals gut für dich war, ist heute vielleicht nicht mehr hilfreich. Was kann es sonst noch geben, das dir Kraft schenkt auf diesem Weg? Entdecke dich selbst wieder, lerne dich neu kennen!

Affirmationssätze

- Meine Bedürfnisse sind stets im Wandel und möchten meine Aufmerksamkeit.
- Ich darf/kann meinen Bedürfnissen nachgehen.
- Mein persönlicher Norden ist ... (Absolviere erst die Übung und schreibe anschließend alle Dinge auf, die deinen Norden ausmachen.)

Hinweis: *Vergiss nicht, dass du die Affirmationen selbst variieren kannst, je nachdem, was gerade für dich passt.*

Übungsablauf **Kompass**

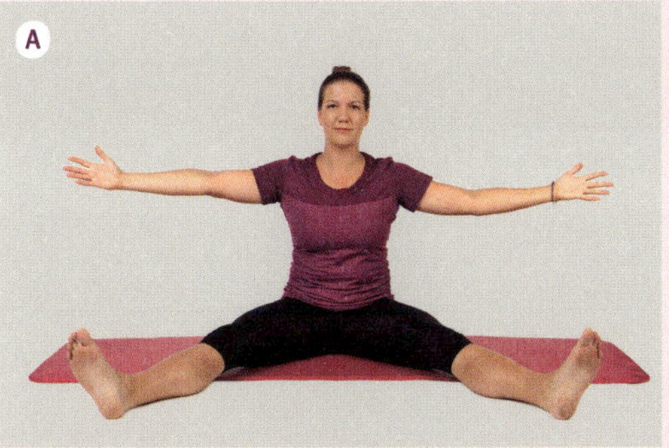

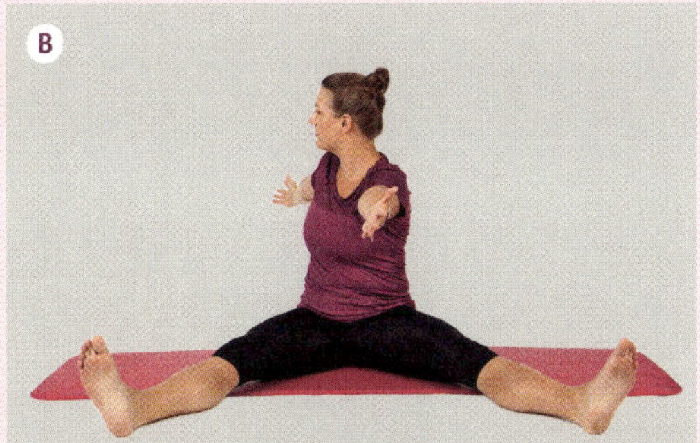

A Setz dich in einer leichten Grätsche auf die Mitte der Matte. Die Beine sind gestreckt, die Fußspitzen aufgerichtet. Halte den Rücken gerade. Streck die Arme auf Schulterhöhe zur Seite. Die Handflächen sind leicht nach oben gerichtet. Richte den Blick nach vorn.

B Dreh den Oberkörper zur rechten Seite, deine Arme bleiben weiter gestreckt. Gehe so weit, wie es deine Beweglichkeit zulässt. Achte darauf, dass die Beine gestreckt bleiben und dass die Arme ihre Position beibehalten. Dein Blick folgt der Drehung. Dann dreh dich zur anderen Seite.

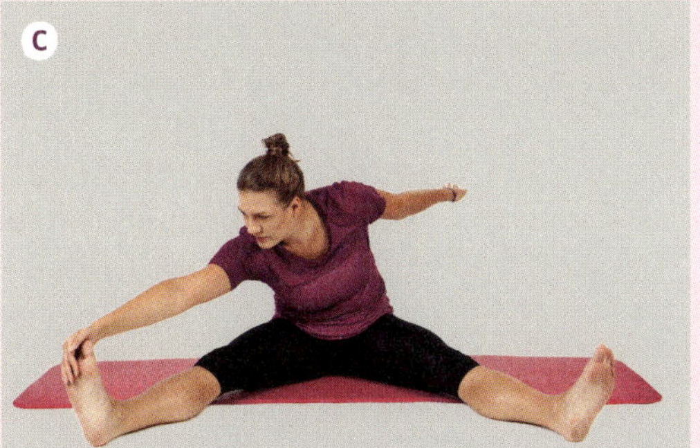

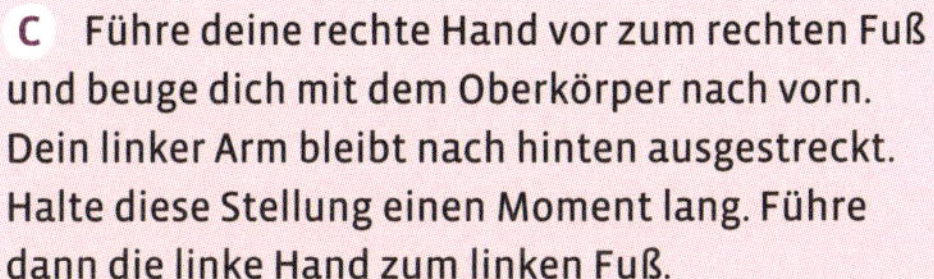

C Führe deine rechte Hand vor zum rechten Fuß und beuge dich mit dem Oberkörper nach vorn. Dein linker Arm bleibt nach hinten ausgestreckt. Halte diese Stellung einen Moment lang. Führe dann die linke Hand zum linken Fuß.

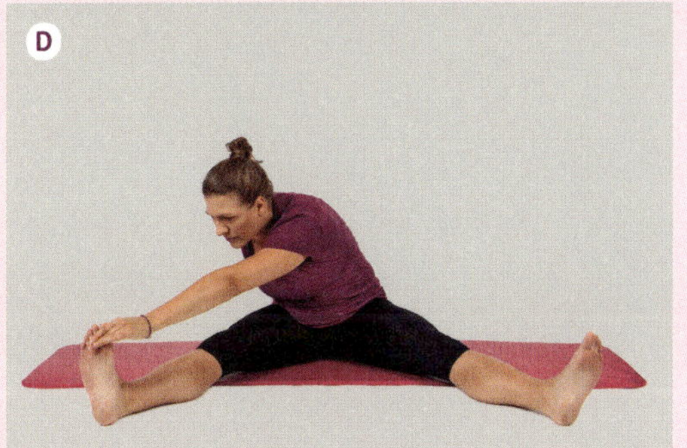

D Führe die linke Hand zum rechten Fuß, während der rechte Arm nach hinten gestreckt bleibt. Beuge dich im Oberkörper nach vorn. Wechsle auch hier die Seite.

– So wird die Übung leichter: Greif mit den Händen nur bis zum Unterschenkel oder Oberschenkel und/oder leg ein Kissen unter dein Gesäß.

1 Wiederholung: fünfmal den Oberkörper zu beiden Seiten hin- und herdrehen, die Arme anschließend jeweils einmal gleichseitig und einmal diagonal zu den Füßen führen
1 Satz: vier Wiederholungen

Nach dem Training

Ein gutes Training beinhaltet einen wohltuenden Abschluss. Hetze also danach nicht sofort unter die Dusche, sondern nimm dir abschließend noch einmal Zeit, um nachzuspüren, was sich in dir bewegt und gedanklich verändert hat.

Hast du zum Beispiel ein schnelles, intensives Wut-Training hinter dir, dann achte darauf, deinen Puls langsam wieder herunterzufahren. Das ist für dein Herz bedeutend gesünder. Gehe also vielleicht noch ein paar Schritte im Raum umher, strecke dich in alle Richtungen kurz durch, spüre, wie deine Atmung sich verlangsamt, und lockere deinen Körper mit sanften Bewegungen.

Leg dich erst dann auf deine Matte und streck dich durch. Zieh deine Arme über den Kopf und mach dich lang. Nimm abwechselnd ein Bein angewinkelt heran und umarme und halte es fest an deinen Oberkörper gedrückt. Das andere Bein bleibt währenddessen ausgestreckt liegen.

Wechsle dann das Bein und halte zuletzt beide Beine gleichzeitig fest an dich gezogen. Umarme dich und spüre deinen Körper auf der Matte liegen. Lausche auf deine Atmung, wie sie ruhiger wird, und deinen Herzschlag, der sich mit jedem Atemzug verlangsamt. Vielleicht nimmst du auch eine kleine Gefühlsachterbahn wahr, die sich durch die Bewegungen in Gang gesetzt hat. Deine (Glücks-)Hormone sprudeln jetzt wild los und schenken dir ein erleichterndes, wohltuendes Gefühl. Nimm es an und gib dich ihm auf deiner Matte hin. Vielleicht aber haben sich auch ganz viele Tränen gelöst, dann nimm sie genauso hin und erfreue dich an diesem Moment, der nur dir gehört und so viel Erleichterung mit sich bringt.

Strecke dich zuletzt wieder aus, richte dich mithilfe des Seils und deiner Verbindung aus dem Sextanten auf und komm noch einmal in die Schlussposition der Anfangssequenz des Sextanten. Spüre genau nach, was sich verändert hat. Welche Gefühle und Gedanken beschäftigen dich nun, im Gegensatz zum Anfang? Gib dir bewusst die Erlaubnis dafür. Jedes Gefühl und jeder Gedanke sind willkommen. Ruf dir eine der Affirmationen ins Gedächtnis, die du heute im Workout gemacht hast, und sprich sie abschließend laut aus.

Dann kehre körperlich und seelisch gestärkt zurück in deinen Alltag.

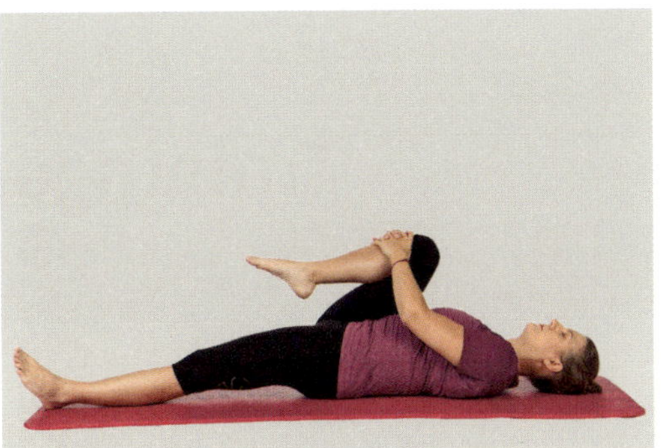

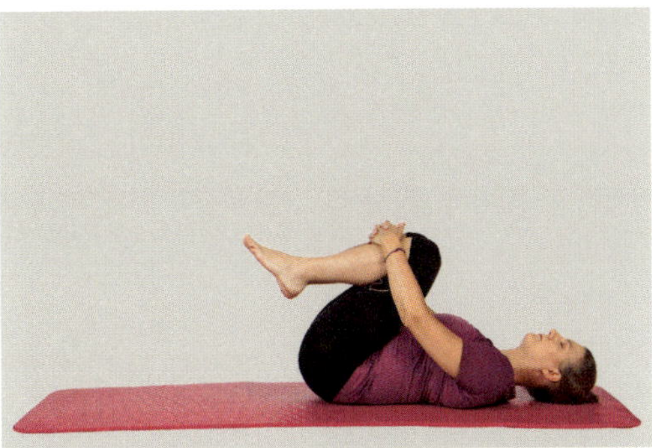

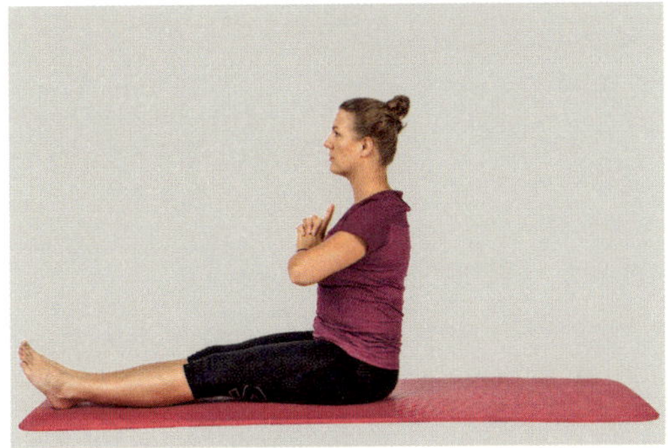

Trainingsplanung

Wo soll ich denn nun bloß anfangen?, fragst du dich vielleicht.

Ganz einfach: Wenn deine Wut mal aufpoppt, kannst du die Fliege in den Tag einbauen und dich kurz austoben. Du möchtest ein bisschen Leichtigkeit spüren? Dann schnapp dir eine Übung aus der Kategorie Freude und lass dich treiben. Vergiss dabei aber nicht das Aufwärmen und Entspannen. Sie gehören immer dazu! Gehe hier so vor, wie ich es im Kapitel »Ablauf eines Trainings« festgehalten habe.

Wir wollen aber noch mehr, oder? Nämlich den Körper regelmäßig kräftigen, in eine Bewegungsroutine kommen und uns strukturiert mit dem Körper und den Gefühlen auseinandersetzen. Dafür braucht es einen Plan. Mit seiner Hilfe gehst du viel geordneter an die Sache heran und kennst dein festes Ziel. Ein Plan schafft Struktur und gibt Halt. Und ohne Plan finden wir viel schneller Ausreden, nicht zu trainieren.

Deshalb bekommst du hier eine Handvoll Workouts in einem Plan mit auf deinen Weg. Der Trainingsplan ist auf etwa vier Wochen ausgelegt. So lange braucht ein Mensch ungefähr, um neue Gewohnheiten in sein Leben zu integrieren. Noch besser wären sechs bis acht Wochen, aber eine so lange Zeitspanne kann gleich zu Beginn auch überfordern. Auch aus sportlicher Sicht macht diese Zeitspanne Sinn, weil sich nach vier bis sechs Wochen erste Ergebnisse deutlich bemerkbar machen und der Körper die Übungen gut verinnerlicht hat. Falls du zwischendurch krank wirst, sollte diese Zeit von der aktiven Trainingszeit abgezogen werden. Und nein, dann ist nicht alles umsonst gewesen oder verloren gegangen. Der Körper erinnert sich schnell an die Belastung von vorher und ist nach ein paar Tagen gleich wieder voll dabei. Du kannst während einer Erkältung auch nur mit den Affirmationen oder Geschichten allein »trainieren«, denn besonders wenn wir kränkeln, fühlen wir uns seelisch angeschlagen. Die Affirmationen können dir helfen, dich durch diese Phase zu bringen. Verwende sie beim Achtsamkeitstraining, wenn du dich einen Moment hinsetzt oder -legst und dich auf deine Atmung konzentrierst. Du kannst sie im Stillen durchgehen oder laut aussprechen und eine Art Mantra daraus bilden.

Lege einen Zeitpunkt fest, zu dem du mit dem Plan starten möchtest. Wenn du diesen kennst, übe eine Woche vorher gezielt nur die körperliche Ausführung der einzelnen Übungen. Eine Art Aufwärmwoche also, damit du die Workouts im Plan anschließend einfacher und flüssiger ausführen kannst. Außerdem kannst du dich dann auch besser auf die Geschichten und Affirmationen einlassen und musst nicht lange überlegen, wo welche Hand hinmuss.

Aufbau des Plans

Der Plan enthält jeweils drei Workouts pro Woche. An einem Sonntag ist die Übung »Kompass« vorgesehen. Du sollst dich ganz auf sie konzentrieren können. Die einzelnen Workouts habe ich für Montag, Mittwoch und Freitag vorgeschlagen, weil am Wochenende meistens andere »Pläne« anstehen. Du kannst sie jedoch auch anders setzen. Allerdings sollte immer ein freier Tag zwischen den Workouts liegen, um dir und deinem Körper die Möglichkeit zu geben, sich zu regenerieren. Wenn du jedoch selbst schon Erfahrung mit Training hast und ohnehin regelmäßig trainierst, dann kannst du die Workouts zusätzlich einbauen, neben deinem anderen Sportplan, und sie nutzen, um gezielt noch etwas für deine Gefühle zu tun. SeelenSport lässt sich gut integrieren und schließt andere Trainings und Übungen nicht aus.

Wer frisch in die Bewegung startet und schon längere Zeit wenig Sport gemacht hat, sollte sich nicht von dem leichten Muskelkater am Anfang abschrecken lassen. Er wird mit jedem Training weniger intensiv. Betrachte den Muskelkater als Chance für dich, deinen Körper wieder bewusst zu spüren.

Gib deinem Körper aber auch Zeit, sich auf die Bewegung und das Training einzustellen. Wenn du dich überfordert fühlst und die Anzahl der Sätze zu viel für dich ist, schalte gern einen Gang zurück. Mache statt drei Workouts nur zwei pro Woche, reduziere die Anzahl der Sätze so, wie sie für dich passen. Du kannst sie mit der Zeit immer noch steigern. Das Gleiche gilt umgekehrt. Falls du schon fit und sportlich bist, erhöhe die Satzanzahl gern um einen oder zwei.

Aufbau der einzelnen Workouts

Ich habe für dich sechs Workouts mit unterschiedlichem Fokus zusammengestellt.

- Traurigkeits-Workout
- Wut-Workout
- Freude-Workout
- Angst-Workout
- Gefühlsmix
- Mut-Workout

In Woche drei und vier wiederholt sich die Workoutfolge von den ersten beiden Wochen. Wenn du nach den vier Wochen weitere zwei Wochen dranhängen möchtest, wiederhole die Workoutfolge wieder, aber erhöhe deine Sätze so, wie es für dich passt.

Beginne vor jedem Workout mit der Einstimmung und dem Aufwärmen. Beende jedes Workout mit einer kleinen Entspannung. Nach dem Aufwärmen mache immer die Anfangssequenz des Sextanten. Die Erklärung der Wiederholungen und Sätze findest du immer unterhalb der einzelnen Übungen in den jeweiligen Kapiteln.

Von jeder Übung in einem Workout wirst du mehrere Sätze hintereinander machen. Nach jedem Satz solltest du eine Pause einlegen und anschließend mit dem nächsten Satz starten. Eine Übung ist abgeschlossen, wenn du alle Sätze darin hintereinander erledigt hast. Dann kommt eine etwas längere Pause, bevor du in der Übungsfolge weitergehst. Die einzelnen Pausenzeiten findest du in den jeweiligen Plänen.

Vergiss nicht, vor jeder »neuen« Übung einmalig bewusst und langsam die Affirmationsgeschichte durchzulesen und dir deine entsprechende Affirmation zu merken. Danach gehst du in die Bewegung und absolvierst die vorgegebenen Trainingssätze der jeweiligen Übung, während du die entsprechende Affirmation dabei im Kopf behältst.

Dein SeelenSport-Trainingsplan

	Montag	Dienstag	Mittwoch	Donnerstag	Freitag	Samstag	Sonntag
Woche 1	Traurigkeits-Workout	*Pause*	Wut-Workout	*Pause*	Freude-Workout	*Pause*	*Pause*
Woche 2	Angst-Workout	*Pause*	Gefühls-mix	*Pause*	Mut-Workout	*Pause*	Kompass
Woche 3	Traurigkeits-Workout	*Pause*	Wut-Workout	*Pause*	Freude-Workout	*Pause*	*Pause*
Woche 4	Angst-Workout	*Pause*	Gefühls-mix	*Pause*	Mut-Workout	*Pause*	*Pause*

Traurigkeits-Workout

Einstimmung

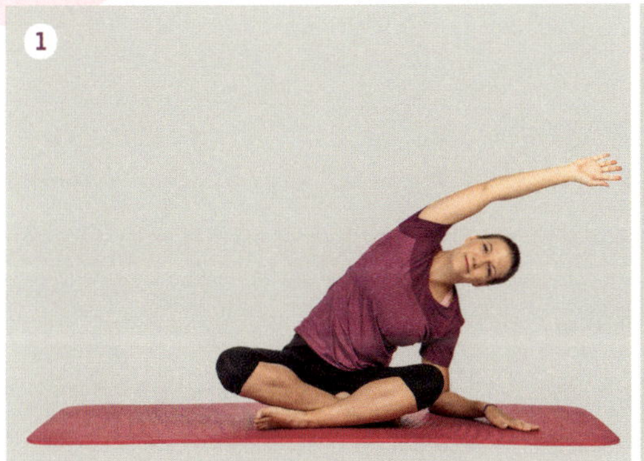

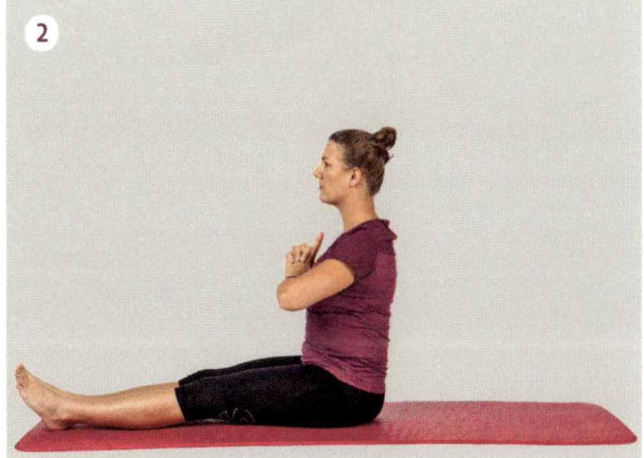

Sextant Anfangssequenz, Seite 109, 10–15 Minuten

Nach jedem Satz 30 Sekunden Pause.
Nach jeder Übung jeweils 1 Minute Pause.

Traurigkeit

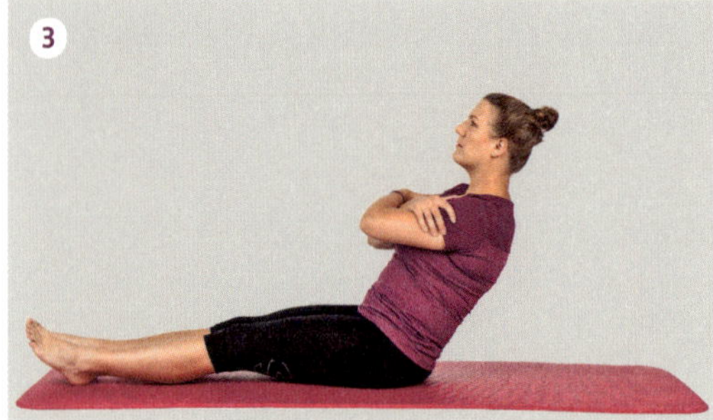

Sextant Variante Umarmen, Seite 112, 3 Sätze

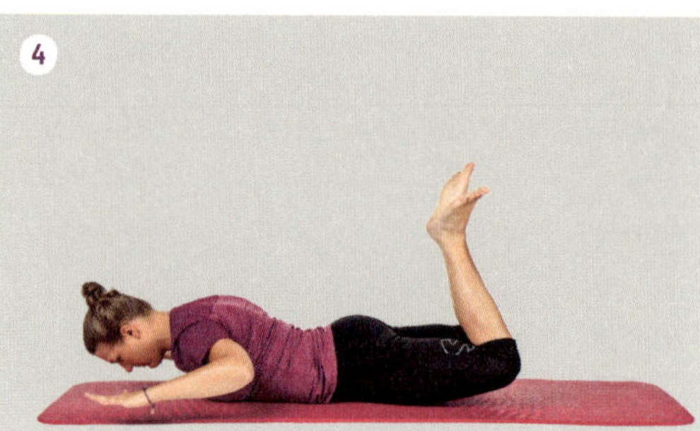

Wassermensch, Seite 115, 3 Sätze

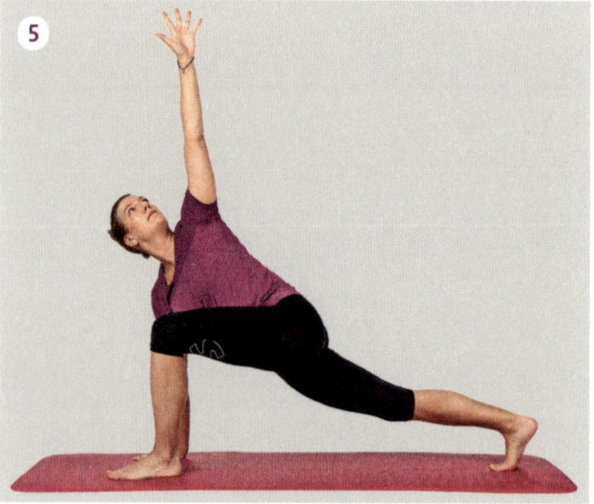

Haar der Berenike, Seite 117, 2 Sätze

Aushalten, annehmen können

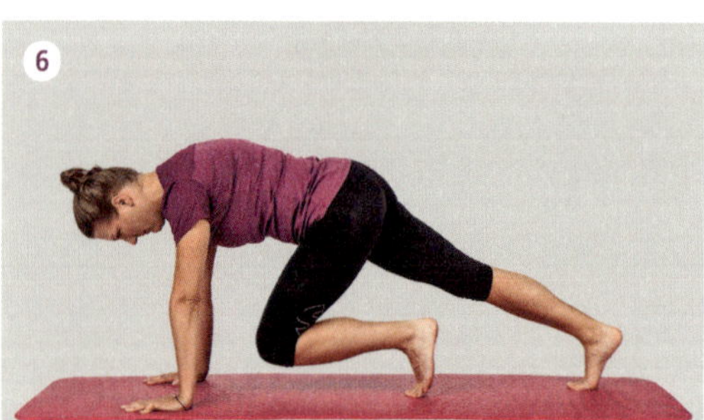

Steinbock und Dori, Seite 187, 2 Sätze

Entspannen

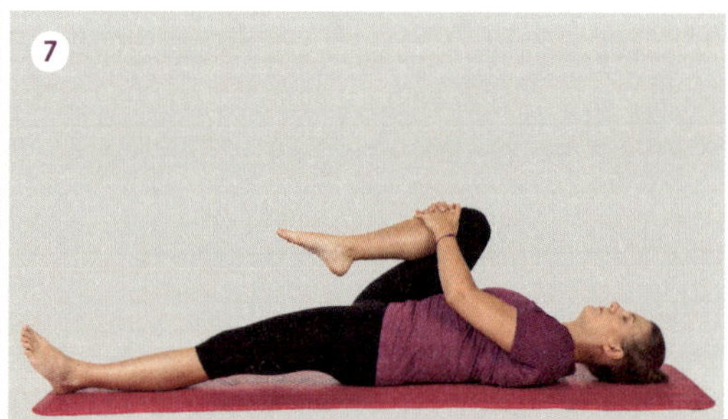

Seite 202, 10–15 Minuten

Wut-Workout

Einstimmung

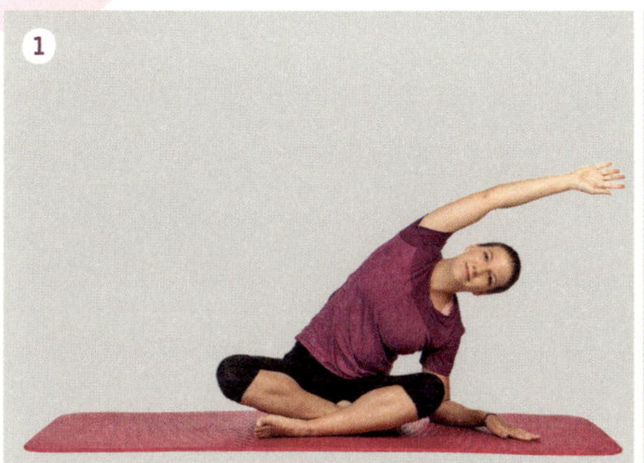

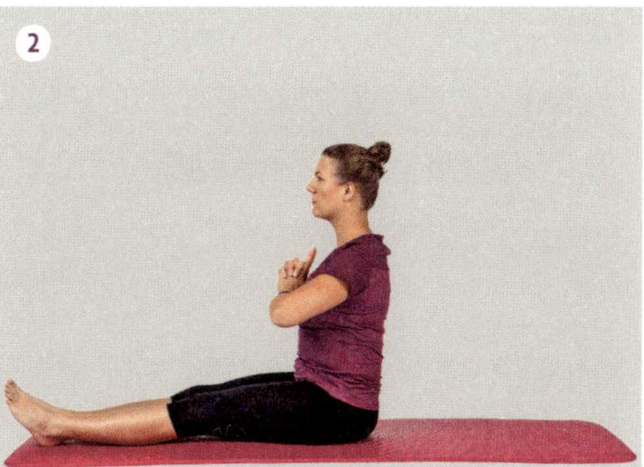

Sextant Anfangssequenz, Seite 109, 10–15 Minuten

Nach jedem Satz 45 Sekunden Pause.
Nach jeder Übung jeweils 90 Sekunden Pause.

Wut

Halte für diese Übungen einen kleinen Zettel bereit.

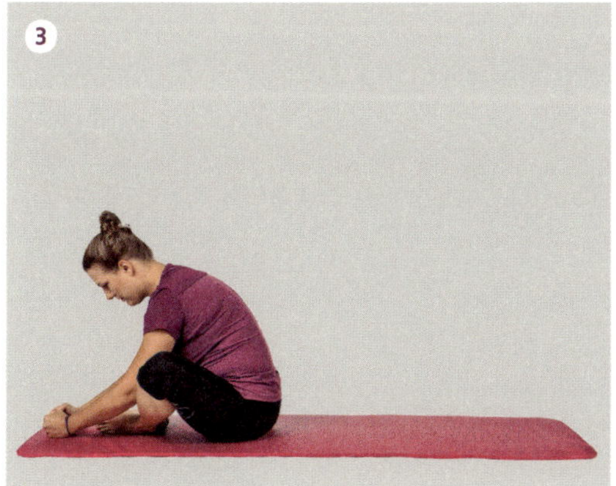

Fliege, Seite 125, 3 Sätze

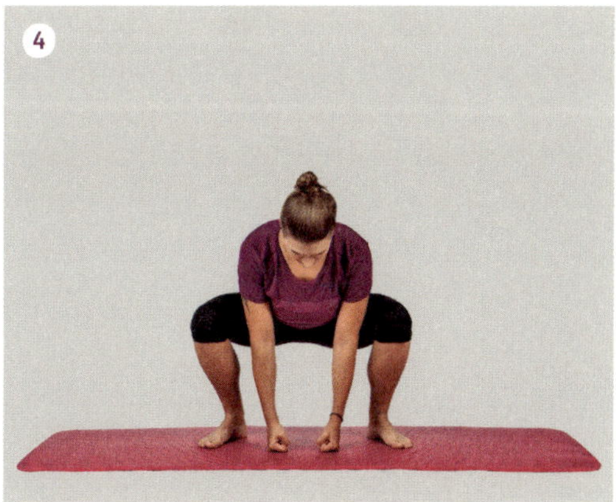

Großer Bär, Seite 129, 3 Sätze: 1. Satz beide Arme, 2. Satz rechter Arm, 3. Satz linker Arm

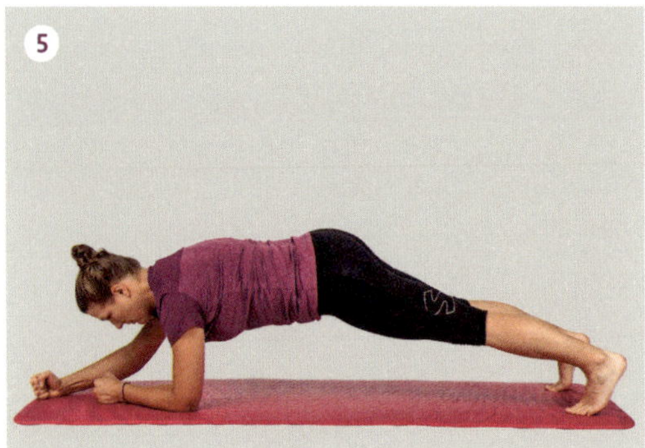

Kleiner Bär, Seite 127, 2 Sätze

Aushalten, annehmen können

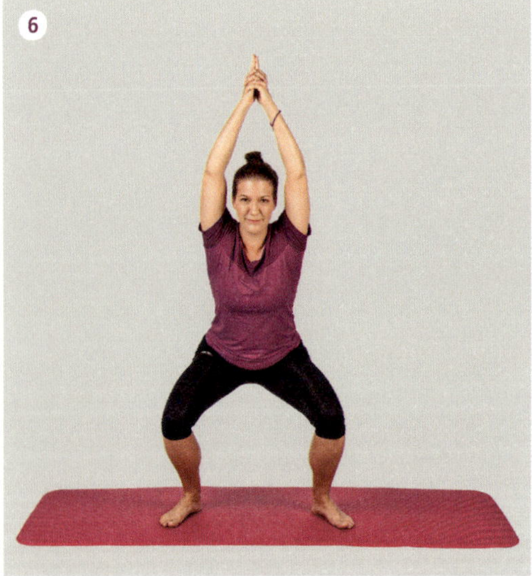

Einhorn, Seite 182, 2 Sätze

Entspannen

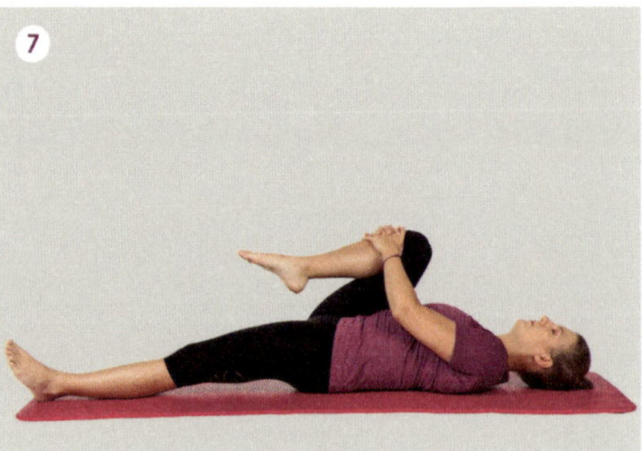

Seite 202, 10–15 Minuten

Freude-Workout

Einstimmung

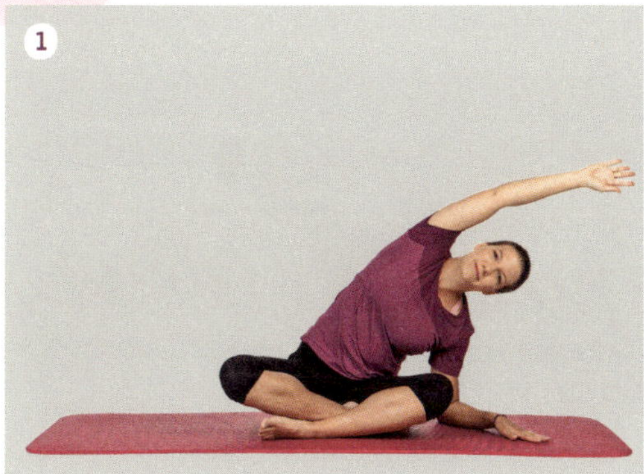

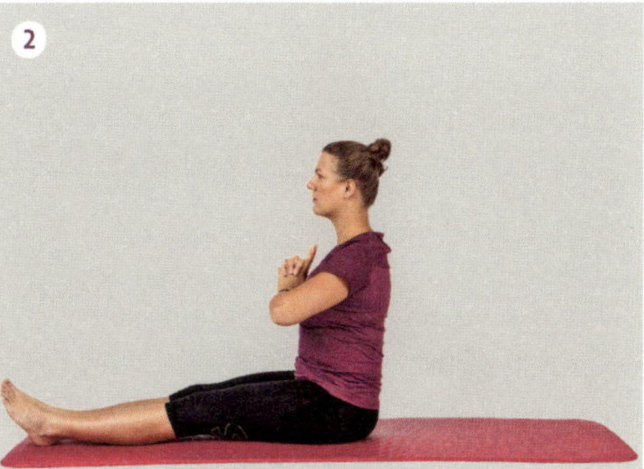

Sextant Anfangssequenz, Seite 109, 10–15 Minuten

Nach jedem Satz 45 Sekunden Pause.
Nach jeder Übung jeweils 90 Sekunden Pause.

Freude

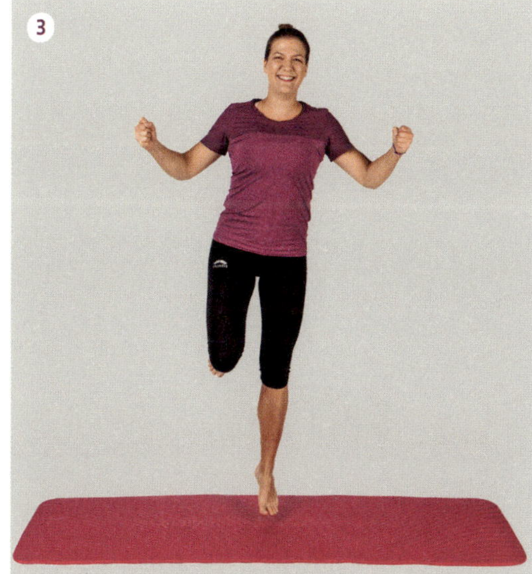

Paradiesvogel, Seite 137, 3 × 1 Minute

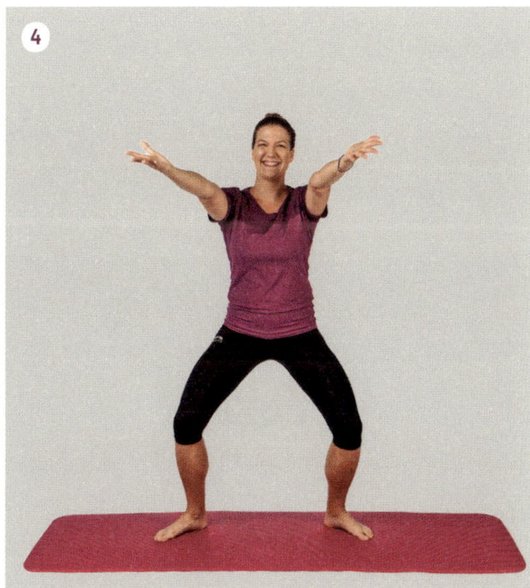

Füllen, Seite 141, 3 Sätze

Aushalten, annehmen können

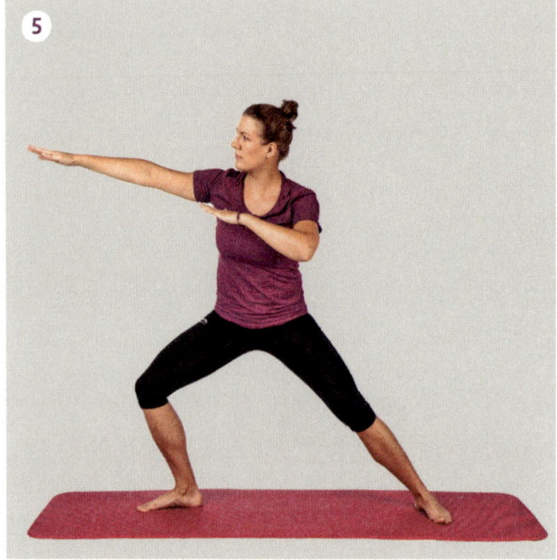

Surfergirl/Surferboy, Seite 184, 2 Sätze

Entspannen

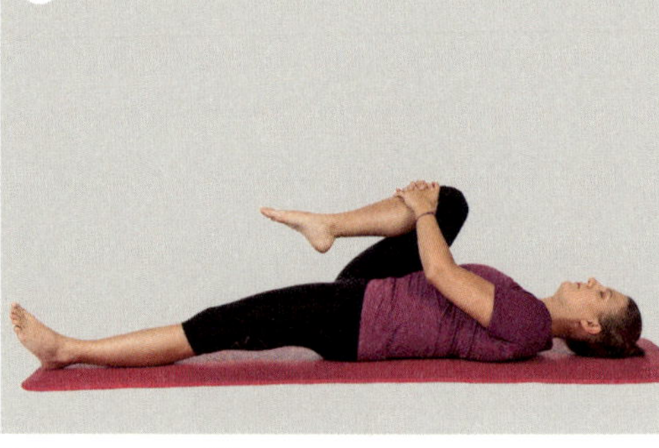

Seite 202, 10–15 Minuten

Angst-Workout

Einstimmung

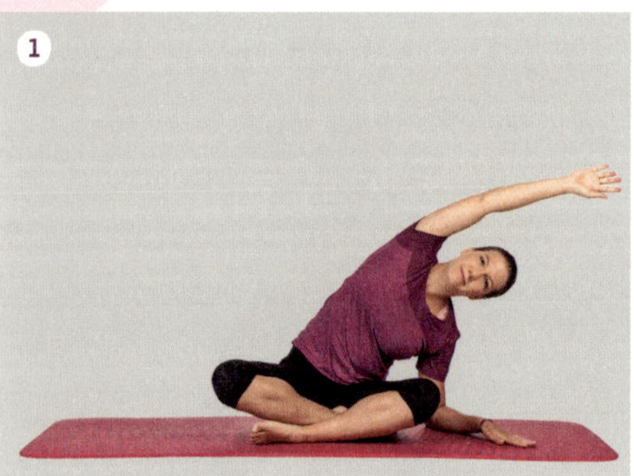

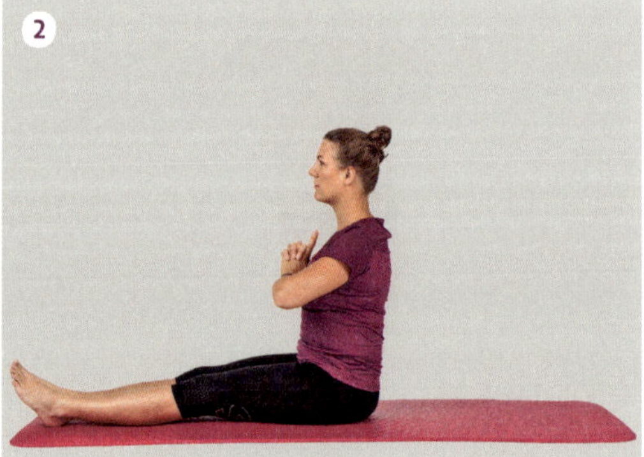

Sextant Anfangssequenz, Seite 109, 10–15 Minuten

Nach jedem Satz 30 Sekunden Pause. Nach jeder Übung jeweils 60 Sekunden Pause.

Ängste

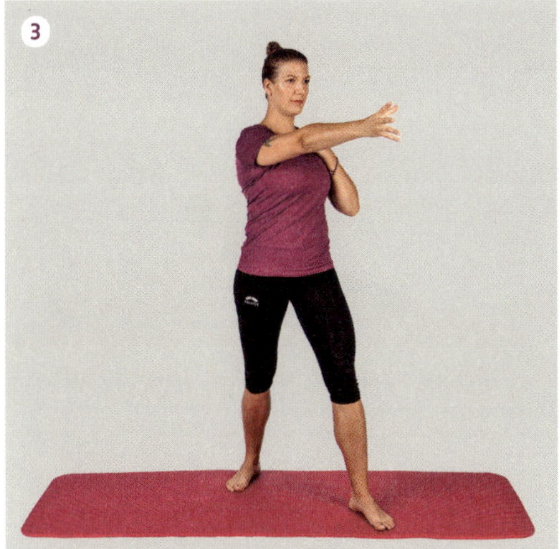

Netz, Seite 149, 2 Sätze

4

Widder, Seite 154, 3 Sätze

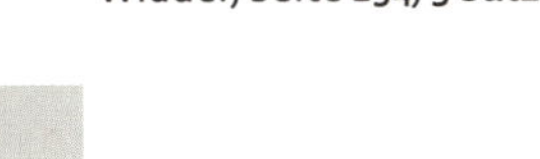

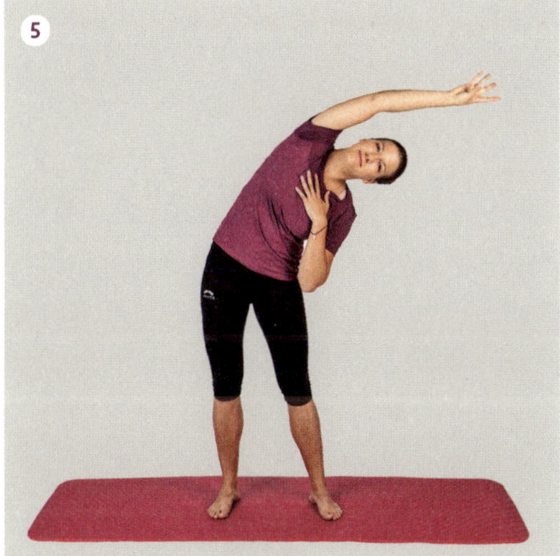

Bärenhüter, Seite 152, 1 Satz rechts und 1 Satz links

Selbstfürsorge

Schütze, Seite 162, 2 Sätze

Entspannen

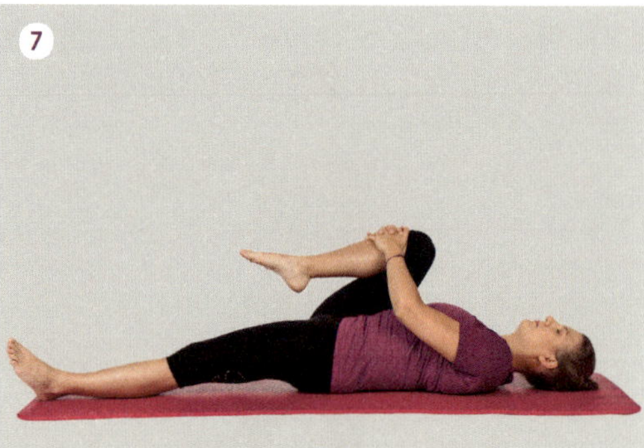

Seite 202, 10–15 Minuten

Bunter Mix

Einstimmung

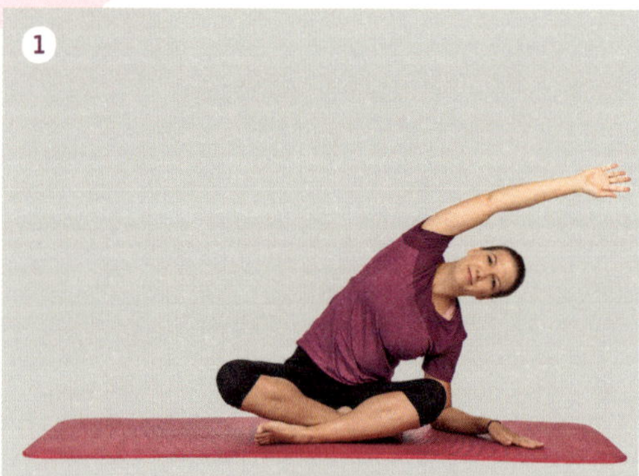

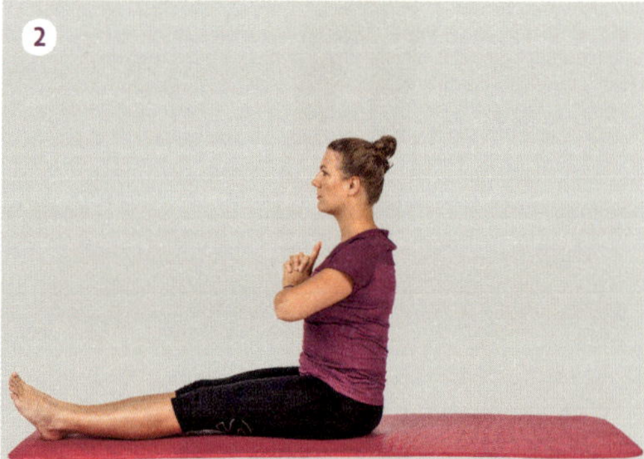

Sextant Anfangssequenz, Seite 109, 10–15 Minuten

Nach jedem Satz 45 Sekunden Pause. Nach jeder Übung jeweils 90 Sekunden Pause.

Traurigkeit

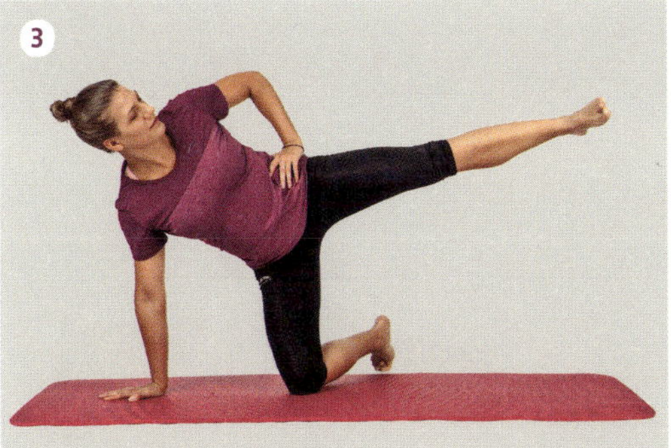

Pendeluhr, Seite 119, 2 Sätze rechts und 2 Sätze links

Freude

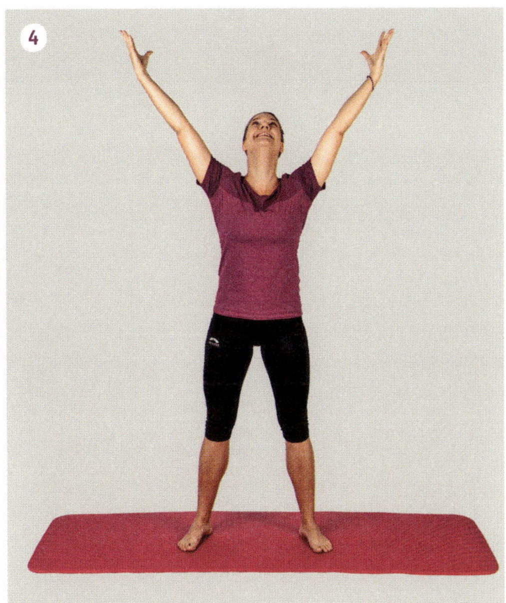

Pfau, Seite 139, 3 Sätze

Wut

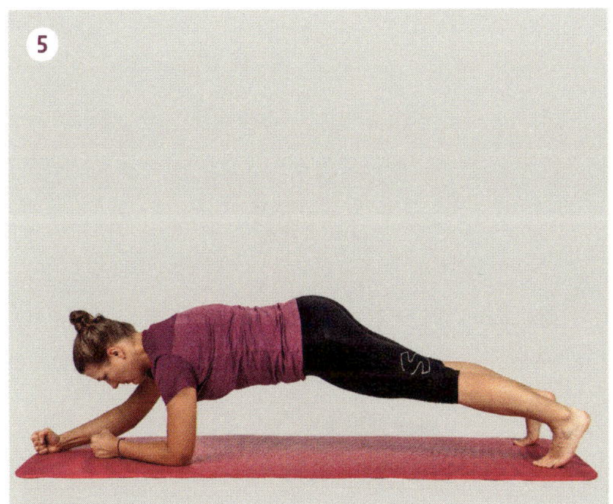

Kleiner Bär, Seite 127, 2 Sätze

Ängste

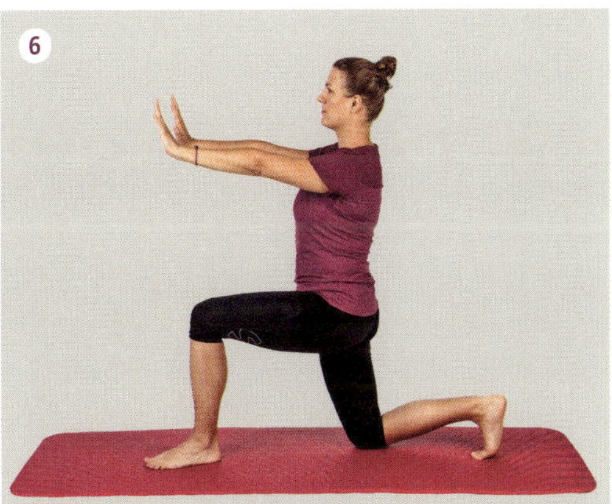

Dreieck, Seite 156, 1 Satz

Emotionales Gleichgewicht

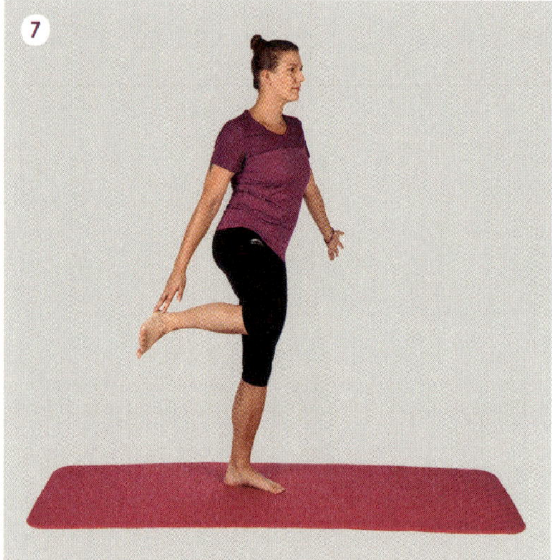

Schiffskiel, Seite 191, 1 Satz rechts und 1 Satz links

Entspannen

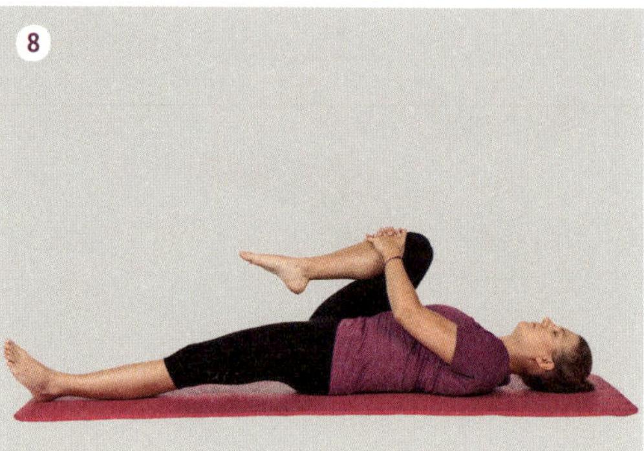

Seite 202, 10–15 Minuten

Mut-Workout

Einstimmung

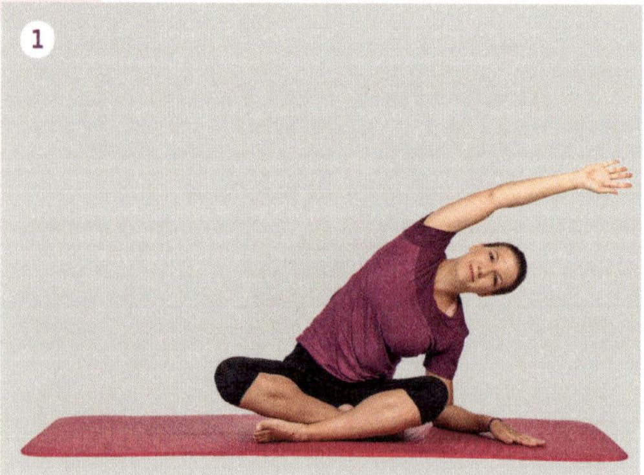

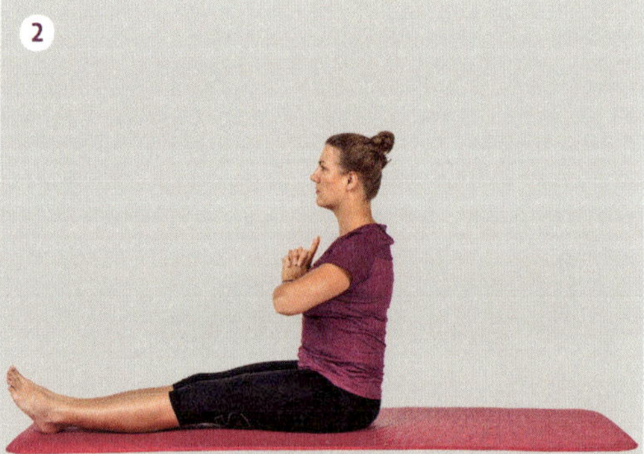

Sextant Anfangssequenz, Seite 109, 10–15 Minuten

Nach jedem Satz 45 Sekunden Pause. Nach jeder Übung jeweils 90 Sekunden Pause.

Selbstfürsorge

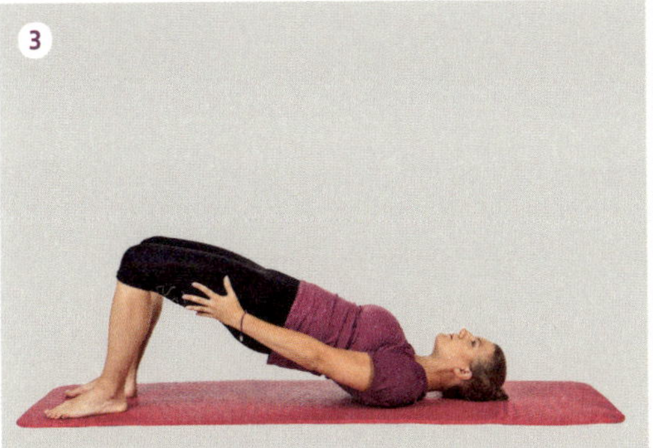

Zirkel, Seite 165, 2 Sätze

Innere Stärke

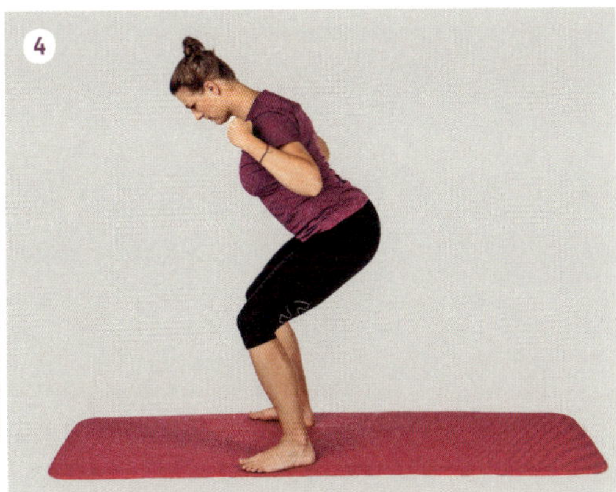

Herkules, Seite 170, 3 Sätze

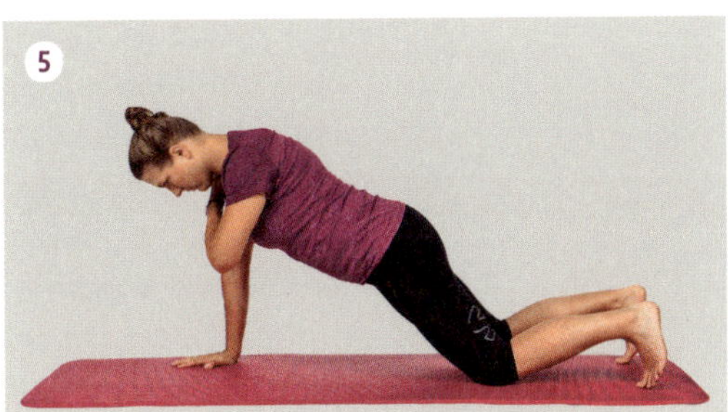

Kleiner Löwe, Seite 173, 2 Sätze

Emotionales Gleichgewicht

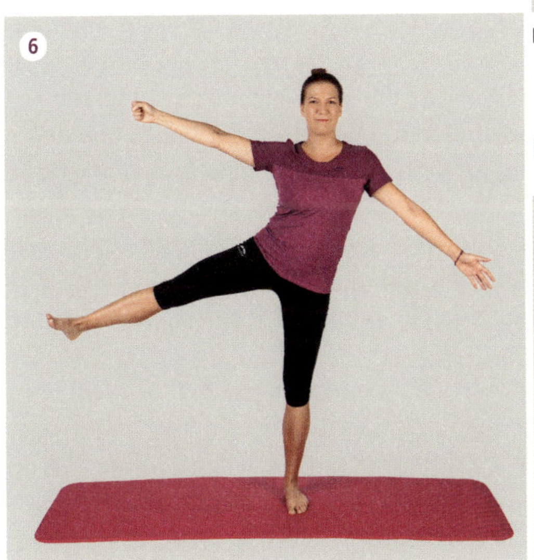

Waage, Seite 193, 1 Satz in deinem selbst gewählten Bereich (Achtung bei zwei Seiten: je 1 Satz pro Bein)

Entspannen

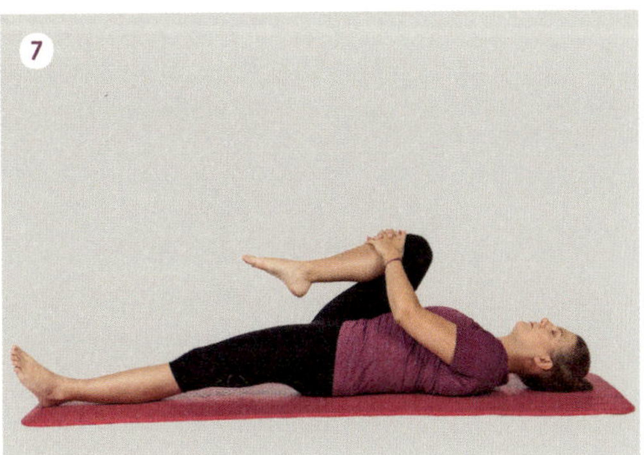

Seite 202, 10–15 Minuten

Alles Gute!

Wenn du es bis hierhin geschafft hast, sind dir beim Ausprobieren der Übungen wahrscheinlich schon einige »Gefühlsperlen« die Stirn heruntergelaufen – so nennen wir Schweißperlen beim SeelenSport. Du hast vielleicht einige Aha-Momente erlebt und bist nun hoch motiviert, dich an deine Gefühle heranzuwagen. Wann und wie du die Übungen in deinen Alltag einbauen möchtest, ist ganz dir überlassen. Der Trainingsplan und meine Ideen dazu können dir eine Richtlinie geben. Du entscheidest aber, wie du diese Vorschläge umsetzt. Das Wichtigste dabei: Gehe Schritt für Schritt voran auf deinem Weg hin zu dir und deiner Gefühlswelt. Ab jetzt, mit dem Ende dieses Buches, sollten deine Gefühle einen bewussten Teil deines Alltags ausmachen. Mehr noch: Sie sind nun fester Bestandteil deines Lebens, wie deine Freunde, die Luft zum Atmen, das Frühstück am Morgen. Du weißt, wie sich deine Gefühle über den Körper Gehör verschaffen, wo du sie spüren kannst, wie du sie ausdrückst und erzeugst. Nutze dieses Wissen und höre ihnen aufmerksam zu. Dein Alltag und deine Entscheidungen werden so viel leichter, wenn du darin geübt bist. Das muss nicht alles von heute auf morgen passieren. Nimm dir deine Zeit, aber fang an, und wenn es Hunderte Anfänge brauchen sollte. Niemand hat behauptet, dass bewusstes Fühlen einfach sei. Dennoch: Jedes neue *Ja* zu deinen Gefühlen ist ein *Nein* zu deinem unerfü(h)llten Leben. Denn wie du mittlerweile weißt, sind *sie* es, die dein Leben bunt und lebendig machen und damit erfüllen.

Richte dir, wenn es deine Räumlichkeiten zulassen, eine kleine SeelenSport-Ecke ein, in der das Buch, eine Matte (dein Surfbrett), ein paar Taschentücher und Schreibutensilien bereitliegen. Und immer, wenn du daran vorbeikommst und es deine Zeit zulässt, lass dich auf ein paar Gefühlswellen ein.

Und wenn das Surfen alleine keinen Spaß mehr machen sollte, dann freue ich mich, wenn wir irgendwann gemeinsam ein paar Wellen surfen – sei es bei den SeelenSport-Erholungswochen oder in meinen Onlinekursen. Du findest mich auf seelensport.at. Ich bin die mit dem pinken Surfbrett und dem breitesten Grinsen! Lass dich davon anstecken und mitreißen. Hoffen wir auf hohe Gefühlswellen! Bis dahin fall nicht vom Brett und bleib an deinen Gefühlen dran!

Deine Katy

Hilfsangebote

Telefonseelsorge im Akutfall

Österreich: www.telefonseelsorge.at,
Telefonnummer: 142
Deutschland: www.telefonseelsorge.de,
Telefonnummer: 0800 111 0111
Schweiz: www.143.ch,
Telefonnummer: 143

Bei Gewalterfahrungen

Österreich: www.frauenhelpline.at,
Telefonnummer: 0800 222 555
Deutschland: www.hilfetelefon.de,
Telefonnummer: 0800 0 116 016
Schweiz: www.frauennottelefon.ch,
Telefonnummer: 0522 13 61 61

Psychologische Hilfe

Österreich: www.psyonline.at
Deutschland: www.psychologenportal.de
Schweiz: www.psychologie.ch

Links und Literatur

Gefühle

Achenbach, Thomas: Männer trauern anders, Ostfildern 2019.

Baer, Udo und Gabriele Frick-Baer: Das große Buch der Gefühle, Weinheim 2014.

Bercik, Premysl: The intestinal microbiota affect central levels of brain-derived neurotropic factor and behavior in mice, August 2011, online unter: https://pubmed.ncbi.nlm.nih.gov/21683077/

Bonanno, George A.: Die andere Seite der Trauer. Verlustschmerz und Trauma aus eigener Kraft überwinden, Bielefeld 2012.

Buckley, Thomas N. et al.: Physiological correlates of bereavement and the impact of bereavement interventions, Dialogues Clin Neurosci. 2012 Jun; 14 (2): 129–139, online unter: https://www.ncbi.nlm.nih.gov/pmc/articles/PMC3384441/

Dalgard, Florence J. et al.: The Psychological Burden of Skin Diseases: A Cross-Sectional Multicenter Study among Dermatological Out-Patients in 13 European, Countries, in: Journal of Investigative Dermatology, Dezember 2014.

Damasio, Antonio: Im Anfang war das Gefühl. Der biologische Ursprung menschlicher Kultur, München 2017.

Dingman, Marc: Das Gehirn. Neueste Erkenntnisse der Neurowissenschaften über unser wichtigstes Organ und seine Macken, München 2020.

Dogs, Christian Peter und Nina Poelchau: Gefühle sind keine Krankheit. Warum wir sie brauchen und sie uns zufrieden machen, Berlin 2019.

Fischer, Julia: Die Medizin der Gefühle. Gebrochene Herzen, Freudentränen, Gänsehaut. Was wirklich hinter unseren Emotionen steckt, München 2020.

Hasler, Gregor: Die Darm-Hirn-Connection. Revolutionäres Wissen für unsere psychische und körperliche Gesundheit, Stuttgart 2019.

Heinrich-Clauer, Vita: Körperspannung als Schutzmechanismus. Eine bioenergetische Perspektive der Emotionsregulation, in: Psychotherapie-Wissenschaft 7 (2) 29–35, 2017, online unter: https://www.psychotherapie-wissenschaft.info/index.php/psywis/article/view/1767/2501

Lammer, Kerstin: Trauer verstehen, Formen, Erklärungen, Hilfen, Berlin 2014.

Levine, Peter A.: Trauma und Gedächtnis, Die Spuren unserer Erinnerung in Körper und Gehirn – Wie wir traumatische Erfahrungen verstehen und verarbeiten, München 2016.

Liebscher-Bracht, Roland und Petra Bracht: Deutschland hat Rücken: Wie es so weit kommen konnte. Warum jetzt Schluss damit ist. Was Sie selbst dagegen tun können – Mit unseren besten Selbsthilfeübungen für zu Hause, München 2018.

Nummenmaa, Lauri; Enrico Glerean; Riitta Hari und Jari K. Hietanen: Bodily maps of emotions, PNAS, 14. Januar 2014, 111 (2) 646–651.

Pontes, Ulrich: Liebe – ein Grundnahrungsmittel, 28.03.2013, online unter: https://www.dasgehirn.info/handeln/liebe-und-triebe/liebe-ein-grundnahrungsmittel

Roth, Gerhard und Nicole Strüber: Wie das Gehirn die Seele macht, Stuttgart 2018.

Salisch, Maria von (Hg.): Gesichtsausdruck und Gefühl: 20 Jahre Forschung von Paul Ekman, übersetzt von Maria Salisch, Paderborn 1988.

Selbstmordgefahr bei Homosexuellen viel häufiger, 1. Januar 2010, online unter: https://sciencev1.orf.at/news/112837.html

TRH – Das Thyrotropin Releasing Hormone im menschlichen Körper, Dezember 2018, online unter: https://checkout.sleep.ink/schlaflexikon/trh-das-thyrotropin-releasing-hormone/

Bewegung und Psyche

De Dreu, Carsten K. W. et al.: The neuropeptide oxytocin regulates parochial altruism in intergroup conflict among humans, 11. Juni 2010, online unter: https://pubmed.ncbi.nlm.nih.gov/20538951/

Frizzell, Nell: Weibliche Hormone können deiner psychischen Gesundheit übel mitspielen, 28. April 2015, online unter: https://www.vice.com/de/article/avqn45/weibliche-hormone-koennen-deiner-psychischen-gesundheit-uebel-mitspielen-451

Heinrich, Christian und Vanessa Rehermann: Die Dirigenten unseres Lebens, 11. Juni 2013, online unter: https://www.zeit.de/zeit-wissen/2013/04/hormone-haushalt-botenstoffe

Hertle, Iris: Östrogene (Estrogene), Februar 2014, online unter: https://www.netdoktor.at/laborwerte/oestrogene-8452

Janson, Matthias: Immer mehr Medikamente gegen Depressionen, 21. Januar 2019, online unter: https://de.statista.com/infografik/16707/verordnungen-von-antidepressiva-in-deutschland/

Joung, Frank: Mythos Endorphine, Weshalb uns Sport glücklich macht, 20. März 2014, online unter: https://www.spiegel.de/gesundheit/ernaehrung/endorphine-serotonin-flow-warum-sport-gluecklich-macht-a-959763.html

Knobloch, Louisa: Die Ursache von Trennungsschmerz, 5. Dezember 2015, online unter: https://www.

mittelbayerische.de/panorama-nachrichten/die-ursache-von-trennungsschmerz-21934-art1315165.html

Macedonia, Dr. Manuela: Beweg dich! Und dein Gehirn sagt Danke. Wie wir schlauer werden, besser denken und uns vor Demenz schützen, Wien 2019.

Martens, Jens-Uwe und Birgit M. Begus: Das Geheimnis seelischer Kraft. Wie Sie durch Resilienz Schicksalsschläge und Krisen überwinden, Stuttgart 2018.

Mück, Herbert: Einfluss von Sport und Bewegung auf Depressionen, online unter: http://www.dr-mueck.de/HM_Depression/Sport-bei-Depression-und-Angst-5-Einfluss-auf-Depressionen.htm

Nabkasorn, Chanudda et al.: Effects of physical exercise on depression, neuroendocrine stress hormones and physiological fitness in adolescent females with depressive symptoms, online unter: 16. April 2006, https://pubmed.ncbi.nlm.nih.gov/16126743/

Parianen, Franca: Hormongesteuert ist immerhin selbstbestimmt. Wie Testosteron, Endorphine und Co. unser Leben beeinflussen, Hamburg 2020.

Sapolsky, R. M. und H. Uno: Hippocampal damage associated with prolonged glucocorticoid exposure in primates, 1. September 1990, online unter: https://www.jneurosci.org/content/10/9/2897.short

Schulz, K.-H., A. Meyer und N. Langguth: Körperliche Aktivität und psychische Gesundheit, Bundesgesundheitsblatt 2012, online unter: https://www.rki.de/DE/Content/Service/Sozialberatung/BGBL_Krprl_Akt_psych_Gesund.pdf?__blob=publicationFile

Singh, Nalin A. et al.: A randomized controlled trial of high versus low intensity weight training versus general practitioner care for clinical depression in older adults, Juni 2005, online unter: https://pubmed.ncbi.nlm.nih.gov/15983181/

Starrett, Kelly; Juliet Starrett und Glen Cordoza: Sitzen ist das neue Rauchen. Das Trainingsprogramm, um Haltungsschäden vorzubeugen und unsere natürliche Mobilität zurückzugewinnen, München 2016.

Starrett, Kelly und Glen Cordoza: Werde ein geschmeidiger Leopard. Die sportliche Leistung verbessern, Verletzungen vermeiden und Schmerzen lindern, München 2016.

Voderholzer, Ulrich: Was ist eine Depression?, online unter: https://www.neurologen-und-psychiater-im-netz.org/psychiatrie-psychosomatik-psychotherapie/erkrankungen/depressionen/was-ist-eine-depression/

Wery von Limont, Sabine: Das geheime Leben der Seele, München 2018.

Wimmer, Alexandra: Wenn Hormone Stimmung machen, in: Medizin populär, Ausgabe 09/2010. https://www.medizinpopulaer.at/archiv/medizin-vorsorge/details/article/wenn-hormone-stimmung-machen.html

Cortisol – Sage dem Stresshormon den Kampf an!, online unter: https://www.brain-effect.com/magazin/cortisol-das-stresshormon

Glückshormone beim Sport: Serotonin, Dopamin und Co, online unter: https://www.bauerfeind.at/de_at/ratgeber/gesundheitstipps/ratgeber-glueckshormone-beim-sport/

Todesursachen, 21.7.2020, online unter: https://www.statistik.at/web_de/statistiken/menschen_und_gesellschaft/gesundheit/todesursachen/todesursachen_im_ueberblick/index.html

New WHO-led study says majority of adolescents worldwide are not sufficiently physically active, putting their current and future health at risk, 22. November 2019, online unter: https://www.who.int/news-room/detail/22-11-2019-new-who-led-study-says-majority-of-adolescents-worldwide-are-not-sufficiently-physically-active-putting-their-current-and-future-health-at-risk

Die Kraft der Gedanken

Marx, Susanne: Das große Buch der Affirmationen. Für alle Lebenslagen: Gesundheit – Selbstwert – Partnerschaft – Familie – Freundschaft – Kreativität – Beruf – Finanzen – Verlust – Trauer – Spiritualität. Mit den neuesten wissenschaftlichen Erkenntnissen, Freiburg 2019.

Pascual-Leone, Alvaro: Modulation of Muscle Responses Evoked by Transcranial Magnetic Stimulation During the Acquisition of New Fine Motor Skills, Journal of Neurophysiology, Vol. 74 No. 3. September 1995, online unter: http://www.chrisdonnellymusic.com/wp-content/uploads/2012/02/Pascual-Leone1995.pdf

Warum Geschichten der ultimative Treibstoff für dein Gehirn sind, online unter: https://www.il-institut.at/warum-geschichten-der-ultimative-treibstoff-fuer-dein-gehirn-sind/

Achtsamkeit

Moestl, Bernhard: Shaolin – Du musst nicht kämpfen, um zu siegen! Mit der Kraft des Denkens zu Ruhe, Klarheit und innerer Stärke, München 2008.

SeelenSport-Training

Frizzell, Nell: Weibliche Hormone können deiner psychischen Gesundheit übel mitspielen, 28. April 2015, online unter: https://www.vice.com/de/article/avqn45/weibliche-hormone-koennen-deiner-psychischen-gesundheit-uebel-mitspielen-451

Ohl, Sabeth und Eva Dignös: Die Zyklusstrategie: Weibliche Power-Potenziale erkennen und Tag für Tag nutzen, München/Berlin 2015.

Paul, Chris: Schuld. Macht. Sinn, Arbeitsbuch für die Begleitung von Schuldfragen im Trauerprozess, München 2016.

Sung, Eunsook et al.: Effects of follicular versus luteal phase-based strength training in young women, in: Springerplus. 2014; 3:668, 11. November 2014, online unter: https://www.ncbi.nlm.nih.gov/pmc/articles/PMC4236309/

Urbanek, Christoph: Männliche Hormone: Täglicher statt monatlicher Zyklus, 10.10.05 online unter: https://sciencev1.orf.at/ays/141260.html

Wimmer, Alexandra: Wenn Hormone Stimmung machen, in: Medizin populär, Ausgabe 09/2010, online unter: https://www.medizinpopulaer.at/archiv/medizin-vorsorge/details/article/wenn-hormone-stimmung-machen.html

Motivation – Lexikon der Psychologie, online unter: https://www.psychomeda.de/lexikon/motivation.html.

Studie Eiswasser auf Stern, 2009, online unter: https://www.stern.de/panorama/wissen/mensch/studie-zur-schmerztoleranz-fluchen-tut-gut-3803140.html